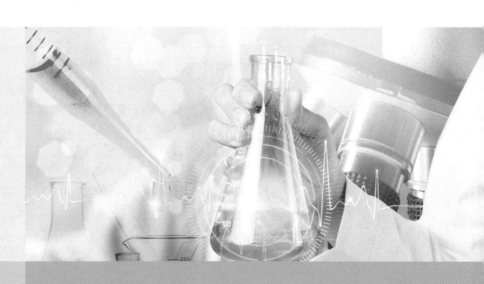

Pharmaceutical Experimental Instruction

药学实验指导

■ 主　编　刘亚军

副主编　马　昆　王贺成　尹　磊　史美云

刘　勇　张郑瑶　姜丽丽　郭兆明

夏杨柳　薛宏宇　（以姓氏笔画排序）

U0244164

 大连理工大学出版社

图书在版编目（CIP）数据

药学实验指导 / 刘亚军主编. -- 大连：大连理工
大学出版社，2023.12（2023.12 重印）
ISBN 978-7-5685-4379-8

Ⅰ. ①药… Ⅱ. ①刘… Ⅲ. ①药物学—实验—教材
Ⅳ. ①R9-33

中国国家版本馆 CIP 数据核字（2023）第 102859 号

药学实验指导
YAOXUE SHIYAN ZHIDAO

大连理工大学出版社出版

地址：大连市软件园路 80 号　邮政编码：116023
发行：0411-84708842　邮购：0411-84708943　传真：0411-84701466
E-mail:dutp@dutp.cn　URL:https://www.dutp.cn
大连雪莲彩印有限公司印刷　　　　大连理工大学出版社发行

幅面尺寸:185mm×260mm　　印张:15.25　　字数:352 千字
2023 年 12 月第 1 版　　　　　　2023 年 12 月第 2 次印刷

责任编辑:王晓历　　　　　　　　　责任校对:齐　欣
封面设计:张　莹

ISBN 978-7-5685-4379-8　　　　　　　定　价:45.00 元

本书如有印装质量问题,请与我社发行部联系更换。

药学是一门实践性的学科。药学涉及的基础理论、科学研究、创新探索和技术开发等理论知识必须在实践中进行验证，才能使学生深刻理解与应用。因此，理论教学和实验教学在药学教学中同等重要，二者之间联系密切、互相影响、相辅相成，任何一方的缺失或不完善都将直接影响药学教学质量。坚持理论与实践教学并重，强化实践教学管理，深化实践教学内涵，才能提高实践教学质量。

本教材按照药学专业教学大纲要求，结合大连理工大学生命科学与药学学院多年来教学改革的经验，从药物研发的全流程、全方位考虑制定实验课程框架，在参考众多兄弟院校的药学专业实验课程的基础之上编写而成。本教材内容涉及药学实验室的基本知识、药物化学、药理学、药剂学、药物分析学、天然药物化学、生药学、生物药剂学与药物动力学、药学综合大实验等专业实验内容。

本教材注重药学相关操作技能和科研思维的训练，在传统验证性实验的基础上，增加适量应用性较强的综合型、设计型和研究型实验，在使学生掌握相关领域的基本知识和基本操作技能的基础上，培养其独立思考能力和创新精神，使学生具有独立工作的实践能力，能应用所学的知识，结合实践解决实际问题，为进一步进行相关专业的学习和工作夯实基础。本教材中的药学综合大实验部分是对学生进行较高水平的专业综合能力的训练。该部分知识点多，耗时长，难度较大，可以更有效地让学生熟悉药物研究开发的基本流程，有利于拓展学生的思路，将各科知识灵活运用，充分发挥实验教学的功能，培养学生解决复杂实验问题的综合能力，使专业课的实验教学起到提高综合素质的作用。

本教材由大连理工大学刘亚军任主编；大连理工大学马昆、王贺成、尹磊、史美云、刘勇、张郑瑶、姜丽丽、郭兆明、夏杨柳、薛宏宇任副主编。具体编写分工如下：第一章由张郑瑶、王贺成编写，第二章由刘亚军编写，第三章由史美云、刘勇编写，第四章由马昆、郭兆明编写，第五章由尹磊、姜丽丽编写，第六章由薛宏宇编写，第七章由夏杨柳编写，第八章由史美云、夏杨柳编写，第九章由刘亚军、马昆、尹磊、史美云、姜丽丽、郭兆明编写。全书由刘亚军统稿并定稿。

本教材可供药学及相关专业本科生实验使用，可与相关的药学专业理论课程同时修读，教师可根据实际情况选择教学内容。

在编写本教材的过程中,编者参考、引用和改编了国内外出版物中的相关资料以及网络资源,在此表示深深的谢意!相关著作权人看到本教材后,请与出版社联系,出版社将按照相关法律的规定支付稿酬。

尽管我们在教材建设的特色方面做出了许多努力,但由于编者水平有限,书中不足之处在所难免,恳请各教学单位、教师及广大读者批评指正。

编　者

2023 年 11 月

所有意见和建议请发往:dutpbk@163.com

欢迎访问高教数字化服务平台:https://www.dutp.cn/hep/

联系电话:0411-84708445　84708462

目录

Contents

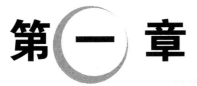

第一章

药学实验室的基本知识

一、药学实验室安全知识

(一)药学实验室安全总则

1.进入实验室之前,需要提前进行实验安全培训,培训合格方可进行实验。实验之前应做到全面预习,了解实验中的注意事项,确认实验中所需试剂的理化性质和毒性,熟悉实验中可能存在的安全隐患和防范方法。

2.进入实验室之后,要熟悉实验室环境,包括水开关、电器开关、逃生通道、喷淋装置、防火工具和急救箱等位置。明确实验室仪器的基本信息和状态,明确实验仪器的操作规范。

3.在实验室中,任何时候都必须穿着防护服或者工作服。在实验室进行实验时,需要穿着长袖实验服、长裤以及不露趾的鞋子。

4.实验过程中,如果接触到化学试剂或者生物制品,需要佩戴合适的手套。

5.使用刺激性气味的试剂或者挥发性的毒性试剂时,需要在通风橱中进行,并佩戴防毒面具或者专用口罩。

6.若实验中有紫外线,或者有泼溅物、碰掩物接触到眼部的风险,需要佩戴护目镜。

7.实验室工作服为实验室专用,严禁穿着工作服离开实验室,出入其他场所。实验完成后应及时清洗实验服。非实验期间,实验服需要单独存放。

8.实验结束后,将实验室的所有物品复位,关好水、电、门、窗,确认无安全隐患。汇报实验室负责人后,经允许方可离开。

9.在实验室中不要储藏食品、饮料。严禁在实验室中进食、饮水、吸烟及打闹等。

10.保持实验区域的整洁。实验产生的污染物,如废水、固体废弃物等要严格按照要求处理。

(二)药学实验室相关生物安全

1.在进行有可能接触到血液、体液的实验时,要佩戴专用手套。实验结束后应先消毒再摘除手套,随后用肥皂洗手。

2.在动物实验中,每个环节均要遵循动物福利原则。

3.实验中要注意身体防护,尤其是手部的防护,严格按照实验流程进行操作,防止动物对人体造成损伤。如果发生意外,要及时汇报实验室负责人,按照实验室规范与应急预案进行处理。

4.在处理完具有感染性的动物或者实验材料后,必须洗手。

(三)药学相关化学安全

1.涉及挥发性、易燃易爆性化学品的实验,要远离明火,并在通风橱中进行。

2.涉及高压装置,要熟悉装置特性,在实验室负责人的指导下使用。

3.涉及高温装置的实验,要远离易挥发和易燃易爆的化学试剂。操作时戴隔热手套进行防护,谨防烫伤。

4.涉及加热实验,要注意防止局部过热导致的意外事件发生。特别注意在加热过程中务必使温度传感器置于加热介质中。回流反应必须安装冷凝管并保证冷凝水畅通。

5.在低温操作中,要熟悉操作流程,注意个人防护,防止低温液体直接接触身体。

6.化学实验中的废液处理要注意废液的成分,根据废液性质进行处理,不能直接倒入水槽或下水道。

7.化学试剂需要注意分类存放。酸性试剂和碱性试剂需要分开存放,氧化剂和还原剂需要分开存放。在使用中需按照指导用量,切勿任意混合。

(四)药学常见事故处理

1.火灾预防和处理

(1)学生在进入实验室前必须熟练地掌握消防用灭火器和沙桶等灭火用具的操作方法。

(2)实验室及实验室周边避免使用明火。实验室所有安全出口与消防通道须保持通畅,禁止堆放杂物。

(3)易燃试剂放在专用防爆试剂柜中,使用过程中易燃试剂不要靠近火源或热源。

(4)发生火灾后,要及时报告指导教师。如果火势较小,要马上切断电源,移开易燃物,然后寻找就近灭火器材进行灭火。根据火势大小与燃烧物的性质,进行灭火。灭火过程中要注意自身的安全。如果火势较大,要有序、及时地通过安全通道离开实验室。

(5)灭火相关方法:实验室的灭火通常采用使燃烧物隔绝空气的办法,一般不用水灭火。失火初期,如果是少许有机溶剂在容器内着火燃烧,可采用石棉网、湿抹布或用玻璃盖盖灭;如果是操作台面或地面发生小火,可用沙子或湿抹布盖灭,或将石棉网盖于失火处;如果是衣服着火,可小心地快速脱去衣服,如火较大,可以将身体直接倒在地上打滚灭火,或用自来水直接浇灭;如果是有机物着火,必须根据有机物的性质采取相应的灭火办法;如果是油类物质着火,可用砂石、灭火器或干燥的固体碳酸氢钠粉末扑灭;如果是电器着火,应立即切断电源,再用二氧化碳灭火器或四氯化碳灭火器进行灭火,切不可用水基灭火器和泡沫灭火器灭火,否则将可能发生触电事故。无论采用哪一种灭火器材,都应从火的四周开始向中心进行扑灭,灭火器的喷出口应该对准火焰底部进行扑灭。

2.中毒的预防和处理

(1)有毒物质或者强刺激性物质要在专门试剂柜中保存,统一保管,做好出纳登记。

(2)避免有毒试剂接触皮肤。实验在通风橱中进行,佩戴防护用品。实验试剂如果发生溅出,要马上清除。

(3)如果出现中毒的症状,应立即送医,并在第一时间向医生说明中毒原因。

3.意外伤害处理

实验中常见的意外伤害有烫伤、冻伤、割裂伤、化学品伤害、动物伤害等。在实验过程中要严格按照实验指南进行操作。

(1)烫伤应涂上烫伤药膏,并及时送医。

(2)冻伤应将冻伤部位放入温水中,情况严重需要及时送医。

(3)割裂伤一般多为玻璃仪器损伤。首先检查是否有玻璃碎屑残留在身体内,应先把玻璃碎屑取出,轻伤可以及时挤压伤口,随后洗净伤口后,用碘伏等药品对伤口消毒。如果伤势较重,需要及时止血,并及时送医。

(4)化学品伤害,根据化学品性质进行处理。如果被酸灼伤,立即用大量的清水冲洗稀释后,再用 $3\% \sim 5\%$ $NaHCO_3$ 溶液冲洗,最后水洗。如灼伤严重,应在擦干后涂拭烫伤药膏,如果被白磷灼伤,不能用水冲洗。如果被碱灼伤时,先用清水冲洗稀释,再用 $1\% \sim 2\%$ H_3BO_3 或 1% CH_3COOH 溶液洗涤。如果大面积的灼伤,必须及时送医。

(5)药学动物实验多采用小鼠、家兔、蟾蜍等动物。如果发生实验动物伤害,应尽快用清水和肥皂水反复冲洗受伤部位。若伤口出血,尽量挤出污血,用清水冲洗后,再用 75% 乙醇擦洗及碘伏反复擦拭消毒。若皮肤被穿透性咬伤或被抓伤出血,应及时接种狂犬疫苗、免疫球蛋白及破伤风疫苗。如果伤势较重需要及时送医。

二、药学实验报告基本要求

(一)药学实验过程记录

自然科学讲究实事求是,有理有据。药学实验要做到尊重客观事实,在敬畏生命、敬畏科学的前提下开展各项操作和探索实践。对发生在实验过程中的每一个现象进行记录,是药学相关实验训练的基本要求之一。实验过程记录,要求认真描述实验中涉及的任何一个细节,包括实验室的温度、湿度等基本环境因素,实验开展的时间、地点、任课教师等人文因素,重点记录实验操作的过程,包括试剂的种类、用量及使用方式,实验动物的种类和数量,实验现象,等等。实验过程记录应该尽量详尽,以他人可重复为原则。

(二)药学实验报告书写内容

1.实验目的

每一个实验的设置都有其针对性的训练目的,开始实验之前必须做到对实验目的和意义的理解与明了,不要盲目地上手操作,造成对实验资源的浪费甚至可能造成安全事故。

2.实验原理

实验操作背后蕴含的基础知识与发生机制是实验操作的基石,唯有牢固地掌握实验原理,才能理解实验过程安排,熟练进行实验操作的可能。

3.仪器和试剂

实验中要用到各种各样的仪器,切不可随意摆弄与挪做他用。操作前要认真阅读实验操作步骤并掌握实验装置设计的原理与实验用途,按照实验指导安装需要的实验装置。

实验要用到各种各样的原料,要按照实验指南中的用法和用量严格拿取,对贵重及管制原材料还要详细记录使用与剩余情况,并报专管人员。药理学实验和药代动力学等相关实验还要涉及实验动物。这些试剂耗材和实验动物都要有明确的来源与标记。

实验报告中应详尽记录实验中所用到的仪器、试剂种类及规格信息。

4. 操作步骤

实验中尽量翔实记录操作流程的每一个步骤,或者在预习阶段就将大体步骤框架写好,防止在操作过程中有所遗漏。但实际上实验往往不能完全按照实验讲义进行,对于可变量(如试剂用量、反应温度、动物体重、实验现象等)应该以实际实验过程为准。

5. 实验结果

结果是实验的重要组成部分,因此对结果要详细记录并且严格尊重客观事实,不可捏造与随意篡改。比如反应的颜色、产率等应该按实际情况记录。一旦出现不理想结果,应该及时总结并查找原因,在条件允许的情况下报指导老师批准后进行重复实验。

6. 实验分析

完成一次实验后,能够对所得结果进行思考与分析同样是实验课程的重要组成部分。实验必然有成败之分,首先要树立起正确的科研态度,做到胜不骄败不馁,方能对任何可能出现的实验结果做出客观的判断与分析,达到理想的实验效果。

第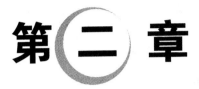章

药物化学实验

简介

《药物化学实验》是与《药物化学》理论课程相配套的实验课程,主要涉及药物的氧化变质实验,药物的鉴别实验,各种经典药物的化学合成与结构表征,以及柱层析分离等相关内容。药物化学实验综合运用现代科学实验方法、药物合成原理和有机化学基本实验操作技能,巩固和提高学生进行药物鉴别和药物合成的基本操作技能,加深学生对新药研究和药品生产的认识和理解。

教学目标

通过药物化学实验的训练,要求学生达到以下能力目标:掌握药物合成中基本仪器的使用方法,能够独立搭建反应装置和进行反应后处理;掌握药物制备反应中常见反应的反应原理、操作技术和工艺流程;掌握药物合成反应中原料投料比及收率的计算方法;掌握蒸馏、萃取、抽滤、重结晶和柱层析等分离提纯原理和操作方法;熟悉合成反应中"三废"的产生来源和相应处理方法。

实验一 药物的氧化实验(4 学时)

前言

药物发生氧化是药物变质的主要原因之一。药物的氧化可能会导致颜色变深、生成沉淀、药物失效,甚至产生有毒物质等问题,因此药物氧化变质会对药物的安全性和有效性产生重要影响。

影响药物发生氧化反应的因素主要有以下几个方面:

(1)空气:还原性药物容易与空气中的氧气生成氧化物,导致药物氧化变质。在潮湿的空气中或光照条件下,药物更容易发生氧化。药物溶液盛装容器中的空气,药物溶液中溶解的氧,都可能引起药物的氧化。

(2)酸碱度:有些药物的氧化需要 H^+ 和 OH^- 参加,因此溶液的酸碱度对反应有引发或促进的作用。如维生素 C 在酸性溶液中氧化生成去氢抗坏血酸的反应是可逆的,氧化

到某一程度后将平衡。但如果在碱性溶液中,导致其氧化还原电位降低,去氢抗坏血酸仍可进一步发生水解反应,生成 2,3-二酮古洛糖酸,最后氧化生成草酸与 L-苏阿糖酸,后面这几步反应是不可逆的。

(3)温度:温度升高,会导致氧化反应速率加倍。如肾上腺素类药物溶液在温度升高时,氧化分解反应加快。

(4)金属离子:金属离子对某些药物的氧化有一定的催化作用,特别是 Cu^{2+}、Fe^{3+}、Pb^{2+}、Mn^{2+} 等离子的影响较为突出。如左旋多巴在含有金属离子的溶液中相当不稳定,极易被氧化。

(5)光照:光能是引发药物自动发生氧化反应的活化能。光照除了引发药物发生氧化反应以外,还可以引发光降解反应。如氯丙嗪在光照下会发生氧化反应生成醌类和亚砜类化合物。需要注意的是,很多药物在光照下产生的氧化产物具有毒性,又叫作光毒性。

了解药物的氧化反应因素和药物的理化特性后,需要在药品储存中有针对性地去抑制药物的氧化变质反应,例如通过除氧,控制 pH 和温度,避光,加入还原剂或金属离子螯合剂等措施避免药物的氧化变质。

✔ 实验目的

1. 掌握鉴定药物氧化变质的主要方法。
2. 熟悉影响药物氧化变质的主要因素。
3. 熟悉防止药物氧化变质的主要措施。

✔ 实验原理

1. 阿司匹林,化学名为 2-(乙酰氧基)苯甲酸,又叫乙酰水杨酸或邻乙酰水杨酸。阿司匹林结构中的酯键易水解,生成水杨酸。水杨酸被重铬酸钾氧化为羧基对蒽醌(图 2-1),在空气中慢慢变为淡黄色,然后是红棕色,最后变为深棕色。

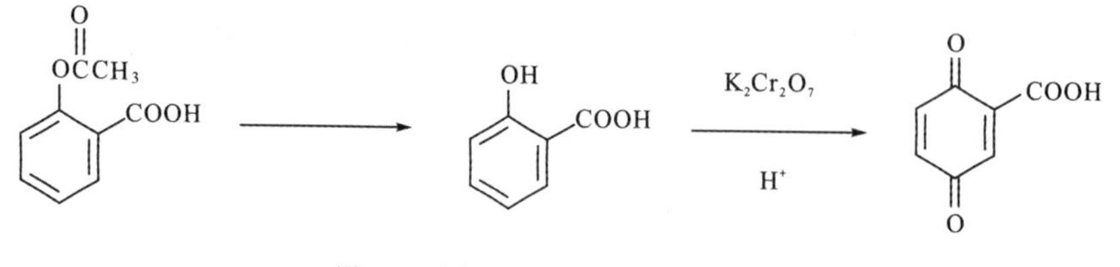

图 2-1 水杨酸被氧化为羧基对蒽醌

2. 维生素 C,化学名为 L(+)-苏糖型-2,3,4,5,6-五羟基-2-己烯酸-4-内酯,又叫 L-抗坏血酸。维生素 C 的结构中具有连二烯醇的结构,具有较强的还原性,很容易被氧化生成黄色的去氢维生素 C(图 2-2)。

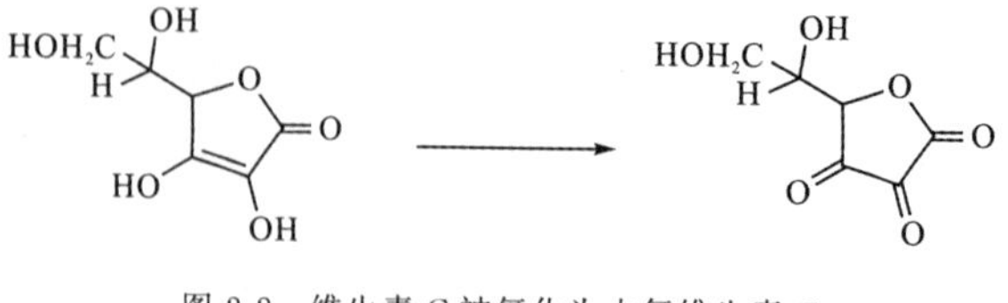

图 2-2 维生素 C 被氧化为去氢维生素 C

3.盐酸异丙肾上腺素,化学名为 4-[2-(异丙氨基)-1-羟基乙基]-1,2-苯二酚盐酸盐。肾上腺素的结构中具有邻苯二酚的结构,因此容易被氧化。氧化产物为肾上腺素红(图 2-3),其颜色变化由粉红色变为红色,最后变为棕色,棕色产物是多聚体。

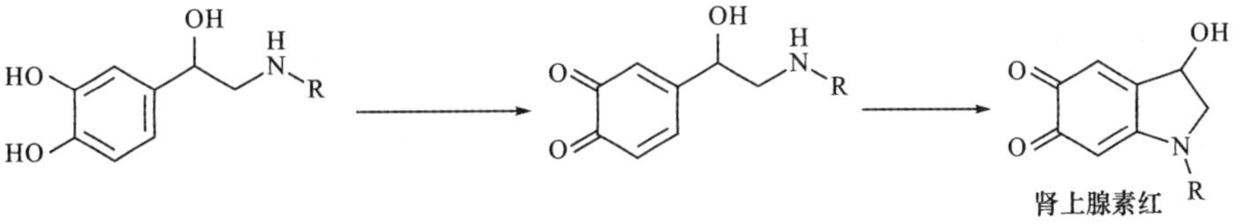

图 2-3　肾上腺素被氧化为肾上腺素红

4.盐酸氯丙嗪,化学名为 N,N-二甲基-2-氯-10H-吩噻嗪-10-丙胺盐酸盐,又叫冬眠灵。氯丙嗪结构中的吩噻嗪环容易被氧化生成红棕色的醌型化合物(图 2-4)。

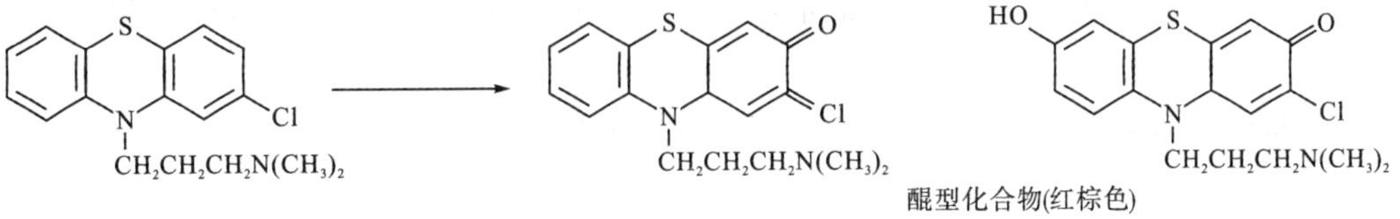

图 2-4　氯丙嗪被氧化为醌型化合物

📖 仪器和试剂

1.仪器

具塞试管、试管架、恒温水浴锅、锥形瓶、量筒。

2.试剂

阿司匹林、维生素 C、盐酸异丙肾上腺素、盐酸氯丙嗪、5%过氧化氢溶液、10%亚硫酸钠溶液、10%硫酸铜溶液、0.05 mol/L 的 EDTA 溶液。

📖 实验步骤

1.样品溶液配制:称取阿司匹林 50 mg、维生素 C 0.5 g、盐酸异丙肾上腺素 0.1 g,盐酸氯丙嗪 50 mg,分别置于 50 mL 锥形瓶中,各加蒸馏水 25 mL,充分振摇使其溶解(如果不易溶,可视情况短暂加热促溶)。再分别将四种药液均匀地分成 5 等份,放于带有塞子的具塞试管中,并用记号笔分别给试管编号 1~5。

2.将四种药液的 1 号试管都同时拔除塞子,让它们暴露于空气中,并放于日光(或强灯光)下直射 40 min,记录不同时间段(0 min、10 min、20 min、40 min)的颜色变化,用"+"号记录法表示颜色深浅。

3.在四种药液的 2 号试管中,分别加入 5% 过氧化氢溶液各 10 滴,并置于 95 ℃水浴锅中加热,记录不同时间段(0 min、10 min、20 min、40 min)的颜色变化。

4.在四种药液的 3 号试管中,分别加入 10%亚硫酸钠溶液 2 mL,再加 5%过氧化氢溶液 10 滴,同时置于 95 ℃水浴锅中加热,记录不同时间段(0 min、10 min、20 min、40 min)的颜色变化。

5.在四种药液的 4 号试管中,分别加入 10%硫酸铜溶液 2 滴,记录不同时间段

(0 min、10 min、20 min、40 min)的颜色变化。

6.在四种药液的 5 号试管中,分别加入 0.05 mol/L 的 EDTA 溶液 2 mL,再加入 10%硫酸铜溶液 2 滴,记录不同时间段(0 min、10 min、20 min、40 min)的颜色变化。

注意事项

1.注意实验中试剂取用量、时间、温度、空气、光线等条件均应保持一致,以便于进行对照。

2.建议在观察试管内溶液颜色时以白纸为背景进行观察,更容易观察出颜色差异。

思考题

1.请从结构上分析阿司匹林、维生素 C、盐酸异丙肾上腺素、盐酸氯丙嗪氧化变质的原因。

2.通常影响药物氧化反应的外界因素主要有哪些?

实验二 解热镇痛药的定性鉴别(4 学时)

前言

解热镇痛药主要在发生急性高热而急需退热时使用,也可以用于头部疼痛、肌肉疼痛、关节疼痛、痛经和牙痛等疾病的治疗。此类药物在化学上大部分是有机酸类化合物,具有相似的药理作用、作用机制和不良反应。解热镇痛药一般可分为:(1)水杨酸类,如对乙酰水杨酸;(2)苯胺类,如对乙酰氨基酚;(3)吡唑酮类,如安乃近;(4)其他类,如吲哚美辛等。这类药物对正常的体温无影响,但可降低发热的体温。大多数的解热镇痛药都会对胃肠有比较强的刺激性作用,这类药物被滥用或超剂量使用时,将产生明显的副作用,会出现多种不良反应,特别是老年人,不能随意使用。

实验目的

1.掌握酚类药物和三氯化铁指示剂的特殊颜色反应。
2.掌握芳香族伯胺类药物的重氮化偶合反应的鉴别方法。
3.了解解热镇痛药安乃近和吲哚美辛的鉴别方法。

实验原理

1.乙酰水杨酸的反应

乙酰水杨酸在加热后水解,生成含有酚羟基的水杨酸,与三氯化铁生成紫堇色的配位化合物。

乙酰水杨酸与碳酸钠加热水解,生成水杨酸钠和醋酸钠,酸化后析出水杨酸白色沉淀,并有醋酸味。

2.对乙酰氨基酚的反应

对乙酰氨基酚因本身带有酚羟基结构,无须经过水解就可以与三氯化铁反应生成蓝紫色的配位化合物。

对乙酰氨基酚在酸性介质中,酰胺键水解,生成对氨基酚,为芳香族伯胺,与亚硝酸生成重氮盐,继之与 β-萘酚生成红色的偶氮化合物。

3.安乃近的反应

安乃近的化学结构式如图 2-5 所示。吡唑酮环容易氧化,酸性条件下加热容易分解。

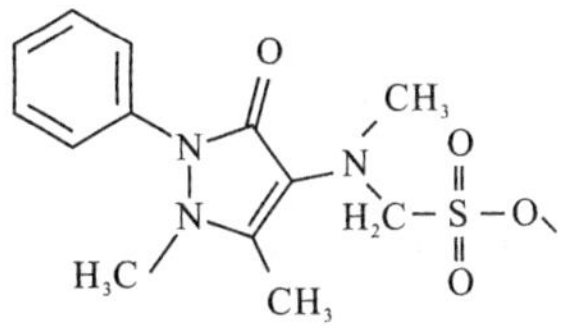

图 2-5　安乃近的化学结构式

4.吲哚美辛的反应

吲哚美辛的化学结构式如图 2-6 所示。吲哚环氧化产物较为复杂,能够生成吲哚二聚体、吲哚酮和开环产物等。

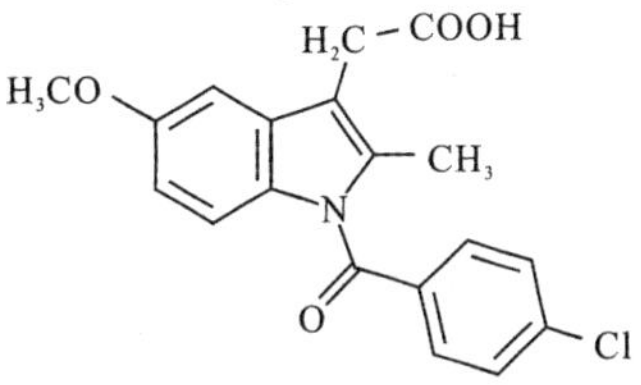

图 2-6　吲哚美辛的化学结构式

📖 仪器和试剂

1.仪器

试管、试管夹、三角漏斗、恒温水浴锅、磁力搅拌器。

2.试剂

乙酰水杨酸片剂、对乙酰氨基酚、安乃近片剂、吲哚美辛片剂、三氯化铁试液、碳酸钠试液、稀盐酸、稀硫酸、碱性 β-萘酚试液、氢氧化钠溶液、次氯酸钠试液、20%氢氧化钠溶液、0.03%重铬酸钾溶液、0.1%亚硝酸钠溶液。

📖 实验步骤

1.乙酰水杨酸的定性鉴别

(1)取乙酰水杨酸片剂 1 g,研磨成粉末后转移至试管中。加蒸馏水 10 mL,于试管底部用油浴加热煮沸(设置温度 130 ℃),放冷,加三氯化铁试液 1 滴后振摇均匀,应出现紫堇色。

(2)取乙酰水杨酸片剂 1 片,研磨成粉末后转移至试管中。加碳酸钠试液 10 mL,煮沸 10 min,放冷,过滤,往滤液中缓慢滴加 10%稀硫酸至析出白色沉淀。

2.对乙酰氨基酚的定性鉴别

(1)取对乙酰氨基酚粉末 0.5 g,置于试管中,向其中加入蒸馏水,振摇试管,让粉末溶解,然后滴加三氯化铁试液后振摇均匀,应出现蓝紫色。

(2)取对乙酰氨基酚粉末 0.5 g,加入稀盐酸 5 mL,放进水浴锅中,60 ℃加热 30 min,空气中冷却;从中分取液体 0.5 mL,滴加 0.1%亚硝酸钠溶液约 5 滴,振摇均匀,加蒸馏水 3 mL 进行稀释,再逐滴加入碱性 β-萘酚试液,振摇均匀,应出现粉红色。

3.安乃近的定性鉴别

取安乃近片剂 1 片,研成细粉,加入稀盐酸 3 mL,充分溶解,再加入次氯酸钠试液 2 滴,应出现蓝色,在加热煮沸后会变黄色。

4.吲哚美辛的定性鉴别

取吲哚美辛片剂 1 片,研成细粉,加蒸馏水 5 mL,加 20%氢氧化钠溶液 5 滴,充分溶解后备用。

(1)取溶液 1 mL,加 0.03%重铬酸钾溶液 1 mL,加热煮沸后,空气中冷却,边振摇边滴加浓硫酸至呈现紫色。

(2)取溶液 1 mL,加 0.1%亚硝酸钠溶液 1 mL,加热煮沸后,空气中冷却,滴加浓盐酸至呈现绿色,放置 5 min 后,逐渐呈黄色。

注意事项

1.大多数酚类药物以及含烯醇结构的药物,都能与三氯化铁反应生成电离度较大的络合物,但酚类结构不同,颜色不同。该反应的最适宜 pH 是 4～6,在强酸性条件下络合物会发生分解。

2.发生重氮化反应时,亚硝酸与重氮盐都易发生分解,该反应要在低温下进行。当亚硝酸钠加入含药物的盐酸溶液中时,生成亚硝酸,其遇药品会立即发生反应。该反应中,盐酸的用量应多于药物的三倍,第一份用于保持溶液的酸性,第二份用于与亚硝酸钠反应生成亚硝酸,第三份用于产生重氮盐。

3.检查乙酰水杨酸片剂时,不需提取乙酰水杨酸,可以直接进行鉴定,但在发生水解反应时,在加入稀硫酸之前,应过滤,以除去片剂当中的不溶性辅料,有利于观察生成的水杨酸白色沉淀。

思考题

1.乙酰水杨酸能不能与三氯化铁试液直接反应发生颜色变化?原因是什么?
2.重氮化反应适用于哪类结构药物的定性鉴别?

实验三 苯佐卡因的合成(12学时)

前言

苯佐卡因(Benzocaine),化学名为对氨基苯甲酸乙酯,为非水溶性的局部麻醉药,常用于手术后的创伤与止痛、胃溃疡的止痛,还可以用于止痒。苯佐卡因起效快,大约 30 s 就可以产生止痛作用,并且对皮肤或腔道黏膜没有渗透性,毒性比较低,也不会影响心血管系统和神经系统的功能,但是对于过敏体质的患者有可能导致局部或全身性的过敏反应,也可能导致高铁血红蛋白血症。

实验目的

1. 掌握酯化反应和硝基还原反应的原理。
2. 熟悉酯化物制备和硝基还原反应的方法及反应条件。
3. 熟悉重结晶的原理与操作。

实验原理

苯佐卡因为白色结晶性粉末,味道微苦且有麻感,熔点为 88～90 ℃,易溶于乙醇,微溶于水。如图 2-7 所示,苯佐卡因的合成采用对硝基苯甲酸为原料,经与乙醇成酯、硝基还原和重结晶精制三步得到苯佐卡因精品。

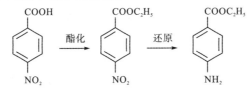

图 2-7　苯佐卡因的合成方法

仪器和试剂

1. 仪器

磁力搅拌子、100 mL 圆底烧瓶、干燥管、250 mL 烧杯、抽滤装置、玻璃棒、pH 试纸、250 mL 三颈瓶、回流冷凝管、温度计、滴管、250 mL 分液漏斗、培养皿。

2. 试剂

对硝基苯甲酸、无水乙醇、硫酸、碳酸钠、氯化铵、锌粉、二氯甲烷、盐酸。

实验步骤

1. 对硝基苯甲酸乙酯的制备

向置有磁力搅拌子的 100 mL 干燥圆底烧瓶中,依次加入 6 g 对硝基苯甲酸和 24 mL 无水乙醇。然后在振摇下逐滴加入 2 mL 浓硫酸,装上球形冷凝管和氯化钙干燥管,油浴加热,回流反应 60 min。停止加热,反应液冷却至室温,倾入 100 mL 水中,搅拌使析出沉淀完全,抽滤,用少量水洗滤饼,压干。

将滤饼转移至烧杯中,加入 100 mL 6% 碳酸钠溶液,剧烈搅拌,测 pH(若 pH< 8,则补加碳酸钠溶液)。抽滤,用少量水洗涤滤饼,转移至培养皿中,干燥得到对硝基苯甲酸乙酯。称重并计算收率。

2.对氨基苯甲酸乙酯的制备

向具有球形冷凝管、温度计和内置有磁力搅拌子的 250 mL 三颈瓶中,依次加入 2 g 氯化铵和 50 mL 水,振摇溶解后继续加入 10 g 锌粉。油浴加热至反应液 95 ℃,活化锌粉 10 min,然后用固体加料漏斗从三颈瓶侧口缓慢分批加入 6 g 对硝基苯甲酸,保持 95 ℃ 反应 60 min。反应液冷却至室温,逐滴加入少量饱和碳酸钠溶液将 pH 调至 8,再加入 30 mL 二氯甲烷,充分搅拌 5 min,抽滤,用 10 mL 二氯甲烷洗涤三颈瓶及滤渣,收集合并滤液。

滤液转移至 250 mL 分液漏斗中,静置分层,收集二氯甲烷层,弃去水层,二氯甲烷层在 250 mL 分液漏斗中用 90 mL 5% 盐酸分三次萃取,收集并且合并三次盐酸萃取液。合并后的盐酸萃取液用 40% 氢氧化钠溶液将 pH 调至 8,析出固体,抽滤,用少量水洗涤滤饼。滤饼转移至培养皿中,干燥,得对氨基苯甲酸乙酯,即苯佐卡因粗品,称重并计算收率。

3.苯佐卡因的精制

向置有磁力搅拌子的 100 mL 茄形瓶中,加入 3 g 苯佐卡因粗品,50% 乙醇 30 mL。油浴加热回流。全溶后稍冷,加入 0.3 g 活性炭,继续加热回流 20 min。回流过程中将布氏漏斗和抽滤瓶放入烘箱中预热,回流结束后进行热抽滤。首先用少量热水润湿滤纸,将上述热溶液进行热抽滤,滤毕,趁热将滤液转移至 100 mL 烧杯中。自然冷却析晶,再用冷水冷却使结晶完全析出,抽滤。用少量 50% 乙醇洗涤析出的结晶两次,抽干后将结晶移至培养皿中,干燥,可得苯佐卡因精品。称重并计算重结晶回收率和总产率。用显微熔点仪测定产物熔点。

注意事项

1.酯化反应必须在无水的条件下进行,如果容器或反应物中混有水,将导致收率降低。无水操作时的主要要点有:反应物应充分干燥至无水;所有用到的仪器、量具都必须干燥至无水;在发生反应期间应尽量避免让水进到反应容器中。

2.在加浓硫酸时应要注意慢慢滴加同时振荡均匀,促进反应充分发生,防止加热后导致反应物发生碳化。同时注意取用浓硫酸时应佩戴橡胶手套进行防护。若有洒出,应先用干抹布擦拭并用大量水冲洗干净。

3.对硝基苯甲酸乙酯及少量未反应的对硝基苯甲酸均溶于乙醇,但都不溶于水。反应完毕将反应液倾入水中,乙醇浓度降低,固体随之析出。

4.由于锌粉密度大,沉于瓶底,必须将其搅拌起来,才能使反应进行,故在硝基还原反应时需使反应液充分激烈搅拌。

5.硝基还原后部分锌粉附在瓶壁较难清洗,需在完成反应液转移后尽快清洗,视需要可加入少量酸性洗液帮助洗涤。

思考题

1.在进行酯化反应时为什么必须在无水条件下操作?

2.对硝基苯甲酸乙酯的制备实验中,二次抽滤的目的分别是什么?

实验四 苯妥英钠的合成（20学时）

前言

苯妥英钠(Phenytoin Sodium)，属于苯乙内酰脲类抗癫痫药物，是癫痫发作的首选药物，在临床上还可用于抗心律失常、抗三叉神经痛与轻度高血压的治疗。苯妥英钠是1908年被德国科学家 H. 比尔兹(H. Biltz)第一次合成，是在氢氧化钠存在的情况下用联苯甲酰与尿素反应制得的。

实验目的

1.掌握安息香缩合反应的原理及应用维生素 B_1 作为催化剂进行反应的实验方法。

2.掌握苯妥英钠的合成方法。

实验原理

苯妥英钠的化学名是5,5-二苯基乙内酰脲钠盐，其化学结构式如图2-8所示。

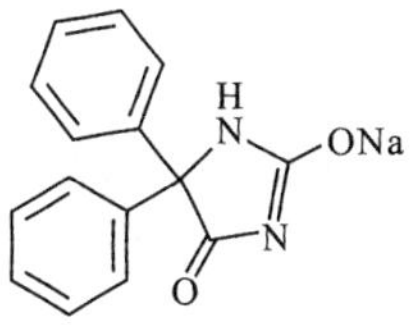

图 2-8　苯妥英钠化学结构式

苯妥英钠为白色粉末，无臭、味微苦。具有吸湿性，易溶于水，能够溶解于乙醇，但几乎不能溶解于乙醚或氯仿。

苯妥英钠的合成路线如图2-9所示。苯甲醛在维生素 B_1 的作用下发生缩合生成安息香(二苯乙醇酮)，再经硝酸氧化得到联苯甲酰，后与尿素缩合得到苯妥英，最后苯妥英与氢氧化钠成盐得到苯妥英钠。

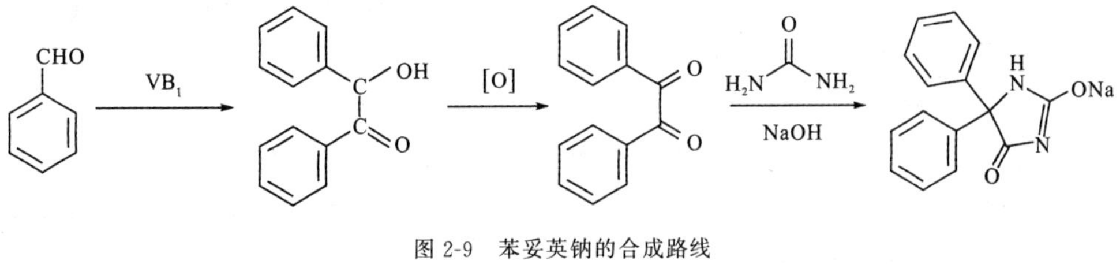

图 2-9　苯妥英钠的合成路线

仪器和试剂

1.仪器

100 mL 圆底烧瓶、100 mL 三颈瓶、球形冷凝管、布氏漏斗、抽滤瓶、循环水式真空泵、显微熔点仪。

2.试剂

苯甲醛、维生素 B_1、氯化钠、95%乙醇、65%硝酸、冰醋酸、尿素、盐酸、氢氧化钠、活性炭、无水乙醚。

实验步骤

1.安息香的制备

向 50 mL 锥形瓶中加入氢氧化钠 2.5 g 和水 25 mL,搅拌溶解后置于冰浴中充分冷却。向 100 mL 茄形瓶中加入维生素 B_1 3.6 g,加水 12 mL,加 95%乙醇 30 mL,振荡溶解后盖上塞子,置于冰浴中充分冷却。向茄形瓶中缓慢加入充分冷却的 10%氢氧化钠溶液,用玻璃棒充分搅拌,用 pH 试纸检测,将反应液 pH 调至 10。冰浴下缓慢加入 20 mL 苯甲醛,充分搅拌,加完后再次检测 pH,并将 pH 调至 10。向茄形瓶中加入磁力搅拌子,65～70 ℃条件下反应 90 min。自然冷却析出白色晶体,冰水浴使晶体析出完全,抽滤,少量冰水洗涤滤饼,将滤饼转移至培养皿中。干燥得到安息香粗品。称重并计算收率。

2.安息香的精制

取安息香粗品置于带磁力搅拌子的茄形瓶中。以每克用 15 mL 计,用 70%乙醇重结晶。若所加的乙醇在回流条件下不能使安息香粗品完全溶解,则应从冷凝管上端继续补加少量 70%乙醇。待完全溶解后,再加入已加入量 30%体积的 70%乙醇。稍冷,加入粗品质量 10%的活性炭脱色,继续回流 15 min。经热过滤收集母液,在冰水浴中充分冷却 20 min 使结晶完全析出,抽滤,将滤饼转移至培养皿中。干燥得安息香精品。称重并计算收率。用显微熔点仪测定产物熔点。

3.联苯甲酰的制备

取 100 mL 的三颈瓶,装上磁力搅拌子、温度计和球形冷凝管。向三颈瓶中加入安息香 3 g,再加 65%硝酸 7.5 mL 和冰醋酸 15 mL。开启磁力搅拌器,缓慢升温至 85～90 ℃,反应 1 h。该反应中有氧化氮气体生成,可以在冷凝管的顶端装上导管,将其气体通入水槽中排出室外。反应完成后,边搅拌边将反应液倒入 50 mL 的冰水中,继续搅拌直至结晶完全析出,抽滤,晶体用少量冰水洗涤,将滤饼转移至培养皿中。干燥,得到联苯甲酰粗品。称重并计算收率。

4.苯妥英的制备

向置有磁力搅拌子的 100 mL 圆底烧瓶中加入联苯甲酰 2 g,尿素 0.7 g、20%氢氧化钠溶液 6 mL 和 50%乙醇 10 mL。振摇均匀后,开启磁力搅拌器,加热回流,反应 30 min。将反应液倒入 60 mL 的沸水中,加入活性炭 2～3 g,加热煮沸 10 min,在室温下冷却,然后进行抽滤,将滤液转移至 100 mL 圆底烧杯中,用 10%盐酸将 pH 调至 6。在室温下静置,待晶体完全析出后,进行抽滤,用少量水洗涤滤饼,将滤饼转移至培养皿中。干燥后得苯妥英粗品。称重并计算收率。

5.苯妥英钠的制备

向置有磁力搅拌子的 100 mL 圆底烧瓶中加入苯妥英粗品。按粗品和水质量比为 1:4 的比例加入蒸馏水,加热到 40 ℃。然后加入 20% 氢氧化钠溶液至固体全部溶解,加活性炭 3～5 g,边搅拌边加热 5 min,趁热抽滤,向滤液中加氯化钠直到饱和,在室温下冷却,析出晶体。晶体完全析出后,进行抽滤,固体用少量无水乙醚进行洗涤,将滤饼转移至培养皿中。干燥,得到苯妥英钠精品。称重并计算产率和总产率。

注意事项

1.在安息香的缩合反应中,pH 和温度是实验成败的关键。反应中,如果 pH 下降,可以通过增加氢氧化钠用量来调节 pH,而且必须严格控制加热的温度,以防止副反应的发生。

2.安息香的精制实验为半开放实验。需要注意溶剂使用量对重结晶产物质量和回收率的影响,选择适量的溶剂进行重结晶。

3.制备联苯甲酰时,硝酸是强氧化剂,在取用时要避免与皮肤、衣服等接触。在氧化的过程中,硝酸被还原而产生具有较大刺激性的氧化氮气体,因此需要严格控制反应温度并做好气体排出装置。

4.制备苯妥英钠时,水量不能过多,否则会影响收率,必须严格按比例加水。

思考题

1.维生素 B_1 在安息香缩合反应中的催化机理是什么?

2.溶剂使用量对重结晶有何影响?

3.对苯妥英钠进行精制的原理是什么?

实验五　扑炎痛的合成（20 学时）

前言

扑炎痛（Benorylatc）,又名贝诺酯,为阿司匹林与扑热息痛的酯化产物。从药物设计上,扑炎痛属于挛药,它既保留二者原有的治疗作用,又有协同作用。临床上主要用于类风湿性关节炎、急慢性风湿性关节炎、风湿病、感冒发烧、头痛、手术后疼痛、神经痛等疾病的治疗。不良反应较阿司匹林小,病人易于耐受。口服后在胃肠道不被水解,易吸收并迅速在血中达到有效浓度。

实验目的

1.掌握由制备酰氯合成酯类化合物的方法和实验操作。

2.了解前药原理和拼合原理在药物结构修饰方面的应用。

3. 了解肖特-鲍曼(Schotten-Baumann)酯化反应原理。

实验原理

如图 2-10 所示,扑炎痛的合成以对氨基苯酚为起始原料,经与醋酸酐进行乙酰化反应得到扑热息痛。阿司匹林首先与氯化亚砜反应得到活化的酰氯,再与扑热息痛的钠盐发生酯化反应得到扑炎痛。

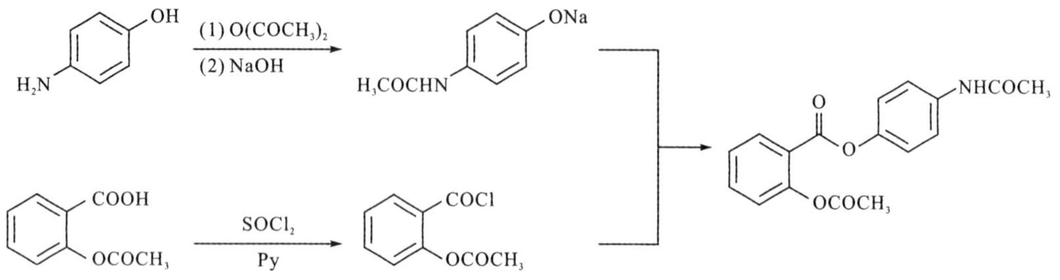

图 2-10 扑炎痛的合成路线

仪器和试剂

1. 仪器

茄形瓶、三颈瓶、球形冷凝管、干燥管、导气管、滴液漏斗、布氏漏斗、抽滤瓶、烧杯、旋转蒸发仪。

2. 试剂

对乙酰氨基酚、醋酸酐、亚硫酸氢钠溶液(10%、0.5%)、吡啶、阿司匹林、氯化亚砜、氯化钙、无水丙酮、氢氧化钠、乙醇、活性炭。

实验步骤

1. 扑热息痛的制备

向置有磁力搅拌子的 100 mL 三颈瓶中加入 10 g 对乙酰氨基酚、30 mL 水和 12 mL 醋酸酐,搅拌,在 80 ℃ 加热反应 30 min。反应结束后,冷却至析晶,减压抽滤,用 10 mL 冷水洗涤滤饼 2 次,将滤饼转移至培养皿中,干燥后得扑热息痛粗品。称重并计算收率。

2. 扑热息痛的精制

向置有磁力搅拌子的 100 mL 圆底烧瓶中加入扑热息痛粗品,按每克粗品加 5 mL 水至圆底烧瓶中,然后加 10%亚硫酸氢钠溶液 0.5 mL,加热使之完全溶解。稍冷后加入活性炭 1 g,煮沸 5 min,趁热抽滤。滤液冷却至析晶完全,抽滤,用 0.5%亚硫酸氢钠溶液 5 mL 分 2 次洗涤滤饼,抽干将滤饼转移至培养皿中,干燥后得扑热息痛精品。称重并计算回收率。

3. 乙酰水杨酰氯的制备

在置有磁力搅拌子的 100 mL 干燥茄形瓶中依次加入 2 滴吡啶、10 g 阿司匹林和

5.5 mL氯化亚砜,然后迅速装上带有氯化钙干燥管的球形冷凝管。干燥管与气体吸收装置相连,气体吸收装置是500 mL烧杯里倒置一只锥形漏斗,水的装量应恰好在漏斗的边缘处。外置一支温度计测量油浴温度,将油浴慢慢加热至70 ℃。维持油浴温度反应40 min。撤去油浴,用纸擦去瓶体表面的油垢,用旋转蒸发仪去除多余的氯化亚砜。冷却后,加入5 mL无水丙酮,混匀,密闭备用。

4.扑炎痛的制备

在置有磁力搅拌子的100 mL三颈瓶中加18 mL水和2.0 g氢氧化钠。搅拌溶解后,在0 ℃左右缓缓加入3.2 g扑热息痛,加料完成后移去冰浴。待溶液基本澄清后,冰盐浴(冰∶盐＝3∶1)冷却,在强烈搅拌下,均匀滴加乙酰水杨酰氯,控制反应液温度在5 ℃以下。滴加完毕后,用20%氢氧化钠溶液调节pH≥10,保温搅拌30 min。抽滤,所得滤饼用冰水洗涤至中性。将滤饼转移至培养皿中,干燥后得扑炎痛粗品。称重并计算收率。

5.扑炎痛的精制

在100 mL茄形瓶中加入4 g贝诺酯粗品、40 mL 90%乙醇。加热回流。全溶后稍冷加入0.4 g活性炭,继续加热回流20 min。回流过程中将布氏漏斗和抽滤瓶置于烘箱中预热,回流完成后迅速进行热抽滤。用少量热水润湿滤纸后,将上述热溶液倒入布氏漏斗中,滤毕,趁热转移滤液至100 mL烧杯中,自然冷却,再用冰水冷却使结晶完全析出。抽滤,用少量90%乙醇洗涤析出的结晶2次,抽干后将结晶转移至培养皿中。干燥后得扑炎痛精品。称重并计算回收率和总产率。

注意事项

1.酰化反应中加水,能让醋酸酐选择性地酰化氨基且不与酚羟基作用。

2.加入亚硫酸氢钠能防止产物的氧化,但加的量不能太多,否则会影响产品质量。

3.二氯亚砜对眼睛有刺激性,对皮肤有腐蚀性,应在通风橱中取用。酰氯化反应中产生的尾气有毒,要安装尾气吸收装置。

4.制备酰氯需无水操作,仪器必须干燥,回流时需采用干燥管装置。

5.实验完成后气体吸收管应在通风橱内排出氯化氢等有害气体后用自来水冲洗干净,期间谨防吸入。

思考题

1.在扑热息痛的精制中加入亚硫酸氢钠溶液的目的是什么?

2.用氯化亚砜作酰氯化反应试剂的优点是什么?还有哪些试剂可以实现羧酸到酰氯的转化?

实验六 间硝苯地平的合成(12学时)

前言

间硝苯地平（m-nifedipine）和目前临床上常用的抗高血压药物硝苯地平互为同分异构体，属二氢吡啶类钙通道阻滞剂。药理实验证明间硝苯地平和硝苯地平均能松弛血管平滑肌而降低血压，且二者的降压作用、作用持续时间相似。但硝苯地平不稳定，见光易分解，光解产物对人体有毒性。而间硝苯地平的光稳定性强于硝苯地平。

实验目的

1.掌握二氢吡啶类钙拮抗剂合成中的环合反应原理与实验操作。
2.熟悉芳环硝化反应的方法与实验操作。

实验原理

如图 2-11 所示，间硝苯地平的合成以苯甲醛为原料，首先经硝化反应得到间硝基苯甲醛，然后和乙酰乙酸甲酯和胺反应得到间硝苯地平。

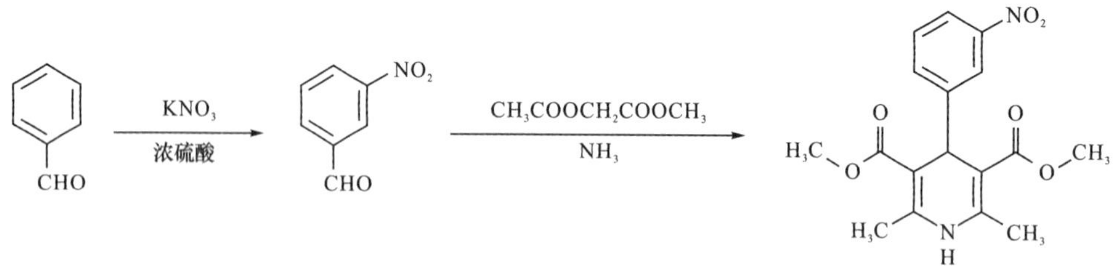

图 2-11　间硝苯地平的合成路线

仪器和试剂

1.仪器
三颈瓶、圆底烧瓶、量筒、乳钵、球形冷凝管、蒸馏装置、磁力搅拌器。

2.试剂
硝酸钾、硫酸、苯甲醛、碳酸钠、乙酰乙酸甲酯、甲醇胺饱和溶液、95％乙醇、冰、盐、活性炭。

实验步骤

1.间硝基苯甲醛的制备
向置有磁力搅拌子、温度计和滴液漏斗的 250 mL 三颈瓶中依次加入 11 g 硝酸钾、40 mL 浓硫酸，使固体溶解。用冰盐浴将上述溶液冷至 0 ℃ 以下，然后在强烈搅拌下慢慢滴加苯甲醛 10 mL。滴加速度控制在 60～90 滴/min，控制反应温度不超过 5 ℃。滴加完毕,控制反应温度为 0~5 ℃继续反应 90 min。然后将反应物慢慢倾入 200 mL 冰水中,边倒边搅拌,析出黄色固体,抽滤。滤渣移至乳钵中,研细,加入 5% 碳酸钠溶液 20 mL 后继续研磨 5 min,抽滤,用冰水洗涤 5 次或 6 次,压干后转移至培养皿中自然干燥,得间硝基苯甲醛,计算收率。

2.间硝苯地平的制备

向置有磁力搅拌子的 100 mL 的茄形瓶中依次加入间硝基苯甲醛 5 g、乙酰乙酸甲酯 7.7 g、甲醇氨饱和溶液 30 mL,装置球形冷凝管中,加热回流 5 h。然后改蒸馏装置蒸出甲醇至析晶,抽滤,滤饼用 95% 乙醇洗涤,压干,转移至培养皿中干燥,得间硝苯地平粗品,计算收率。

3.间硝苯地平的精制

将间硝苯地平粗品置于圆底烧瓶中,加入 95% 乙醇(5 mL/g 粗品)后装置球形冷凝管,加热使完全溶解。可视需要加入活性炭脱色。重结晶后抽滤,收集滤饼,转移至培养皿中干燥,得间硝苯地平精品,计算回收率和总产率。

注意事项

1.本实验中使用浓硫酸量较大,在取用时避免与皮肤和衣物接触。
2.在硝化反应中,温度是影响反应的重要因素。因此要特别注意滴加速度。
3.甲醇氨的饱和溶液需现配,也可使用氨水(3 g,28% 水溶液)和甲醇(20 mL)代替。

思考题

二氢吡啶类钙拮抗剂合成中的环合反应原理是什么?

实验七　柱层析纯化反式偶氮苯(4 学时)

实验目的

1.掌握柱层析分离有机化合物的原理。
2.熟悉层析柱装填和洗脱的操作方法。

实验原理

色谱方法是通过在固定相和流动相间分配的不同而将物质进行分离的一项重要技术。待分离混合物各组分在固定相上的吸附强度不同,与流动相一起移动的速度也不同,因此被分离开。

柱层析属于固-液吸附色谱。柱层析实验在一根玻璃层析柱中进行。管中装入适当固定相。在重力作用下洗脱剂(流动相)流经吸附剂时,待分离或纯化的混合物中的不同物质对溶剂和吸附剂的亲和力不同,因而被吸附的程度不同,从而以不同速度流动,使化合物在层析柱中得以分离。靛红与偶氮苯在极性上具有较大差异,通过柱层析容易实现分离。

仪器和试剂

1.仪器

分析天平、TLC、锥形瓶、毛细管、层析柱、量筒、层析缸、茄形瓶、旋转蒸发仪。

2.试剂

乙酸乙酯、二氯甲烷、石油醚、靛红、偶氮苯、靛红、偶氮苯、柱层析硅胶200~300目、无水硫酸钠。

实验步骤

1.薄层层析

取管口平整的毛细管分别吸取靛红与偶氮苯,在离薄层板边沿约0.5 cm的起点线上点样。再用另一毛细管吸取靛红与偶氮苯的混合溶液(质量比为1:9)点样。待溶剂挥发后,将点好样品的薄层板放入内衬滤纸的展缸中。展缸内提前放置展开剂(乙酸乙酯与石油醚体积比为1:15的混合溶液)少许。薄层板的点样端在下方,浸入展开剂,展开剂不要没过起点线。待展开剂前沿上升到离薄层板的上端约1 cm处时,取出薄层板,用铅笔在展开剂的前沿处画一横线,后将薄层板置于空气中晾干。观察薄层板上的斑点,计算所有斑点的R_f值。

2.柱层析

(1)将层析柱用铁夹固定在铁架台上,一定要保持柱子竖直。

(2)在250 mL烧杯中称取30 g柱层析硅胶,并用乙酸乙酯:石油醚(体积比为1:30)混合溶液(约100 mL)调匀。在层析柱的下方放置一个锥形瓶,以收集流下的液体。

(3)打开层析柱活塞,控制溶剂下流,将硅胶悬浊液沿柱子侧壁加入,并用少量的上述混合溶剂洗去残余的硅胶,并加入层析柱中。用橡皮管或塞子由下向上轻轻敲击柱子外壁,将气泡排出,使硅胶装填均匀紧密,以获得较好的分离效果。轻轻敲击,使硅胶最上层呈均匀平面,当溶剂液面降至硅胶表面时,关闭活塞,备用。

(4)用滴管沿柱子侧壁缓慢加入1 mL靛红与偶氮苯的混合溶液。再用少量的洗脱剂洗塑料样品管,加入层析柱中,并注意洗去黏附在柱壁上的液滴。打开活塞,当样品溶液降至硅胶表面后关闭活塞。用药匙沿层析柱侧壁慢慢地在硅胶表面加上一层无水硫酸钠(注意:不要破坏硅胶的上表面)。

(5)沿侧壁加入洗脱剂(乙酸乙酯与石油醚体积比为1:30的混合溶液)约200 mL,打开活塞,保持一定的流速,观察色带的形成和分离。

(6)当第一个有色带到达柱底时,并且没有流出之前,关闭活塞,倒空锥形瓶,打开活塞,收集全部色带。柱层析分离结束。

(7)柱层析分离结束后,采用TLC对上述分离得到的溶液进行分析,总结分离效果。同时,打开层析柱活塞,让洗脱剂流干,然后将硅胶倒入指定的固体废物桶中。

(8)将收集到锥形瓶中的样品溶液转移到提前称重的茄形瓶中,利用旋转蒸发仪除去溶剂,得到反式偶氮苯。计算样品质量。

注意事项

1. 偶氮苯经光照会产生顺反异构体,因此在 TLC 上会有 2 个斑点。顺式偶氮苯的极性强于反式偶氮苯。

2. 向硅胶柱上加入样品溶液时,要贴壁慢加,以防造成硅胶上表面不平,影响分离效果。

思考题

1. 在薄层层析实验中,为什么点样的样品斑点不可浸入展开剂的溶液中?

2. 在进行柱层析实验之前,为什么要进行薄层层析实验?

3. 当用混合物进行薄层层析时,如何判断各组分在薄层板上的位置?靛红与偶氮苯,哪一个的极性较强?为什么?

4. 柱层析时柱中若留有空气或者是填装不均匀,对分离效果有何影响?如何避免?

第三章

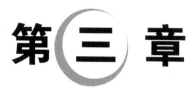

药理学实验

课程简介

药理学实验是药理学教学的重要组成部分。药理学的方法是实验性的,即在严格控制的条件下观察药物对机体或其组成部分的作用规律并分析其客观作用原理。本课程系统地介绍了药理学实验的基本知识和实验设计的基本原则,常用动物实验的基本知识和技能,结合教学进程,选择经典、实用的实验内容,做到既与理论课密切联系,又有实验课独特的体系;既有整体动物实验,又有体外实验;既有验证性实验,又有设计性实验。使学生初步具备对客观事物进行观察、比较、分析、综合和解决问题的能力,并验证、巩固和加深理解基本理论,从而初步掌握药理学实验的基本方法。

课程要求

药理学实验是对药理学理论课程的补充和完善。通过对本课程的学习,学生能掌握药理学实验的基本方法和实验设计原则,验证药理学的重要理论,发现新靶标开发新药,阐明药物新的机制和新的适应证,指导临床合理、科学个性化、精确化用药,巩固学习药理学的基本理论和知识,掌握学习方法。

实验一　动物实验的基本操作技术(4学时)

一、药理学实验常用动物的种类及特点

1. 小白鼠(mouse)

小白鼠属于哺乳纲,啮齿目,鼠科。其温顺易捉,繁殖力强,价格低廉,对实验动物同种、纯种、性别和年龄的要求比较容易满足,生活条件也容易控制,因此是药理学实验中最常用的动物之一,特别适用于需要大样本的实验,如药物筛选、药物半数致死量的测定等。小白鼠对多种疾病有易感性,可以复制多种疾病模型,如癌症、肉瘤、白血病、血吸虫病、败血症、癫痫、药物依赖性、痴呆症等。

2. 大白鼠（rat）

大白鼠属于哺乳纲，啮齿目，鼠科，受惊时有攻击性，易对实验者造成伤害，应注意防护。大白鼠也可用于多用实验和复制多种动物模型，如复制水肿、炎症、缺氧、休克、发热、胃溃疡、高血压以及肾衰等动物模型；大白鼠的垂体-肾上腺功能很发达，常用来做应激反应、肾上腺及垂体等内分泌功能实验。大白鼠的高级神经活动发达，因此，被广泛用于脑功能定位、神经元细胞外记录等实验中。

3. 家兔（rabbit）

家兔属于哺乳纲，啮齿目，兔科。其特点是性情温顺，易于饲养。常用于与呼吸功能、泌尿功能、心血管功能有关的实验中，如呼吸运动的调节及呼吸衰竭的处理、血压的调节和心衰的处理等。因家兔对致热源敏感，故常用于研究解热药和检查热源。此外，因家兔的耳朵既长又大，血管清晰，便于静脉注射和采血，故被广泛用于药物的血管刺激性及溶血性的研究。

4. 豚鼠（guinea-pig）

豚鼠又称天竺鼠，荷兰猪。属于哺乳纲，啮齿目，豚鼠科。其特点是性情温顺，对组胺和结核菌敏感。常用于复制哮喘、组胺过敏、结核病模型，用于平喘药、抗组胺药以及抗结核药的研究。被用于药物安全性实验中的全身主动过敏性实验。

5. 猫（cat）

猫属于哺乳纲，食肉目，猫科。与兔相比，猫对外科手术的耐受性强，血压相对稳定，但极具攻击性。常用于去大脑僵直、下丘脑功能以及血压方面的实验。

6. 犬（dog）

犬常用于观察动物对冠状动脉血流量的影响、心肌细胞电生理研究、降压药及抗休克药的研究等，经过训练，可与人合作，很适用于慢性实验，如条件反射实验。犬的体形大，对手术的耐受性较强，常用于其他小动物不易进行的手术中，如胃瘘、肠瘘、膀胱瘘、胆囊瘘以及冠状动脉结扎等。在进行临床前长期毒性实验中，犬是常用动物。

7. 蟾蜍（toad）

蟾蜍属于两栖纲，无尾目。由于进化较低，其离体标本（如心脏、腓肠肌等）能在较长时间内保持着自律性和兴奋性，而且蟾蜍容易获得并价格便宜，故经常被用于研究药物对心脏的影响、反射弧分析以及肌肉收缩等实验中。

二、实验动物的选择

为了获得理想的实验结果，必须根据实验目的选择适宜的观察对象，在选择动物时，需考虑如下因素：

1. 种属的选择

不同种属的动物对同一疾病病因刺激的反应程度会有很大的差异。在选择实验动物时，尽可能选择对刺激因素较为敏感且与人类接近的种属。例如在进行发热实验时，宜首选家兔；在进行过敏反应和变态反应实验时，宜首选豚鼠；在进行药物半数致死量的测定实验时，宜首选小白鼠。

2.性别的选择

由于成年雌性动物的代谢存在着明显的性周期的变化,这些变化会影响受试动物对某些实验因素的反应状态。因而在选择实验动物时,一般多用雄性动物,但热板法镇痛实验不宜选用雄性小鼠或大鼠,半数致死量的测定应雌雄各半。

3.周龄或体重的选择

一般选择成年动物,小鼠体重18～22 g,大鼠体重200～250 g,豚鼠体重350～450 g,家兔体重2.5～3.5 kg,猎兔犬体重8～20 kg。但有些实验对动物体重或周龄有特殊要求,如大鼠足肿胀法的抗炎实验,宜选用120～150 kg的大鼠,对致炎剂敏感。制作大鼠脑永久性低灌注模型时,宜选用13周龄以上的大鼠,可大大降低死亡率。

4.状态的选择

实验动物对人类疾病的表达程度及对施加因素的反应情况,除了与动物自身的生理特征有关外,还受动物的状态的影响,如是否饥饿、睡眠是否充足、是否患有其他疾病等。因此,应选择健康、反应机敏以及其他各个方面条件尽量一致的动物作为观察对象。

5.实验条件的选择

由于环境因素对实验结果有着很强的干扰作用,如明、暗(光照周期)对体内代谢就有着重要的影响。在实验时应选择与受试动物自然生活尽量一致的实验环境或人为地将实验环境控制到符合条件的程度。

三、实验动物的编号

在药理学实验中为了观察并记录每只动物、各组动物的变化情况,必须在实验前预先对动物进行随机分组和编号标记。对于比较大的动物,如狗、兔等,可将号码烙在金属牌上,实验时将其固定于狗链条或兔耳上。对于家兔还可采用化学药品涂染被毛或采用兔耳打孔法。下面以药理学实验最常用动物为例,介绍大鼠和小鼠的编号标记方法。

大鼠和小鼠的编号一般都采用各种不同颜料涂染被毛的方法来标记,也可用不同颜色的油性记号笔在尾部标记。常用的涂染化学药品如下:(1)涂染黄色,用3％～5％苦味酸溶液;(2)涂染红色,用0.5％中性红或品红溶液;(3)涂染咖啡色,用2％硝酸银溶液;(4)涂染黑色,用煤焦油的酒精溶液。

最常用的是3％～5％苦味酸溶液。用毛笔或棉棒蘸取此溶液,在动物的不同部位涂上苦味酸溶液标示不同号码。一般习惯涂染在左前腿上为1,左腰部为2,左后腿上为3,头部为4,背部正中为5,尾基部为6,右前腿上为7,右腰部为8,右后腿上为9,不涂染鼠为10[图3-1(a)、图3-1(b)]。如果实验时动物的编号超过10,且为20～99,可采用在上述动物同一部位上再涂染另一种涂染剂(如0.5％中性红或品红溶液)斑点,标示相应的十位数。例如,在左前腿标记红色和黄色斑点,标示为11;如果红色标记在左前腿上,而黄色标记在左腰部,标示为12,以此类推[图3-1(c)、图3-1(d)]。也可以用同一种颜色涂在两个部位来标记10以上的编号。如左前腿和左后腿都涂上苦味酸溶液,标示为13,以此类推。

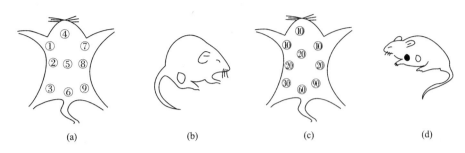

图 3-1　大鼠和小鼠的编号

　　涂上苦味酸溶液等颜料标记的优点是持续时间比较长,一个月左右也不会褪色,对于慢性实验尤其适合。如果是急性实验,或饲养小鼠时间在一周之内,可用不同颜色的油性记号笔在尾部标记,如图 3-2 所示。标记要有记录,实验者要做到心中有数,以免时间长忘记。

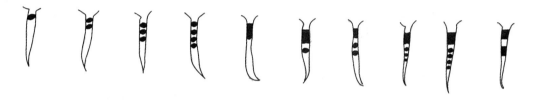

图 3-2　小鼠尾巴标记示范

四、实验动物的捉持和给药方法

　　正确地捉拿与固定动物是药理学实验的基本操作之一,也是实验顺利进行的保证。掌握正确的动物捉拿与固定方法,不仅可有效防止实验者被动物咬伤、抓伤,也可确保动物不被过分激惹,以保证其正常的生理活动不受明显干扰,从而不致明显地影响实验结果。

　　1. 小鼠的捉持和给药方法

　　捉拿小鼠时,先用右手将鼠尾抓住并提起,将小鼠放在鼠笼上或较为粗糙的台面上,在其向前爬行时,用右手向后拉尾,用左手的拇指和食指抓住小鼠的两耳及头颈部皮肤,将其置于手心中,拉直四肢并用左手的无名指压紧尾部,右手即可作注射和进行其他操作(图 3-3)。也可只用左手捉拿小鼠,方法是先用左手的拇指和食指抓住小鼠的尾部中段,然后用左手的无名指和小指夹住尾的根部,并轻压向背部,用左手的拇指和食指抓住小鼠的两耳及头颈部皮肤,将其置于手心中。此种方法熟练后,比两手捉拿小鼠方便快捷,也便于右手的操作。取尾血或进行尾静脉注射时,可将小鼠固定在金属、玻璃、塑料或木制的固定器上。

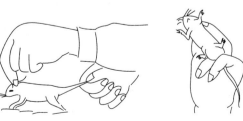

图 3-3　小鼠的捉拿方法

小鼠的常见给药方法包括：

(1)灌胃法

左手捉拿小鼠,右手持灌胃管(在1~2 mL注射器上连接玻璃或金属制的灌胃管),灌胃管长4~5 cm,直径约1 mm。操作时将灌胃管插入口腔,沿上腭壁轻轻插进食管,当插进2~3 cm时,灌胃管的前端到达膈肌水平,此时可稍感有抵抗[图3-4(a)]。一般在此位置推注药液即可。如此时动物呼吸无异常,可将药液注入;若遇阻力应抽出灌胃管重新插入;若误插入气管注药可引起动物立即死亡。推注药液后轻轻拉出灌胃管。一次注射量为0.1~0.3 mL/10 g体重。操作时切忌粗暴,以防损伤食管及膈肌。

(2)皮下注射法

注射部位可选颈背部皮下。操作时轻轻拉起背部皮肤,将注射针头刺入皮下,稍稍摆动针头,若容易摆动则表明针尖的位置确在皮下,此时注入药液。拔针时,轻压针刺部位片刻,以防药液逸出。

(3)肌肉注射法

小鼠固定后将注射器的针头刺入小鼠臀部外侧肌肉,注入药液。注射量一般为每次每鼠0.2 mL。

(4)腹腔注射法

左手固定动物,使小鼠腹部朝上。右手持注射器,使针头与皮肤呈45度角方向在左侧或右侧下腹部刺入腹腔[图3-4(b)]。针尖刺入腹腔时可有抵抗消失感,此时注入药液。一次注射量为0.05~0.1 mL/10 g体重。

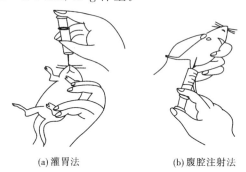

(a)灌胃法　　　　　　　　　　　(b)腹腔注射法

图3-4　小鼠给药方法

(5)静脉注射法

静脉注射一般采用尾静脉。将小鼠装入固定筒内或玻璃钟罩内,使其尾部外露。尾部用75%酒精棉球擦拭,使其血管充血和表皮角质软化。用拇指和食指捏住尾根部的两侧,阻断其静脉回流,使其尾静脉充盈明显。用无名指和小指夹住尾尖,用中指托起尾巴,使之固定。用4号针头选其一侧尾静脉穿刺。若针头确在血管内,则推注药液无阻力,否则皮肤隆起发白,阻力增大,此时可退回针头重新穿刺。注射完毕后,按压片刻止血。需反复静脉注射时,宜从尾端开始,逐渐向尾根部移动。一次注射量为0.05~0.1 mL/10 g体重。

2.大鼠的捉持和给药方法

捉拿大鼠时,实验者应注意防护,如戴帆布手套进行操作。捉拿时先用右手将鼠尾抓住并提起,放在较为粗糙的台面或鼠笼上,然后将鼠尾向后轻拉,用左手的拇指和食指抓紧两耳和头颈部皮肤,其余三指紧捏背部的皮肤,将整个动物固定于左手中(图3-5)。也可用左手的拇指和中指分别放到大鼠的腋下,食指放于颈部,使大鼠伸开两前肢,握住动物,用右手进行操作。

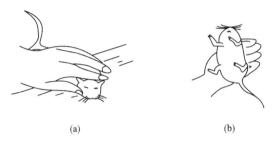

(a)   (b)

图 3-5　大鼠的捉拿方法

大鼠的常见给药方法包括:

(1)灌胃法

大鼠的灌胃法与小鼠的灌胃法相似。采用灌胃管(在 5 mL 注射器上连接玻璃或金属制的灌胃管),长 6~8 cm,直径 1.2 mm,尖端呈球状。一次注射量为 1~2 mL/100 g 体重。

(2)腹腔注射法

大鼠的腹腔注射法同小鼠的腹腔注射法。

(3)皮下注射法

注射部位为背部或大腿外侧皮下。操作时轻轻拉起注射部位皮肤,将注射针头刺入注射部位皮下。一次注射量为 1 mL/100g 体重。

(4)静脉注射法

麻醉大鼠可从舌下静脉给药。清醒大鼠可从尾静脉给药。将大鼠置于大鼠固定器内,将鼠尾留在固定器外,以供实验操作。尾静脉注射时,用 75% 酒精棉球擦拭或用 40~50 ℃温水浸泡尾部,使尾静脉扩张充盈,易于穿刺。一次注射量为 0.3~0.5 mL/100 g 体重。

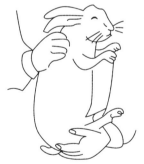

3.家兔的捉持和给药方法

用右手抓住家兔颈部的被毛与皮肤,用左手托住其臀部和腹部使其体重大部分集中在左手上,然后按实验要求固定(图3-6)。家兔的固定方式有俯卧式和仰卧式两种:做各种手术时,一般对麻醉后的动物进行仰卧式固定,即将动物的四肢用粗的棉线固定,头部则用兔头固定夹固定;做耳血管注射或取血时,可进行俯卧式固定,即将家兔安放到特制的固定装置内。

图 3-6　家兔的捉拿方法

家兔的常见给药方法包括:

(1)灌胃法

可两人合作进行。一人坐好,将兔的躯体夹于两腿之间,左手抓住双耳,固定其头部,右手握住其两前肢。术者将开口器横放于兔口中,将兔舌压在开口器下面。此时助手用双手固定开口器。术者将导尿管经开口器中央小孔慢慢沿上腭壁插入食管 15~18 cm

[图 3-7(a)]。为避免误入气管,将导尿管的外口放入一杯水中,确认无气泡或管中液面不随呼吸而上下波动,则可用注射器将药液灌入,并用少量清水冲洗灌胃管。若动物挣扎剧烈,应拔出重新插入。灌胃完毕后,先拔出导尿管,再拿出开口器。如用兔固定箱,可一人操作。

(2)腹腔注射法

家兔的腹腔注射法可参照小鼠的腹腔注射法。

(3)静脉注射法

静脉注射一般采用耳缘静脉(兔耳外缘的血管为静脉,中央血管为动脉)。将家兔放入固定盒内,拔去耳外缘部位的兔毛,用酒精棉球涂擦静脉部位皮肤,使静脉充盈。用左手拇指和中指捏住兔耳尖,食指放在注射部位下将兔耳垫起,右手持注射器,尽量从血管远端刺入血管(不一定有回血)。注射时针头先刺入皮下,沿皮下向前推进少许,然后刺入血管[图 3-7(b)]。针头刺入血管后再稍向前推进,轻轻推动针栓,若推药无阻力和局部皮肤发白隆起,即可注入药液;若推药有阻力或发现皮肤发白隆起,表示针头在血管外,这时应将针头稍退回,再重新刺入血管,注射完毕后,用棉球压住针眼,拔去针头。

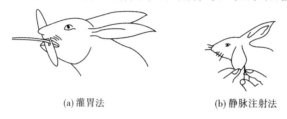

(a)灌胃法　　　　　　　(b)静脉注射法

图 3-7　家兔的给药方法

4.豚鼠的捉持和给药方法

先用左手掌迅速扣住豚鼠背部,抓住其肩胛上方,将手张开,用手指握住颈部或握住身体的四周,再拿起来。怀孕或体重较大的豚鼠,应用另一只手托住其臀部。豚鼠的固定方法基本同大白鼠的固定方法。

豚鼠的常见给药方法包括:

(1)灌胃法

豚鼠的灌胃法可参照小鼠和大鼠的灌胃法。

(2)皮下注射法

注射可选大腿内侧、背部、肩部等皮下脂肪少的部位。通常在大腿内侧注射。操作时,助手把豚鼠固定在台上,术者将注射侧的后肢握住,将注射器针头与皮肤呈 45 度角方向刺入皮下。确定针头在皮下后,注入药液。拔针时,轻压针刺部位片刻,以防药液逸出。

(3)腹腔注射法

豚鼠的腹腔注射法同小鼠的腹腔注射法。

(4)静脉注射法

注射部位可选前肢皮下头静脉,后肢小隐静脉,耳壳静脉。一般前肢皮下头静脉较易穿刺成功;后肢小隐静脉上部明显可见,故也较容易穿刺成功;也可在颈前部将皮肤切一小口,暴露颈前静脉,然后直接穿刺血管。注射量应小于或等于 2 mL。

5.猫的捉持和给药方法

捉猫时应戴手套,以防止被其抓伤。先将猫关入特制玻璃容器中,投入乙醚棉团快速麻醉,取出后趁其未醒立即固定。

猫的常见给药方法包括:

(1)灌胃法

猫轻度麻醉,把导尿管从鼻腔或口腔插入食管内给药。

(2)皮下注射法

猫注射于臀部皮下,注射针头刺入皮肤与肌肉之间给药。

(3)腹腔注射法

参照小鼠腹腔注射法。但注意在腹白线两侧注射,离腹白线 1 cm 处进针。

(4)静脉注射法

猫装于固定带或笼内,取出前肢,紧握肘关节上部,用乳胶管扎紧,使皮下头静脉充血,局部去毛消毒,右手持注射器从肢体末端朝向心端穿刺,证实针头在静脉内之后放松肘关节或松开乳胶管,可缓慢注射药液。

6.犬的捉持和给药方法

犬的性格凶猛,会咬人。捆绑固定至少需要 2 人进行。实验者先抚摸,逐步接近,勿使其惊恐或将其激怒。用粗棉绳兜住犬的下颌,并在上颌打结(勿太紧)。操作时,注意犬的动向,以防被犬咬伤,最后在犬耳根后颈项上打一个活结。若犬不合作,则先用一根特制长柄狗头夹,从后面夹住犬颈,限制犬头部活动,再按上述方法捆住犬嘴。然后将犬侧卧,一人固定其肢体,另一人注射麻醉药。

犬的常见给药方法包括:

(1)灌胃法

将木质开口器横放于犬上下门齿间固定,经开口器的小孔插入导尿管向前推入食管。将导尿管外端置于水中,如无气泡逸出即可注入药液,再注入少量清水冲洗残留药液。也可将药物装入胶囊,直接放入犬口中,并给少量清水,使其自然吞咽。

(2)静脉注射法

对未经麻醉的犬,可选用前肢皮下头静脉注射或后肢小隐静脉注射[图 3-8(a)、图 3-8(b)]。操作时,先将注射部位的毛剪去。在静脉血管的近心端,用乳胶管扎紧肢体,使血管充盈,注射器针头向静脉血管的近心端方向穿刺。回抽注射器针栓,若有回血,则证明针尖在血管内,即可注入药液。

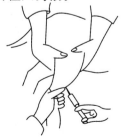 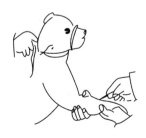

(a)前肢皮下头静脉注射   (b)后肢小隐静脉注射

图 3-8 犬的给药方法

对已麻醉的犬,可剖开腹股沟部,从股静脉直接插管给药。

7.注意事项

(1)捉拿动物时既要大胆果断,又要小心谨慎,动作应尽量轻柔,切忌粗暴。

(2)捉拿大鼠,尤其是已经受到激惹的大鼠时,一定要注意防护,以免被其咬伤。若不慎被动物咬伤或抓伤,应对伤口进行妥善处理。

(3)捉拿动物时一定要按规范进行,否则容易对动物造成损伤。例如,对家兔采用抓双耳或抓取腹部的方法是错误的。

(4)不可玩耍动物或使动物逃跑。

五、实验动物给药剂量的确定与药物浓度的计算

1.给药剂量的确定

药物的药理作用都是在一定剂量范围内产生的,如果剂量设计不当,有可能得出药物无效的结论,而实际上,药物可能有效,只是没有找到合适的剂量范围。进行实验设计时,经常会遇到如何确定药物剂量的问题。药物对于某种动物的适当剂量不能凭空推算。首先应该查阅该药的有关文献,了解前人的经验。如能查到用于同一目的的实验,且给相同种类动物用药的剂量,那就可以直接应用;有时查不到用于同一目的实验的剂量,但能查到给相同种类动物相同给药途径的不同用药目的的剂量,也可以按照此文献剂量进行预实验;如在文献中查不到用药剂量,但若知道 LD_{50},也可先用 $(1/10 \sim 1/3)LD_{50}$ 来进行实验,最终找出有效剂量范围。

如果查不到待试动物的剂量,但知道其他动物或人用剂量,可通过换算得到所需动物的等效剂量。不同种类动物间用药剂量的换算,一般按单位体重所占体表面积的比值进行计算,见表3-1。

表3-1 不同种类动物间按体表面积折算的等效剂量比值

动物	小鼠 (20 g)	大鼠 (200 g)	豚鼠 (400 g)	家兔 (1.5 kg)	猫 (2.0 kg)	猴 (4.0 kg)	狗 (12 kg)	人 (70 kg)
小鼠	1.0	7.0	12.25	27.8	29.7	64.1	124.2	387.9
大鼠	0.14	1.0	1.74	3.9	4.2	9.2	17.8	56.0
豚鼠	0.08	0.57	1.00	2.25	2.4	5.2	10.2	31.5
家兔	0.04	0.25	0.44	1.0	1.08	2.4	4.5	14.2
猫	0.03	0.23	0.41	0.92	1.0	2.2	4.1	13.0
猴	0.016	0.11	0.19	0.42	0.45	1.0	1.9	6.1
狗	0.008	0.06	0.10	0.22	0.23	0.52	1.0	3.1
人	0.002 6	0.018	0.031	0.07	0.078	0.16	0.32	1.0

【例】某一降压药,大鼠灌胃给药时的剂量为 200 mg/kg。请粗略估计狗灌胃给药时的剂量。

如按表3-1进行计算,12 kg狗的体表面积为200 g,是大鼠的17.8倍。200 g大鼠需给 $200 \times 0.2 = 40$(mg),于是狗的等效剂量应是 $\dfrac{40 \times 17.8}{12} \approx 59.3$(mg/kg)。

上述不同种类动物间剂量的换算法只能提供一个粗略的参考值。究竟是否有效,只有通过预实验才能了解。

2.药物浓度的计算

一定容积的溶液中所含溶质的量称为溶液浓度。常用的浓度表示方法有如下几种。

(1)百分比浓度:包括质量百分比浓度、质量-体积百分比浓度及体积-体积百分比浓度。质量百分比浓度是指溶液的浓度用溶质的质量占全部溶液质量的百分比来表示。例如,5%的葡萄糖溶液就是表示 100 g 的溶液中,含有 5 g 的葡萄糖和 95 g 的水。计算公式为

$$质量百分比浓度(\%) = \frac{溶质的质量}{溶质的质量 + 溶剂的质量} \times 100\% \tag{3-1}$$

质量-体积百分比浓度是指每 100 mL 溶液中所含溶质的克数。例如,20% 戊巴比妥钠溶液,即指 100 mL 溶液中有戊巴比妥钠 20 g。计算公式为

$$质量\text{-}体积百分比浓度(\%) = \frac{溶质的质量(g)}{溶液的体积(mL)} \times 100\% \tag{3-2}$$

体积-体积百分比浓度是指 100 mL 溶液中所含溶质的毫升数。如消毒用酒精的浓度为 75%,这表示在 100 mL 溶液中含有纯酒精 75 mL。计算公式为

$$体积\text{-}体积百分比浓度(\%) = \frac{溶质的体积(mL)}{溶液的体积(mL)} \times 100\% \tag{3-3}$$

(2)比例浓度:《中华人民共和国药典》中常见的比例浓度符号为 1：X,即指 1 g 固体或 1 mL 液体溶质加溶剂配成 X mL 的溶液,叫作比例浓度。如不特别指定溶剂种类时,都是以蒸馏水为溶剂。例如,碳酸氢钠 20 g 配成 400 mL 溶液的比例浓度为

$$比例浓度 = 1：(400/20) = 1：20 \tag{3-4}$$

(3)摩尔浓度:以 1 L 溶液中所含溶质的摩尔数来表示溶液的浓度叫作摩尔浓度,用"mol/L"表示。

六、实验动物的麻醉方法

1.麻醉药的选择原则

在对动物进行手术之前,需将动物麻醉。由于不同种属动物对同一种麻醉药物的敏感性不同,而且各种麻醉药对动物的生理功能的影响和麻醉的时间也存在着差异,因此,根据实验的要求与动物种类的不同,选择适当的麻醉药对保证实验的顺利进行和获得正确的实验结果是十分重要的。

理想的麻醉药应具备以下三个条件:第一,麻醉效果好,使动物无痛,麻醉时间能满足实验要求;第二,对动物的副作用和对于所要观察的指标影响最小;第三,使用方便。

2.几种常用的麻醉药及其使用方法

在药理学实验中,常用的麻醉药物有氨基甲酸乙酯、巴比妥类、氯醛糖、乙醚等。

(1)氨基甲酸乙酯:也称乌拉坦(Urethane)。多数动物实验都可使用,但常用于小动物的麻醉。猫和家兔可采用静脉注射、腹腔注射或直肠灌注等多种途径给药。优点是价格低廉,使用简便,易溶于水,且麻醉过程较平稳,动物无明显挣扎现象。缺点是苏醒慢,麻醉深度较难掌握。使用时可配制成 10%～25% 浓度的溶液。猫与家兔的给药剂量为 0.75～1 g/kg,蛙类的给药剂量为 2 g/kg,鸟类的给药剂量为 1.25 g/kg。

(2)巴比妥类:常用的巴比妥类药物有两种,戊巴比妥钠(pentobarbital sodium)和硫

喷妥钠(pentothal sodium)。

戊巴比妥钠为白色粉末,用时配成 2% 的水溶液,可采用静脉注射或腹腔注射给药。动物麻醉后,常因麻醉药的作用及肌肉松弛和皮肤血管扩张,致使体温缓慢下降,故应设法保温。一次给药的麻醉时效为 3～5 h,不同动物的戊巴比妥钠麻醉剂量见表 3-2。

表 3-2　　　　　　　　　不同动物的戊巴比妥钠麻醉剂量

动物	每千克体重用量/mg	动物	每千克体重用量/mg
狗	25～35	猫	40
兔	35	鼠	35～50

硫喷妥钠为浅黄色粉末,其水溶液不稳定,故须在临用前配制,常用浓度为 2.5%～3%,可采用静脉注射给药。一次给药的麻醉时效为 0.5～1 h,故在时间较长的实验中需重复给药,以维持一定的麻醉深度,不同动物的硫喷妥钠麻醉剂量见表 3-3。

表 3-3　　　　　　　　　不同动物的硫喷妥钠麻醉剂量

动物	每千克体重用量/mg	动物	每千克体重用量/mg
狗	16～25	猫	16～25
兔	7～10		

(3)氯醛糖:本药溶解度较小,常配制成 1% 的水溶液;使用前须先在水浴锅中加热,促进其溶解,但加热温度不宜过高以免降低药效。每千克体重用量为 80～100 mg,可采用静脉注射或腹腔注射给药。

(4)乙醚:乙醚是吸入性麻醉药之一,可用于各种动物,尤其适用于短时间的手术或操作。在用乙醚麻醉动物时,可将动物放入密闭的玻璃缸中,再将浸乙醚的纱布或脱脂棉放入玻璃缸中,待动物倒下后数分钟即可将动物取出,进行手术等操作。麻醉时间不可过长,以免过量致死。用乙醚麻醉狗时,可根据狗的大小选择合适的麻醉口罩,放入浸润乙醚的纱布。动物吸入乙醚后,常先有一个兴奋期,开始挣扎,同时呼吸变得不规则,此时应立即移开口罩,待动物呼吸恢复后,再继续吸入麻醉。度过兴奋期后,麻醉将逐渐加深,动物呼吸也趋平稳,肌张力逐渐降低,瞳孔缩小。若角膜反射消失,则表示麻醉较深。

乙醚麻醉深度较易掌握,比较安全,术后动物苏醒较快是其优点。缺点是麻醉初期有兴奋现象;乙醚可刺激呼吸道,促进黏液分泌增加,易阻塞呼吸道而发生窒息,可于麻醉前皮下注射阿托品 0.1～0.3 mg/kg,以对抗乙醚刺激呼吸道分泌黏液的作用。

3.使用麻醉药的注意事项

(1)不同动物个体对麻醉药的耐受性是不同的。因此,在麻醉过程中,除参照上述的一般用量标准外,必须密切注意观察动物的状态,以决定麻醉药的用量。静脉麻醉时,注射速度应当缓慢。动物达到最佳麻醉效果的表现是皮肤夹捏反射消失,肢体肌肉松弛,呼吸节律变得深慢而平稳,角膜反射迟钝,肢体呈自然倒下。

(2)麻醉过量时,应根据动物的表现而采取不同的处理办法。若动物呼吸极慢且不规律,但血压或脉搏仍属正常时,可进行人工呼吸和注射苏醒剂;若动物呼吸停止,血压下降,舌头开始由红变紫,但仍有心跳时,可进行人工呼吸,同时静脉注射适量温热的 50% 葡萄糖,1:10 000 的肾上腺素以及苏醒剂。常用的苏醒剂有咖啡因(1 mg/kg)、尼可刹米(2～5 mg/kg)和山梗菜碱(0.3～1 mg/kg)等,使用时可通过肌肉注射或静脉注射给药。

(3)如动物麻醉过浅,可临时补充麻醉药,但一次补药剂量不宜超过总量的 1/5。

七、实验动物被毛的去除方法

动物的被毛有时能影响实验操作和观察结果,因此常需去除或剪短动物的被毛。除毛的方法有剪毛、拔毛和脱毛三种。

1.剪毛

一些对无菌条件要求不十分严格的手术前以及给犬等大动物静脉注射之前等许多情况,都需要用弯剪刀剪去切口部位的被毛。剪毛时要把剪刀贴近皮肤,不能用手提起被毛,以免剪破皮肤。

2.拔毛

给兔耳缘静脉注射或取血时,应将局部被毛拔除,以便于操作。另外,拔除被毛时会刺激耳缘静脉而使其更加充盈。

3.脱毛

脱毛系指用化学品脱去动物的被毛,适用于无菌手术野消毒的准备、观察动物局部皮肤血液循环和病理变化以及贴剂等皮肤给药。常用的脱毛剂配方有:

(1)硫化钠 3 g,肥皂粉 1 g,淀粉 7 g,加水适量调成糊状。

(2)淀粉 7 g,糖 4 g,甘油 5 g,硼砂 1 g,加水 75 mL。

(3)硫化钠 8 g,溶于 100 mL 水中。

以上脱毛剂配方可用于家兔、大鼠和小鼠等小动物。

实验二 未知药物 X 的镇痛作用(6 学时)

前言

镇痛药主要作用于中枢或外周神经系统,选择性抑制和缓解各种疼痛,减轻疼痛而致恐惧紧张和不安情绪疼痛的药物。包括以吗啡为代表的麻醉性镇痛药和以阿司匹林为代表的解热镇痛抗炎药,在解除患者痛苦方面发挥了巨大作用。麻醉性镇痛药采购途径管理严格,本实验选用解热镇痛类药物作为研究对象。

实验目的

1.掌握用热板法测试镇痛药物的方法。

2.观察未知药物 X 的镇痛作用。

实验原理

将小鼠置于一定温度的热板上,热刺激小鼠足部产生痛反应,即舔后足反应。以小鼠出现舔后足的时间作为痛反应指标(痛阈值),判断药物是否具有镇痛作用。

实验对象

小鼠(雌性,体重 18~22 g)。

仪器和试剂

1.仪器

鼠笼、天平、注射器、智能热板仪、恒温水浴锅。

2.试剂

未知药物 X、生理盐水。

实验步骤

1.取小鼠 10 只,编号、称量体重。

2.将恒温水浴锅调节至(55±0.5 ℃)。将小鼠放于热板上,记录自放入热板至出现舔后足所需时间(秒)作为该鼠的痛阈值。凡痛阈值在 10~30 s 之间为合格。取筛选合格的小鼠 6 只,随机分成两组,测定各小鼠的正常痛反应(舔后足)时间,各测 2 次,每次间隔 5 min,求平均值作为该鼠给药前痛阈值。

3.给药组小鼠腹腔注射未知药物 X 0.2 mL/10 g。对照组小鼠腹腔注射生理盐水 0.2 mL/10 g。给药后 15 min、30 min、45 min、60 min 及 90 min 分别测定痛反应时间。如小鼠在热板上 60 s 仍无痛反应,应立即取出,按 60 s 计。

实验结果分析

以式(3-5)计算出用药后不同时间的痛阈提高百分率并填写表3-4。以痛阈提高百分率作纵坐标,给药后时间作横坐标,绘出各药的镇痛作用药时曲线,加以分析讨论。

$$痛阈提高百分率(\%) = \frac{用药后痛反应时间-用药前痛反应时间}{用药前痛反应时间} \times 100\% \qquad (3-5)$$

表 3-4 原始数据记录表

鼠号	体重/g	药物剂量/mL	用药前平均值	痛反应时间			
				15 min	30 min	45 min	60 min
1							
2							
3							
4							
5							
6							

注意事项

1.热板法个体差异大,应筛选实验动物,对热刺激反应过敏、迟钝或跳跃者则剔除不用。

2. 小鼠以雌性为好,雄性小鼠遇热时阴囊松弛,与热板接触而反应过敏(易致跳跃),常影响实验结果。

3. 室温在 13~18 ℃,动物对痛反应时间波动较小,实验时宜将温度控制在此范围内。

实验三 利多卡因对神经干的作用(6学时)

前言

局部麻醉药(Local Anesthetics)简称局麻药,是一类局部应用于神经系统或神经干周围,能可逆性地阻断神经冲动的产生和传导,在意识清醒的条件下,使局部痛觉暂时消失的药物。在局麻药的作用下,首先痛觉消失,其次冷觉、温觉、触觉和压觉消失;神经冲动的传导则按相反顺序恢复。局麻药作用消失后,神经功能可完全恢复,对神经和肌肉均无损伤。

实验目的

1. 观察利多卡因对混合神经的作用特点。
2. 掌握局部麻醉药的概念及作用机制。

实验原理

局麻药在低浓度时就能阻断感觉神经冲动的产生和传导,较高浓度时对神经系统的任何部位和各种类型的神经纤维都有阻断作用,使神经纤维兴奋阈升高、传导速度减慢、动作电位幅度降低,最终完全丧失产生动作电位的能力。局麻药的作用特点为:神经纤维对局麻药的敏感性与纤维直径成反比,一般细的无髓鞘神经纤维比粗的纤维对局麻药的作用更敏感。因此,对混合神经,一般为感觉神经先麻醉,运动神经后麻醉。

局麻药主要作用于神经细胞膜。在正常情况下神经细胞膜的去极化有赖于 Na^+ 内流,局麻药可直接与电压控制的 Na^+ 通道相互作用而抑制其内流,阻止动作电位的产生和神经冲动的传导,产生局麻作用。

本实验拟观察局麻药利多卡因对混合神经(如坐骨神经)的作用特点。

实验对象

蟾蜍。

仪器和试剂

1. 仪器

电子计算机、生物机能实验系统;蛙板、蛙类手术器械一套(粗剪刀、手术剪、镊子、玻璃分针、蛙钉)、刺激电极、脱脂棉、蜡纸、滴管、培养皿、棉线、污物缸。

2.试剂

2％利多卡因溶液、任氏液(林格液)。

实验步骤

1.取蟾蜍一只(不要捣毁脑和脊髓),将其腹卧位固定于蛙板,剪开一侧股部皮肤,可见股二头肌和股三头肌,用玻璃分针在两块肌肉之间分离坐骨神经干,在其下穿一针,轻轻提起神经在下方垫一小片蜡纸,将神经和周围肌肉隔开,并暴露腓肠肌(图3-9)。

2.以方形波(BL-420系统参数选择非程控、细电压、单刺激)刺激坐骨神经,找出最小刺激阈(增大到刚开始出现腓肠肌收缩的刺激强度),选用适宜的刺激强度(最适刺激,即增大到刚开始出现全身反应的刺激强度,可稍大于最小刺激阈),观察蟾蜍受刺激时的全身反应及该侧腓肠肌的运动反应。以下实验中刺激强度采用最适刺激的4～5倍,并保持不变。

3.将一段棉线(直径约为1.5 mm的细棉条)浸泡2％利多卡因溶液后,包绕神经干的穿线部位。

4.于给药后0 min、2 min、4 min、6 min、8 min、10 min时,分别以同样强度(最适刺激的4～5倍)刺激给药部位上端(近中端)、下端(远中端)的神经干(图3-10),观察蟾蜍全身反应及该后肢的运动反应(腓肠肌反应),将结果记录在表3-5中,并分析结果。

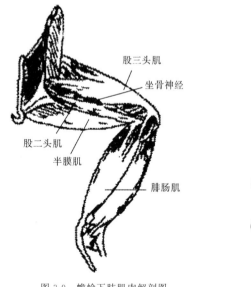

图3-9 蟾蜍下肢肌肉解剖图

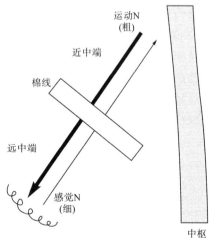

图3-10 电刺激部位示意图

实验结果

将实验结果列于表3-5中,比较给药前(0 min)及给药后2 min、4 min、6 min、8 min、10 min电刺激坐骨神经近中端及远中端的反应有何不同,分析可能发生的原因。

时间	近中端		远中端	
/min	腓肠肌运动	全身反应	腓肠肌运动	全身反应
0				
2				
4				
6				
8				
10				

表 3-5　利多卡因对神经干的作用

"+"表示对刺激有反应;"-"表示对刺激无反应。

注意事项

1.实验时不要捣毁蟾蜍的脑和脊髓,保持神经中枢的完整性。

2.棉线浸泡药液不宜过多,以免刺激周围肌肉组织。

3.神经分离时需用玻璃分针,分离过程中操作必须精细,避免用金属器械碰夹神经,以免损伤。

4.应经常用任氏液湿润标本,以保持良好的兴奋性。

思考题

1.蟾蜍坐骨神经中感觉神经与运动神经对利多卡因的敏感性是否相同?

2.为什么应用利多卡因后刺激近中端蟾蜍始终有全身反应,而腓肠肌运动可消失?

3.为什么应用利多卡因后刺激远中端蟾蜍始终有腓肠肌运动,而全身反应消失?

4.简述局麻药的机制,其对混合神经作用特点是什么?

实验四　有机磷酸酯类农药中毒及解救(6学时)

前言

有机磷酸酯类是当今生产和使用最多的农药,品种达上百种,大多属剧毒或高毒类,对人类的毒性较大。有机磷酸酯类作用机制为可与胆碱酯酶(Cholinesterase,ChE)牢固结合,形成难以水解的磷酰化胆碱酯酶,使 ChE 失去水解乙酰胆碱(Acetylcholine,Ach)的能力,造成体内 Ach 大量积聚而引起一系列中毒症状。

实验目的

1.熟悉有机磷酸酯类中毒的临床症状和血液胆碱酯酶活力的抑制情况。

2.通过比较阿托品、解磷定的解救作用效果的异同,掌握两种药的作用原理。

实验原理

有机磷酸酯类中毒后,ChE 活力受到抑制,失去水解 Ach 的能力,Ach 在体内积聚,引起一系列中毒症状(M 样、N 样和中枢神经系统症状)。抗胆碱药阿托品能拮抗 Ach 的作用,解除有机磷酸酯类中毒 M 样症状。

轻度:M 样症状(兴奋平滑肌致大小便增多、腺体分泌增多致流涎、瞳孔缩小等)。

中度:M 样和 N 样症状(骨骼肌兴奋可致肌震颤)。

重度:M 样、N 样和中枢神经系统症状(可由躁动不安等中枢兴奋转为昏迷等中枢抑制至死亡)。

胆碱酯酶激活剂(cholinesterase reactivator)是一类可以使已经被有机磷酸酯类所抑制的胆碱酯酶经过治疗,恢复活性的药物。这类药物使有机磷酸酯类中毒的治疗获得了新的发展,其不仅使单用阿托品所不能控制的严重中毒病症得到解救,并且显著地缩短了一般中毒的病程。常用的碘解磷定(Pyraloxime Methiodide,PAM)和氯解磷定(Pyraloxime Methylchloride,2-PAM-Cl)均为肟(Oxime)类化合物。

解救原则:

(1)清除毒物,避免继续吸收。

(2)特殊治疗

①M 受体阻断剂阿托品:与 Ach 竞争 M 受体,解除有机磷酸酯类中毒 M 样症状。对轻度中毒,要及早、足量、反复注射,达到阿托品化;对中度、重度中毒,需要用胆碱酯酶复活剂。

②胆碱酯酶复活剂解磷定:能使被有机磷酸酯类抑制的乙酰胆碱酯酶活力恢复,对M 样及 N 样症状有效。要及早应用,防止酶的老化。需与阿托品合用,可提高解救效果(因为胆碱酯酶复活剂不能对抗中毒时已经积聚在突触间隙的大量 Ach 激动 M 受体的作用)。

(3)对症治疗:吸氧、人工呼吸、抗休克等。

实验对象

家兔(体重 2.5～3.0 kg)。

仪器和试剂

1.仪器

恒温水浴锅、721 型分光光度计、试管架、试管、吸管(0.2 mL、1 mL、2 mL、5 mL)、滤纸、漏斗、注射器(2 mL、5 mL、10 mL)、测瞳孔尺、刀片、采血杯、动脉夹、棉球。

2.试剂

0.1% 硫酸阿托品、7.5% 美曲磷酯(敌百虫)、1% 肝素、2.5% 碘解磷定。

实验步骤

1.每组抓取家兔一只,称重(kg),观察其活动情况、呼吸、唾液、瞳孔、肠鸣音、大小便及有无肌肉震颤。

2.用乙醇溶液棉球擦拭兔耳缘静脉,当其充血明显时,用刀片横断耳缘静脉,使血液(0.5～1.0 mL)自然流入采血杯中(杯内预先滴入 2 滴 1%肝素,自然干燥后备用),或用 2 mL 注射器逆血流方向于耳缘静脉采血滴入采血杯中,轻轻震荡采血杯,防止凝血。以上述方法取家兔耳缘静脉血各一份放入试管中,标记 O 管(空白管)和 S 管(标准管),供测正常胆碱酯酶活性。

3.家兔耳缘静脉注射 7.5%美曲磷酯(敌百虫)1.5 mL/kg。按前述指标观察并记录中毒症状。待中毒症状明显时,依上述方法再次采血用于测定中毒后胆碱酯酶活性。然后,将进行实验的家兔平均分为两组,甲组立即静脉注射 0.1%硫酸阿托品 1 mL/kg,乙组立即静脉注射 2.5%碘解磷定 4 mL/kg,观察前述指标并记录中毒解救后症状有何变化,特别注意两组家兔临床症状的区别。在症状改善明显时,分别采血用于测定解救后胆碱酯酶活性。

4.依据附录 2 进行胆碱酯酶活性的测定,填写表 3-6 并分析实验结果。

实验结果

根据本实验的观察项目,表 3-6 记录了甲组和乙组两只家兔中毒前后和用不同药物解救后症状及血液胆碱酯酶活性的变化,并解释实验现象。

表 3-6　实验结果

组别	瞳孔/cm	呼吸	二便	唾液	肌张力与肌震颤	OD 值	胆碱酯酶活性/(U·mL^{-1})
中毒前							
中毒后							
阿托品							
碘解磷定							

注意事项

(1)敌百虫可以从皮肤吸收,手接触后应立即用清水冲洗,切勿用肥皂,因其在碱性环境中可转变为毒性更大的敌敌畏。

(2)静脉注射敌百虫时,刺激性比较大,注意按住家兔。

(3)测量瞳孔时,注意前后光线应一致。

思考题

1.碘解磷定对 M 样和 N 样中毒症状的解救效果有何不同?

2.硫酸阿托品和碘解磷定的解救效果有何不同?为什么?

3.根据本实验思考有机磷中毒的临床治疗原则和注意事项。

4.如敌百虫溅到皮肤上,为何用清水洗,而忌用肥皂清洗?

附录 1　实验试剂配制

(1)配制 $7×10^{-3}$ mol/L 氯化乙酰胆碱:取适量氯化乙酰胆碱,用蒸馏水配制 2.54%

溶液,4 ℃保存。用前以蒸馏水 20 倍稀释成 $7×10^{-3}$ mol/L 氯化乙酰胆碱溶液(氯化乙酰胆碱的相对分子量为 181.7)。

(2)配制 1 mol/L 的盐酸羟胺($NH_2OH·HCl$):取 25 g 盐酸羟胺,加蒸馏水 359 mL,配制成 1 mol/L 溶液备用,4 ℃保存。

(3)配制 3.5 mol/L NaOH 溶液。

(4)配制 4 mol/L HCl 溶液。

(5)配制 $3.7×10^{-1}$ mol/L $FeCl_3·6H_2O$:取 10g $FeCl_3·6H_2O$ 加蒸馏水 20 mL 左右,浓盐酸 0.84 mL,加温溶解,最后加蒸馏水 100 mL 制成 $3.7×10^{-1}$ mol/L $FeCl_3$ 溶液,0.1 mol/L HCl 溶液。

(6)配制 pH 为 7.2 的磷酸盐缓冲液:取 $Na_2HPO_4·12H_2O$ 16.72 g 和 KH_2PO_4 2.72 g,加蒸馏水 100 mL,4 ℃保存。

附录 2　全血胆碱酯酶活性的比色测定法

实验原理

血液胆碱酯酶催化乙酰胆碱水解。在一定条件下,水解的乙酰胆碱量与酶的活性成正比。故在反应体系中加入一定量的乙酰胆碱,经血液中的胆碱酯酶作用后,测定剩余乙酰胆碱量,便可得知已水解的乙酰胆碱量,从而测出胆碱酯酶的活性。

剩余乙酰胆碱量的测定,系利用乙酰胆碱与羟胺生成异羟肟酸,后者在酸性条件下又与 Fe^{3+} 作用,生成有色的异羟肟酸铁络合物。其颜色的深浅可以反映乙酰胆碱含量的多少。

反应过程如下:

(1)盐酸羟胺与氢氧化钠作用释放出游离羟胺:

$$NH_2OH·HCl+NaOH \longrightarrow NH_2OH+NaCl+H_2O$$

(2)剩余乙酰胆碱与游离羟胺作用,生成羟肟酸化合物:

$$(CH_3)_3≡N-(CH_2)_2OCOCH_3+NH_2OH \longrightarrow CH_3CONHOH+(CH_3)_3≡N-(CH_2)_2OH$$

(3)羟肟酸化合物在酸性条件下与三氯化铁生成褐色的复合物(羟肟酸铁络合物):

$$FeCl_3+3CH_3CONHOH \longrightarrow [CH_3CONHO]_3Fe(红棕色)+3HCl$$

实验步骤

胆碱酯酶活性测定的步骤见表 3-7。

表 3-7　　　　　　　　　　胆碱酯酶活性测定的步骤

步骤	加入量		
	空白管	标准管	测定管(1、2、3、4)
pH 为 7.2 的磷酸盐缓冲液/mL	0.9	0.9	0.9
全血/mL	0.1	0.1	0.1
	37 ℃水浴预热 30 min		
0.007 mol/L 乙酰胆碱溶液/mL	/	/	1.0
	37 ℃水浴预热 20 min		

（续表）

步骤	加入量		
	空白管	标准管	测定管(1、2、3、4)
碱性羟胺溶液/mL	4.0	4.0	4.0
0.007 mol/L 乙酰胆碱溶液/mL	/	1.0	/
室温静置 2 min			
4 mol/L HCl 溶液/mL	2.0	2.0	2.0
10% 三氯化铁溶液/mL	2.0	2.0	2.0
0.007 mol/L 乙酰胆碱溶液/mL	1.0	/	/
滤纸过滤，于 15 min 内用光电比色（波长 525 nm）			
测 OD 值			

注：1.按上表操作，每加一种试剂后均充分摇匀，保温时间需严格控制。

　　2.测定管 1、2、3、4 分别为给药前、中毒时、硫酸阿托品解救后及碘解磷定解救后血样。

计算公式

胆碱酯酶活性(U/mL)＝(标准管光密度－测定管光密度)/(标准管光密度)×70

注：通常以 1 mL 血液在规定条件下能分解 1 μmol 乙酰胆碱定为 1 个胆酰酯酶活性单位。计算式中的"70"是由于每管中加有 7 μmol 乙酰胆碱、0.1 mol 血液，7×1.0/0.1＝70。

实验五　敌百虫半数致死量的测定(6 学时)

前言

能杀死一半实验总体之有害物质、有毒物质或游离辐射的剂量，用 LD_{50} 表示。常用单位为微克·分/米。LD_{50} 既是评价化学物质急性毒性大小重要的参数，又是对不同化学物质进行急性毒性分级的基础标准。化学物质的急性毒性越大，其 LD_{50} 的数值越小。

实验目的

1.掌握药物半数致死量(LD_{50})的测定方法。

2.掌握简化概率单位法的计算方法；了解急性毒性实验的相关内容及新药安全性评价的内容。

实验原理

药物的急性毒性常用 LD_{50} 表示，即能够引起实验动物一半死亡的剂量。在实验设计合理并严格掌握实验技术的条件下，药物致死量的对数大多在半数致死量的上下形成常态分布。通过计算可求出 LD_{50}。

实验对象

小白鼠(体重 18~22 g,雌雄各半)。

仪器和试剂

1.仪器

注射器、鼠笼、天平。

2.试剂

5%敌百虫溶液、苦味酸溶液。

实验步骤

本实验采用简化概率单位法进行实验。

1.探索剂量范围

选择一系列剂量,分别按组腹腔注射 5%敌百虫溶液,观察出现的症状并记录死亡动物数,找出引起 10%和 90%致死剂量的所在范围。

2.正式实验

在预备实验所获得的 10%和 90%致死剂量的范围内,选用几个等比级剂量,0.10 mL/10 g、0.12 mL/10 g、0.14 mL/10 g、0.17 mL/10 g、0.20 mL/10 g、0.24 mL/10 g (剂量间的比例一般为 1:0.7~1:0.85,本实验选取中间四个剂量),使一半组数死亡率为 10%~50%,另一半组数死亡率为 50%~90%,各组的动物数应相等,一般每组可用 10~20 只(本实验每组 10 只),动物的体重和性别要均匀分配。完成动物分组和剂量计算后按组腹腔注射给药。

3.给药后观察并记录中毒症状,60 min 后清点各组动物的死亡数,计算敌百虫的 LD_{50}、LD_{50} 的可信限和可信限率。

实验结果

将给药剂量(需将剂量单位换算为 mg/kg)、动物死亡数及死亡率等填入表 3-8,然后根据式(3-6)~式(3-17)及表 3-9 计算 LD_{50}、LD_{50} 的可信限和可信限率。

表 3-8			实验结果记录				
组别	剂量 D	对数剂量 X	死亡数	死亡率	概率单位 Y	权重系数 W_c	权重 W
1							
2							
3							
4							
5							

用两个剂量时，

$$LD_K = \log^{-1}\left[\frac{I \times (Y_K - Y_1)}{Y_2 - Y_1} + X_1 + \frac{I}{2}\right] \tag{3-6}$$

$$S_{LD_K} = \frac{2.3 \times I \times LD_K}{(Y_2 - Y_1)^2} \cdot \sqrt{\frac{4(Y_K - Y_1)^2 + (Y_2 - Y_1)^2}{\sum W}} \tag{3-7}$$

用三个剂量时，有

$$LD_K = \log^{-1}\left[\frac{2I \times (Y_K - \overline{Y})}{Y_3 - Y_1} + X_2\right] \tag{3-8}$$

$$S_{LD_K} = \frac{4.6 \times I \times LD_K}{(Y_3 - Y_1)^2} \cdot \sqrt{\frac{6(Y_K - \overline{Y})^2 + (Y_3 - Y_1)^2}{\sum W}} \tag{3-9}$$

用四个剂量时，有

$$LD_K = \log^{-1}\left[\frac{10 \times I \times (Y_K - \overline{Y})}{3(Y_4 - Y_1) + (Y_3 - Y_2)} + X_2 + \frac{I}{2}\right] \tag{3-10}$$

$$S_{LD_K} = \frac{23 \times I \times LD_K}{[3(Y_4 - Y_1) + (Y_3 - Y_2)]^2} \cdot \sqrt{\frac{80(Y_K - \overline{Y})^2 + [3(Y_4 - Y_1) + (Y_3 - Y_2)]^2}{\sum W}}$$

$$\tag{3-11}$$

用五个剂量时，有

$$LD_K = \log^{-1}\left[\frac{10 \times I \times (Y_K - \overline{Y})}{2(Y_5 - Y_1) + (Y_4 - Y_2)} + X_3\right] \tag{3-12}$$

$$S_{LD_K} = \frac{23 \times I \times LD_K}{[2(Y_5 - Y_1) + (Y_4 - Y_2)]^2} \cdot \sqrt{\frac{50(Y_K - \overline{Y})^2 + [2(Y_5 - Y_1) + (Y_4 - Y_2)]^2}{\sum W}}$$

$$\tag{3-13}$$

$$LD_K \text{ 的可信限} = LD_K \pm 1.96 S_{LD_K} \quad (P = 0.95) \tag{3-14}$$

$$= LD_K \pm 2.58 S_{LD_K} \quad (P = 0.99) \tag{3-15}$$

$$LD_K \text{ 的可信限率} = \frac{1.96 S_{LD_K}}{LD_K} \quad (P = 0.95) \tag{3-16}$$

$$= \frac{2.58 S_{LD_K}}{LD_K} \quad (P = 0.99) \tag{3-17}$$

式中　X_1、X_2——对数剂量，从小剂量到大剂量。

Y_1、Y_2——各剂量组的动物死亡率转换成概率单位。

W——权重，$W = nW_c$（各组动物数×权重系数）。

I——剂量间比值的对数。

表 3-9 百分率、概率单位和权重系数对照表

百分率/%	0	1	2	3	4	5	6	7	8	9
0	—	2.67	2.95	3.12	3.25	3.36	3.45	3.52	3.59	3.66
	—	0.071	0.12	0.159	0.194	0.225	0.252	0.276	0.301	0.322
10	3.72	3.77	3.83	3.87	3.92	3.96	4.01	4.05	4.08	4.12
	0.343	0.360	0.379	0.395	0.412	0.425	0.442	0.455	0.467	0.478
20	4.16	4.19	4.23	4.26	4.29	4.33	4.36	4.39	4.42	4.45
	0.490	0.500	0.512	0.520	0.529	0.540	0.548	0.555	0.563	0.570
30	4.48	4.50	4.53	4.56	4.59	4.61	4.64	4.67	4.69	4.72
	0.576	0.581	0.587	0.593	0.59	0.602	0.608	0.612	0.615	0.618
40	4.75	4.77	4.80	4.82	4.85	4.87	4.90	4.92	4.95	4.97
	0.622	0.624	0.627	0.629	0.361	0.633	0.634	0.635	0.636	0.636
50	5.00	5.03	5.05	5.08	5.10	5.13	5.15	5.18	5.20	5.23
	0.637	0.636	0.636	0.635	0.634	0.633	0.631	0.629	0.927	0.924
60	5.25	5.28	5.31	5.33	5.36	5.39	5.41	5.44	5.47	5.50
	0.622	0.618	0.615	0.612	0.608	0.602	0.599	0.593	0.587	0.581
70	5.52	5.55	5.58	5.61	5.64	5.67	5.71	5.74	5.77	5.81
	0.576	0.570	0.563	0.555	0.548	0.540	0.529	0.520	0.512	0.500
80	5.84	5.88	5.92	5.95	5.9	6.04	6.08	6.13	6.18	6.23
	0.490	0.478	0.467	0.455	0.442	0.425	0.412	0.395	0.379	0.360
90	6.28	6.34	6.41	6.48	6.55	6.64	6.75	6.88	7.05	7.33
	0.343	0.322	0.301	0.276	0.252	0.225	0.194	0.159	0.121	0.071

【例】某批胆碱酯酶复活剂 DMO_4-Cl_2 腹腔注射给予小白鼠后,观察 14 天内的死亡率,试计算其半数致死量和可信限,计算结果见表 3-10。

表 3-10 胆碱酯酶复活剂 DMO_4-Cl_2 腹腔注射给予小白鼠后 14 天内的死亡率

剂量 D	对数剂量 X	死亡数	死亡率	概率单位 Y	权重系数 W_c	权重 W
100	2.000 0	1/10	10%	3.72	0.343	3.43
125	2.096 9	6/10	60%	5.25	0.621	6.21
156	2.193 7	9/10	90%	6.28	0.343	3.43
Σ	—	—	—	15.25	—	13.07

$$I = \log \frac{125}{100} = 2.096\ 9 - 2.000\ 0 = 0.096\ 9 \qquad (3\text{-}18)$$

$$\overline{Y} = \frac{\sum Y}{N} = \frac{15.25}{3} = 5.08 \qquad (3\text{-}19)$$

$$LD_{50} = \log^{-1}\left[\frac{2I \times (Y_K - \overline{Y})}{Y_3 - Y_1} + X_2\right] \qquad (3\text{-}20)$$

$$= \log^{-1}\left[\frac{2 \times 0.096\ 9 \times (5 - 5.08)}{6.28 - 3.72} + 2.096\ 9\right]$$

$$= \log^{-1}(2.096\ 9 - 0.006\ 1) = \log^{-1} 2.090\ 8$$

$$= 123.2\ (\text{mg/kg})$$

$$S_{LD_{50}} = \frac{4.6 \times I \times LD_K}{(Y_3 - Y_1)^2} \cdot \sqrt{\frac{6(Y_K - \overline{Y})^2 + (Y_3 - Y_1)^2}{\sum W}} \qquad (3\text{-}21)$$

$$= \frac{4.6 \times 0.096\,9 \times 123.2}{(6.28 - 3.72)^2} \times \sqrt{\frac{6(5 - 5.08)^2 + (6.28 - 3.72)^2}{13.07}}$$

$$= \frac{54.915}{6.553\,6} \times \sqrt{\frac{6.592}{13.09}} = 8.379 \times 0.709\,6 = 5.946$$

$$LD_{50}\text{ 的可信限} = 123.2 \pm 1.96 \times 5.946$$

$$= 123.2 \pm 11.6 (\text{mg/kg}) \quad (P = 0.95) \qquad (3\text{-}22)$$

$$LD_K\text{ 的可信限率} = \frac{11.6}{123.2} = 0.094 = 9.4\% \qquad (3\text{-}23)$$

注意事项

给药剂量要准确;实验室尽量保持安静;注意观察给药后的各种反应。

实验六 不同剂量对药物作用的影响(6学时)

前言

药物的剂量是指给药时对机体产生一定反应的药量,通常是指防治疾病的用量。药物要有一定的剂量被机体吸收后,才能达到一定的药物浓度,只有达到一定的药物浓度才能出现药理作用。如果药物的剂量过小,在体内不能获得有效浓度,药物就不能发挥其有效作用。如果药物的剂量过大,超过一定限度,药物的作用可出现质的变化,对机体可能产生不同程度的毒性。因此要发挥药物的有效作用,同时又要避免其不良反应,就必须严格掌握用药的剂量范围。

实验目的

1.比较同一种药物不同剂量对小白鼠作用的差异。
2.观察药物量效关系。

实验原理

药理效应与剂量在一定范围内成正比,称为剂量-效应关系,药物效应的强弱呈连续增减的变化,可用具体数量或最大反应的百分率表示的称为量反应,若药理效应不随药物剂量或浓度呈连续性量的变化,则表现为反应性质的变化,称为质反应,一般药物剂量过小,药物作用不明显,药物剂量过大,可能出现不良反应,甚至毒性反应。

实验对象

小白鼠。

仪器和试剂

1.仪器

注射器、烧杯、天平。

2.试剂

0.25％、0.15％、0.025％戊巴比妥纳溶液。

实验步骤

取体重相近、性别相同的小白鼠三只,编号甲、乙、丙,并分别称重,然后分别对三只小白鼠腹腔注射 0.25％、0.15％、0.025％戊巴比妥纳溶液 0.2 mL/10 g。

实验结果

将实验结果填入表 3-11 中。

表 3-11	药物剂量对药物作用的影响			
鼠号	体重/g	药量/mL	给药浓度	现象
甲				
乙				
丙				

注意事项

1.药物必须准确注射到腹腔,给药量要准确。

2.捉拿小白鼠时应严格按操作进行,以免被咬伤。

思考题

在一定范围内,随着药物剂量的增加,小白鼠对药物反应有什么变化?

实验七 给药途径对药物作用的影响(6 学时)

前言

目前临床上给药途径多样。其中常见的给药途径有皮下注射、静脉注射、口服、涂抹等。从本质上来说,药物的给药途径与临床各类病症的治疗效果有着极为紧密的联系,同一种药物,若给药途径不同,其药效有时有着极为巨大的差别。

实验目的

1.观察不同给药途径对药物作用的快慢和强弱的影响。

2.学习小白鼠不同途径的给药方法。

实验原理

采用不同的给药途径,会使药物发挥不同的作用,口服硫酸镁可导泻和利胆,注射则产生止痉、镇静和降低颅内压。

实验对象

小白鼠。

仪器和试剂

1.仪器

1 mL 注射器、灌胃针头、天平、250 mL 烧杯。

2.试剂

10%硫酸镁溶液。

实验步骤

1.取体重相近的小白鼠 2 只,甲鼠腹腔注射 10%硫酸镁溶液 0.6 mL。

2.乙鼠口服(灌胃)10%硫酸镁溶液 0.6 mL。

3.观察并比较两只鼠的不同现象(表 3-12)。

表 3-12　　　　　　　　　　　　　　　实验结果

鼠号	体重/g	药量/mL	给药途径	给药前		给药后	
				肌张力	大小便	肌张力	大小便
甲							
乙							

思考题

1.给药途径不同,一般情况下对药物的作用产生什么影响? 在哪些情况下可使药物的作用产生质的差异?

2.给药途径不同时,药物的作用为什么有的会出现质的差异,有的会出现量的不同?

实验八　戊巴比妥钠的抗惊厥作用(6 学时)

前言

惊厥是全身骨骼肌的不随意收缩,可发生于全身或局限于某些肌群,呈强直或阵挛性抽搐,常见于药热、子痫、破伤风及某些药物引起的中枢神经系统兴奋,常用巴比妥类、安定类治疗,还可用镁盐治疗。

实验目的

1. 学习制作动物惊厥模型及研究抗惊厥药的实验方法。
2. 观察戊巴比妥钠对尼可刹米致惊厥的作用。
3. 学习 χ^2 检验。

实验原理

尼可刹米是直接兴奋呼吸中枢的药物,剂量过大时通过增强中枢神经系统兴奋性而引起惊厥反应。戊巴比妥钠促进中枢 GABA 与 $GABA_A$ 受体的结合,促进 Cl^- 内流,从而具有抗惊厥作用。

实验对象

小白鼠(雌雄均可,体重 18~22 g)。

仪器和试剂

1. 仪器

天平、鼠笼、注射器。

2. 试剂

0.5％戊巴比妥钠溶液、5％尼可刹米溶液、生理盐水。

实验步骤

1. 取小白鼠 8 只,称重,标记,按体重随机分为两组。实验组腹腔注射戊巴比妥钠 50 mg/kg(0.5％溶液 0.1 mL/10 g),对照组腹腔注射等容量生理盐水。

2. 20 min 后依次给每只鼠皮下注射 5％尼可刹米溶液 0.15 mL/10 g。观察 30 min,记录出现后肢强直的动物个数。

实验结果

汇总全班实验结果,填入四格表(表 3-13),根据下列公式进行差值的显著性检验——χ^2 检验。

$$\chi^2 = \frac{n \cdot (ad-bc)^2}{(a+b)(c+d)(a+c)(b+d)} \tag{3-24}$$

式中,n 为动物总例数。

表 3-13 　　　　　　　 四格表

组别	阳性	阴性	合计
用药组	a	b	$a+b$
对照组	c	d	$c+d$
合计	$a+c$	$b+d$	$a+b+c+d=n$

自由度 $n' = $(行数$-1$)(列数$-1$)。

查 χ^2 表(表 3-14)。

表 3-14						χ^2 表							
n'	P												
	0.995	0.99	0.975	0.95	0.90	0.75	0.50	0.25	0.10	0.05	0.025	0.01	0.005
1	0.000 04	0.000 16	0.001	0.004	0.016	0.102	0.455	1.323	2.706	3.841	5.024	6.635	7.879
2	0.010	0.020	0.051	0.103	0.211	0.575	1.386	2.773	4.605	5.991	7.378	9.210	10.597
3	0.072	0.115	0.216	0.352	0.584	1.213	2.366	4.108	6.251	7.815	9.348	11.345	12.838
4	0.207	0.297	0.484	0.711	1.064	1.923	3.357	5.385	7.779	9.488	11.143	13.277	14.860
5	0.412	0.554	0.831	1.145	1.610	2.675	4.351	6.626	9.236	11.070	12.833	15.086	16.750
6	0.676	0.872	1.237	1.635	2.204	3.455	5.348	7.841	10.645	12.592	14.449	16.812	18.548
7	0.989	1.239	1.690	2.167	2.833	4.255	6.346	9.037	12.017	14.067	16.013	18.475	20.278
8	1.344	1.646	2.180	2.733	3.490	5.071	7.344	10.219	13.362	15.507	17.535	20.090	21.955
9	1.735	2.088	2.700	3.325	4.168	5.899	8.343	11.389	14.684	16.919	19.023	21.666	23.589
10	2.156	2.558	3.247	3.940	4.865	6.737	9.342	12.549	15.987	18.307	20.483	23.209	25.188
11	2.603	3.053	3.816	4.575	5.578	7.584	10.341	13.701	17.275	19.675	21.920	24.725	26.757
12	3.074	3.571	4.404	5.226	6.304	8.438	11.340	14.845	18.549	21.026	23.337	26.217	28.300
13	3.565	4.107	5.009	5.892	7.042	9.299	12.340	15.984	19.812	22.362	24.736	27.688	29.819
14	4.075	4.660	5.629	6.571	7.790	10.165	13.339	17.117	21.064	23.685	26.119	29.141	31.319
15	4.601	5.229	6.262	7.261	8.547	11.037	14.339	18.245	22.307	24.996	27.488	30.578	32.801
16	5.142	5.812	6.908	7.962	9.312	11.912	15.338	19.369	23.542	26.296	28.845	32.000	34.267
17	5.697	6.408	7.564	8.672	10.085	12.792	16.338	20.489	24.769	27.587	30.191	33.409	35.718
18	6.265	7.015	8.231	8.390	10.865	13.675	17.338	21.605	25.989	28.869	31.526	34.805	37.156
19	6.844	7.633	8.907	10.117	11.651	14.562	18.338	22.718	27.204	30.144	32.852	36.191	38.582
20	7.434	8.260	9.591	10.851	12.443	15.452	19.337	23.828	28.412	31.410	34.170	37.566	39.997
21	8.034	8.897	10.283	11.591	13.240	16.344	20.337	24.935	29.615	32.671	35.479	38.932	41.401
22	8.643	9.542	10.982	12.338	14.041	17.240	21.337	26.039	30.813	33.924	36.7891	40.289	42.796
23	9.260	10.196	11.689	13.091	14.848	18.137	22.337	27.141	32.007	35.172	38.076	41.638	44.181
24	9.886	10.856	12.401	13.848	15.659	19.037	23.337	28.241	33.196	36.415	39.364	42.980	45.559
25	10.520	11.524	13.120	14.611	16.473	19.939	24.337	29.339	34.382	37.652	40.646	44.314	46.928

🏳 注意事项

给药后应保持室内安静,避免刺激实验动物。

实验九　糖皮质激素的抗炎作用(6 学时)

🏳 前言

糖皮质激素(GC)是机体内极为重要的一类调节分子,它对机体的发育、生长、代谢以及免疫功能等起着重要的调节作用,是机体应激反应最重要的调节激素之一,也是临床上使用最广泛且有效的抗炎和免疫抑制剂。在紧急或危重情况下,糖皮质激素往往为首选。

临床常见的糖皮质激素类药物有泼尼松、甲泼尼松、倍他米松、丙酸倍氯米松、泼尼松龙、氢化可的松、地塞米松等。具有抗炎、抗毒、抗过敏、抗休克、非特异性抑制免疫及退热等多种作用,可以防止和阻止免疫性炎症反应和病理性免疫反应的发生,对任何类型的变态反应性疾病几乎都有效。

实验目的

掌握抗炎药物的评价方法,观察药物对急性炎症的影响,掌握其作用机制。

实验原理

炎症的基本病理改变是变性、渗出和增生。二甲苯刺激小鼠耳部皮肤,可制作出急性炎症的病理模型,观察地塞米松对炎性水肿的抑制作用。本法不需要特殊设备,方法简便,见效快,用药量少,且复制成功率高,适用于抗炎药常规筛选。

实验对象

小白鼠(体重 18～22 g,雄性)。

仪器和试剂

1.仪器
电子分析天平、耳肿打孔器、手术剪、镊子、1 mL 注射器。
2.试剂
0.5%地塞米松、二甲苯、生理盐水(0.9%氯化钠溶液)。

实验步骤

1.实验分组
小白鼠20只,随机分两组:空白对照组(10只)和地塞米松组(10只)。每只小白鼠约用 0.1 mL 二甲苯均匀涂擦在右耳前后两面皮肤,30 min 后分别腹腔注射生理盐水 0.1 mL/10 g 和地塞米松 0.1 mL/10 g。

2.记录并计算小白鼠右耳肿胀度
给药后 2 h 将实验小白鼠颈椎脱臼处死,沿耳郭基线剪下左右两耳,分别用耳肿打孔器在同一部位打下圆耳片,用电子分析天平称重并分别记录结果,用每只小白鼠的右耳片质量减去左耳片质量,即得右耳肿胀度。

将实验结果填入表 3-15 中。

表 3-15　　地塞米松对小白鼠耳肿胀度的作用

组别	用量/mL	样本数量	耳肿胀度
生理盐水			
0.5%地塞米松			

◤注意事项

1.涂致炎剂的部位应与取下的耳片相吻合。
2.耳肿打孔器应锋利。
3.温度、湿度应恒定,并要及时称重。

◤思考题

简述地塞米松的抗炎作用机制。

实验十　传出神经系统药物对家兔离体肠平滑肌的作用(6学时)

◤前言

传出神经系统药物通过直接作用于效应器细胞上的受体,影响递质的生物合成、转运和贮存而发挥药物作用。肠道平滑肌有壁内神经丛,具有自动节律性收缩的特性,因此家兔离体肠平滑肌在壁内神经丛的支配下能自动节律性收缩,在一定时间内,离体肠平滑肌在适宜的环境中仍可保持其生理功能。

◤实验目的

1.掌握家兔离体肠标本的取材方法及注意事项。
2.观察药物对离体肠平滑肌活动的影响,并分析其作用机制。

◤实验原理

家兔离体肠平滑肌在适当的条件下可保持较长时间的自动节律性收缩。根据受体在肠平滑肌中分布的特点,可观察药物的作用,并可借助工具药分析其作用机制。

多种动物的离体肠平滑肌可用来进行传出神经系统药物实验,一般采用豚鼠或家兔的肠道。家兔空肠因具有规则的摆动运动,适用于观察药物对此运动的影响。作为离体实验,它具有简明、快速、可大量筛选药物等优点,但要考虑体内的吸收和代谢等因素的影响,正确分析药物的作用情况。

◤实验对象

家兔(体重 2.5 kg 左右,雌雄均可)。

仪器和试剂

1.仪器

恒温平滑肌槽、BL-420E 生物机能实验系统、张力换能器、注射器、烧杯、L 形弯钩、培养皿、手术器械一套。

2.试剂

台氏液、乙酰胆碱溶液、1%硫酸阿托品溶液。

实验步骤

1.离体肠管的制备

取空腹家兔一只,击头致死,剖肚,取出空肠或十二指肠,放入盛有台氏液的器皿中,去除肠系膜,用台氏液将肠管内容物冲洗干净再将肠管剪成 2～3 cm 的肠段,备用。

2.实验装置准备

麦氏浴管置于麦氏浴槽内,恒温 37.5 ℃,启动电脑,打开 BL-420E 生物机能实验系统软件,在"实验项目"下拉菜单中选择"消化道平滑肌活动",在"输入信号"下拉菜单中选择"1 通道"的"张力",在"1 通道"连接张力换能器。

3.标本连接及记录

取一段肠段,肠段两端穿线,肠段一端系于张力换能器,另一端系于 L 形弯钩底部,负荷约 1 g,在浴槽中加入 20 mL 台氏液,通入空气供氧。

4.加药

加药待肠肌稳定 10 min 后,描记正常收缩曲线,在浴槽中加入 0.001%的乙酰胆碱溶液 0.2 mL,肠肌收缩稳定后,加入 0.1%硫酸阿托品溶液 0.2 mL。

注意事项

1.所用家兔需禁食 12 h,制作标本时,动作应轻柔,尽量减少损伤。

2.向浴槽中加药时,不要触碰连接线,勿将药物滴到管壁上。

3.肠管与张力换能器连接线不宜太紧,也不能与浴管壁接触。

4.注意实验中机械性故障,在实验开始前应认真检查仪器状态。实验过程中各仪器实验参数一经确认,勿随意调动,以免影响数据的准确性。

思考题

1.分析上述药物对肠管平滑肌的作用及其机制,并讨论这些作用的临床意义。

2.离体平滑肌保持其收缩功能需要具备哪些基本条件?

实验十一 设计性实验(6学时)

前言

以实验小组为单位,利用图书馆及互联网查阅相关的文献资料,了解目前国内外抗消化性溃疡药物的研究现状。经过小组集体酝酿、讨论确立一个既有科学性又有一定创新性的药物抗消化性溃疡的药理学实验题目。但是,要注意动物实验方案不可过大或脱离现实条件,应强调其可操作性。初步选题后,由带教老师根据设计方案的目的性、科学性、创新性和可行性进行初审,然后与同学一起对实验方案进行论证。

实验目的

1. 在所学的理论知识和实验操作的基础上,通过鉴别实验,训练实验设计能力,掌握各类药物的作用特点及机制。
2. 通过观察给药后动物的效应,可鉴别药物。

实验原理

不同的药物对实验动物的某一组织、某一器官的效应不同,原理不同。在解答下列题目时,可根据题目的要求,选用合适的动物或离体器官进行实验,还可选用工具药,从而鉴别药物。

实验对象

小鼠6只。

仪器和试剂

1. 仪器

大玻璃杯、注射器(1 mL)、针头。

2. 试剂

A、B、C三种药液(配制浓度:盐酸氯丙嗪 0.7 mg/L、尼可刹米 25 g/L、地西泮 2 g/L)。

实验步骤

取小鼠6只,随机分成甲、乙、丙3组,每组2只。3组动物分别腹腔注射A、B、C三种未知药液,给药容量均为0.1 mL/10 g。给药后连续观察40 min,请根据这三种药物的作用,选定合理的观察指标。根据实验结果,分析确定A、B、C三种药液分别是什么,并说明各药液的作用机制及特点,并写出实验报告。

注意事项

1.要全面细致地做好原始记录,不要遗漏信息。

2.应根据所在实验室的具体条件考虑如何安排实验,周密地设计实验,并对实验结果进行统计学分析并做出结论。

3.遵守实验室各项规章制度,不损坏仪器设备,爱护动物。

4.实验过程中不得危害人体健康和污染环境。

第四章

药剂学实验

课程简介

《药剂学实验》是与《药剂学》理论课程相配套的实验课程,是药剂学教学的重要组成部分,是理论联系实际的重要环节和主要方式之一。通过实验,验证和巩固课堂讲授的理论知识;提高动手能力,使学生掌握药剂学实验的基本技能;熟悉或了解制剂研究和生产常用仪器设备的结构、性能及使用方法;培养学生独立进行实验、分析问题和解决问题的能力,为学生将来参加制剂新品种、新剂型、新工艺、新技术的研究与开发等打下坚实基础,为将来从事制剂研究与生产提供实践基础。

课程要求

通过对药剂学实验的训练,要求学生达到以下教学目标:学习药物主要剂型的制备及质量控制等方面的基本理论、实验技能,包括溶液剂、混悬剂、乳剂、注射剂、片剂、软膏剂、栓剂、膜剂、包合物、固体分散体、微囊、脂质体等;掌握制剂生产中的基本单元操作及药物制剂的质量控制和质量管理等知识;掌握药剂学的基本知识、基本实验方法和技能,具备制剂设计和制备的能力以及分析和解决制剂质量问题的能力;了解药剂学的前沿和新发展动向,掌握药剂学的实验方法,获得实验技能的基本训练;了解常用制剂机械。

实验一 溶液型液体制剂的制备(4 学时)

前言

液体制剂(liquid preparations)指药物分散在适宜的分散介质中制成的可供内服或外用的液体形态的制剂。液体制剂的品种多,临床应用广泛,它们的性质、理论和制备工艺在药剂学中占有重要地位。

实验目的

1.熟悉液体制剂制备过程的各项基本操作。

2.掌握常用溶液型液体制剂的制备方法、质量标准及检查方法。

3.了解液体制剂中常用附加剂的正确使用、作用机制及常用量。

实验原理

1.溶液型液体制剂的概念

溶液剂(solutions)指药物溶解于溶剂中所形成的澄明液体制剂。溶液型液体制剂分为低分子溶液型和高分子溶液型。溶液剂的溶质一般为不挥发性的化学药物,溶剂多为水,也可用不同浓度的乙醇或油为溶剂。根据需要可加入助溶剂、抗氧剂、矫味剂、着色剂等附加剂。

(1)低分子溶液剂

低分子溶液剂指小分子药物以分子或离子状态分散在溶剂中形成的均相的可供内服或外用的液体制剂。有溶液剂、芳香水剂、糖浆剂、甘油剂、酊剂、醑剂、涂剂等。溶液型液体制剂为澄明液体,溶液中药物的分散度大,能较快地吸收。

(2)高分子溶液剂

高分子溶液剂指高分子化合物溶解于溶剂中制成的均相液体制剂。高分子溶液剂以水为溶剂的称为亲水性高分子溶液剂,或称胶浆剂。以非水溶剂制备的高分子溶液剂,称为非水性高分子溶液剂。由于高分子的分子大小较大(100 nm 以下),因此也属于胶体。高分子溶液剂属于热力学稳定系统。

2.溶液型液体制剂的制备方法

低分子溶液型液体制剂的制备方法主要有溶解法、稀释法和化学反应法。其中溶解法最为常用。芳香水剂和醑剂等制剂的制备过程中,若以挥发油和化学药物为原料时,多采用溶解法和稀释法,以药材为原料时多采用水蒸气蒸馏法。酊剂的制备还可采用渗漉法。

高分子溶液型液体制剂的制备方法基本上与低分子溶液型液体制剂的制备方法类同,但将药物溶解时,宜采用分次撒布在水面或将药物黏附于已湿润的器壁上,使之迅速地自然膨胀而胶溶。

根据液体制剂的不同目的和需要可加入一些必要的添加剂,如增溶剂、助溶剂、潜溶剂、抗氧剂、矫味剂、着色剂等附加剂。

制备时,通常液体药物量取比称取方便。量取体积单位常用 mL 或 L,固体药物是称重,单位是 g 或 kg。相对密度有显著差异的药物量取或称重时,需要考虑其相对密度。滴管以液滴计数的药物要用标准滴管,且需预先进行测定,标准滴管在 20 ℃时 1 mL 蒸馏水为 20 滴,其质量误差为 0.90~1.10 g。药物的称量次序通常按处方记载顺序进行,有时亦需变更,特别是麻醉药应最后称取,需要有人核对,并登记用量。

量取液体药物应用少量蒸馏水荡洗量具,荡洗液合并于容器中。

加入的次序,一般以助溶剂、稳定剂等附加剂应先加入;固体药物中难溶性的应先加入溶解;易溶药物、液体药物及挥发性药物后加入;酊剂特别是含树脂性的药物加到水性混合液中时,速度宜慢,且需随加随搅。为了加速溶解,可将药物研细,以处方溶剂的 1/2~3/4 量来溶解,必要时可搅拌或加热,但受热不稳定的药物以及遇热反而难溶解的药物则不应加热。固体药物原则上应另用容器溶解,以便必要时加以过滤(有异物混入或者为了避免溶液间发生配伍变化者),并加溶剂至定量。

最后成品应进行质量检查,合格后选用清洁适宜的容器包装,并在标签(内服药用白底蓝字或黑字标签;外用药用白底红字标签)上标明用法用量。

仪器和试剂

1.仪器

烧杯、试剂瓶、细口瓶、玻璃漏斗、滤纸、玻璃棒、量筒、研钵、容量瓶、移液管、普通天平、广范 pH 试纸等。

2.试剂

薄荷油、滑石粉、活性炭、碘、碘化钾、蒸馏水等。

实验步骤

1.芳香水剂(薄荷水)的制备(分散溶解法)

(1)按表 4-1 配制。

表 4-1　　　　　　　　　　不同方法制备薄荷水的处方

试剂	I	II	III	IV
薄荷油	0.1 mL	0.2 mL	0.2 mL	1 mL
滑石粉	0.75 g	—	—	—
Tween-80	—	0.75 g	—	1 g
乙醇	—	—	—	30 mL
活性炭	—	—	0.75 g	—
蒸馏水	加至 50.0 mL	加至 50.0 mL	加至 50.0 mL	加至 50.0 mL

(2)制备

①取薄荷油,加 0.75 g 滑石粉,在研钵中研匀,移至细口瓶中。

②加入蒸馏水,加盖,振摇 10 min。

③反复过滤至滤液澄明,在过滤器上加适量的蒸馏水,使全量成 50 mL,即得。

④另用活性炭、Tween-80 等,分别按上述方法制备薄荷水。记录不同分散剂制备薄荷水观察到的结果。

(3)质量检查

比较三种分散剂制备的薄荷水 pH、澄明度、嗅味、性状、外观等。

2.复方碘溶液的制备

(1)处方

碘	1 g
碘化钾	2 g
蒸馏水	加至 20 mL

(2)具体操作

取碘化钾,加适量的蒸馏水,配成浓溶液,再加碘溶解,最后添加适量的蒸馏水,使全量成 20 mL,即得。

（3）质量检查

观察成品 pH、澄明度、嗅味、性状、外观。

3.实验结果与讨论

（1）在薄荷水处方中比较三种不同处方不同方法制备的异同，记录于表 4-2 中。

表 4-2　　　　　　　　不同方法制得薄荷水的性状

分散剂	pH	澄明度	嗅味
Ⅰ			
Ⅱ			
Ⅲ			
Ⅳ			

（2）描述复方碘溶液外观、性状。

注意事项

1.芳香水剂（薄荷水）的制备

（1）分散法是制备芳香水剂最常用的方法。将挥发油与惰性吸附剂充分混合，加入纯化水振摇一定时间后，反复过滤制得澄明液，再加适量纯化水通过过滤器使成全量。

（2）挥发油被吸附于分散剂上，增加挥发油与水的接触面积，因而更易形成饱和溶液，本实验以滑石粉为分散剂。

（3）分散剂在过滤中还有澄清剂的作用，因未溶解的挥发油仍然处于被吸附状态且不会通过滤器。

（4）为薄荷油的饱和水溶液（约 0.05％，mL/mL），处方用量为溶解量的 4 倍，配制时不能完全溶解。

（5）滑石粉等分散剂，增大油与水的接触面，加速溶解过程；也具有吸附作用，吸附杂质和过剩的薄荷油，以利滤除。应与薄荷油充分拌匀，以利加速溶解过程。

（6）纯化水应是新沸放冷的纯化水。

2.复方碘溶液的制备

（1）碘在水中溶解极微（1∶2 950），加入碘化钾作助溶剂。

（2）要使碘能迅速溶解，宜先将碘化钾加适量蒸馏水配制成浓溶液，然后加入碘溶解。

（3）碘具有腐蚀性，勿接触皮肤与黏膜。可用玻璃器皿或蜡纸称量，不宜用普通纸称量。

思考题

制备薄荷水时加入滑石粉的作用是什么？还可选用哪些具有类似作用的物质？制得澄明液体的关键操作是什么？

实验二　混悬型液体制剂的制备(4学时)

前言

混悬剂(suspensions)指难溶性固体药物以微粒状态分散于分散介质中形成的非均匀的液体制剂。混悬剂中的药物微粒一般为 $0.5\sim10\ \mu m$,小者可为 $0.1\ \mu m$,大者可达 $50\ \mu m$ 或更大。混悬剂属于热力学不稳定的粗分散体系,所用的分散介质大多为水,也可用植物油。在药剂学中,搽剂、洗剂、注射剂、滴眼剂、气雾剂、软膏剂和栓剂等都有混悬型制剂。

实验目的

1.掌握混悬型液体制剂一般制备方法。
2.熟悉按药物性质选用合适的稳定剂。
3.熟悉混悬型液体制剂质量评定方法。

实验原理

优良的混悬型液体制剂,除应具备一般液体制剂的要求外,还应具备:外观微粒细腻,分散均匀;微粒沉降较慢,下沉的微粒经振摇能迅速再均匀分散,不应结成饼块;微粒大小及液体黏度均应符合用药要求,易于倾倒且分剂量准确;外用混悬型液体制剂应易于涂展在皮肤患处,且不易被擦掉或流失。为安全起见,剧毒药不应制成混悬剂。

混悬剂的不稳定性最主要的是微粒的沉降,其沉降速度服从 stoke's 定律:

$$v=\frac{2r^2(\rho_1-\rho_2)g}{9\eta} \tag{4-1}$$

式中,v——沉降速度;

　　r——微粒半径;

　　ρ_1——微粒密度;

　　ρ_2——介质密度;

　　η——混悬剂的黏度;

　　g——重力加速度。

混悬剂微粒的沉降速度与微粒半径成正比,与混悬剂的黏度成反比。要制备沉降缓慢的混悬剂,首先应考虑减小微粒半径(r),再减小微粒与液体介质密度差($\rho_1-\rho_2$)或增加介质黏度(η)。因此制备混悬型液体制剂,应先将药物研细,并加入助悬剂如天然高分子化合物、半合成纤维素衍生物和糖浆等,以增加介质黏度来降低微粒的沉降速度。

混悬剂中微粒分散度大,具有较大表面自由能,体系处于不稳定状态,有聚集的倾向,因此在混悬型液体制剂中可加入表面活性剂降低固液间界面张力,使体系稳定。表面活性剂又可以作为润湿剂,可有效地使疏水性药物被水润湿,从而克服微粒由于吸附空气而漂浮的现象(如硫磺粉末分散在水中时)。

　　向混悬剂中加入适量的絮凝剂(与微粒表面所带电荷相反的电解质),使微粒ζ电位降低到一定程度,则微粒发生部分絮凝,随之微粒的总表面积减小,表面自由能下降,混悬剂相对稳定,且絮凝所形成的网状疏松的聚集体使沉降体积变大,振摇时易再分散。有的产品为了增加混悬剂的流动性,可以加入适量的与微粒表面电荷相同的电解质(反絮凝剂),使微粒ζ电位增大,由于同性电荷相斥而减少了微粒的聚集,使沉降体积变小,混悬液流动性增加,易于倾倒,是适用于短时间内应用的混悬型。

　　混悬型液体制剂一般配制方法有分散法与凝聚法。

　　分散法:将固体药物粉碎成微粒,再根据主药的性质混悬于分散介质中并加入适宜的稳定剂。亲水性药物可先干磨至一定的细度,加蒸馏水或高分子溶液;水性溶液加液研磨时,通常1份药物加0.4～0.6份液体分散介质为宜;遇水膨胀的药物配制时不采用加液研磨;疏水性药物可加润湿剂或高分子溶液研磨,使药物颗粒润湿,在颗粒表面形成带电的吸附膜,最后加水性分散介质稀释至足量,混匀即得。

　　凝聚法:将离子或分子状态的药物借物理或化学方法在分散介质中聚集成新相。化学凝聚法是两种或两种以上的药物分别制成稀溶液,混合并急速搅拌,使发生化学反应,制成混悬型液体制剂;也可改变溶剂或浓度制成混悬型制剂,溶剂改变时的速度越剧烈,析出的沉淀越细,所以配制合剂时,常将酊剂、醑剂缓缓加入水中并快速搅拌,使制成的混悬剂细腻,颗粒沉降缓慢。

　　混悬剂的成品包装后,在标签上注明"用时摇匀"。

仪器和试剂

1. 仪器

乳钵、具塞量筒、有刻度试管、烧杯、量筒、普通天平等。

2. 试剂

氧化锌(细粉)、炉甘石、甘油、甲基纤维素、西黄蓍胶、三氯化铝、枸橼酸钠(柠檬酸钠)、碱式硝酸铋、羧甲基纤维素钠、蒸馏水等。

实验步骤

1. 氧化锌混悬剂的制备

(1)处方

不同氧化锌混悬剂处方见表4-3。

表 4-3　　　　　　　　　　　　不同氧化锌混悬剂处方

试剂	Ⅰ	Ⅱ	Ⅲ	Ⅳ
氧化锌	0.5 g	0.5 g	0.5 g	0.5 g
50%甘油	—	1 mL	—	—
甲基纤维素	—	—	0.1 g	—
西黄蓍胶	—	—	—	0.1 g
蒸馏水	加至 10 mL	加至 10 mL	加至 10 mL	加至 10 mL

（2）制备

称取氧化锌细粉（过 120 目筛），置乳钵中[有助悬剂的处方可先将助悬剂加少量水研磨成溶液后再加氧化锌（细粉）]，加水研磨成糊状，转移至具塞量筒中，用适量蒸馏水稀释后塞住管口，同时振摇均匀，分别在表 4-6 中记录各管在 5 min、10 min、30 min、1 h、2 h 后沉降容积比 H/H_0（H_0 为最初总高度，H 为放置后的沉降高度）。实验最后将试管倒置翻转（±180°为一次），记录放置 1 h 后使管底沉降物分散完全的翻转次数。

（3）质量检查：外观，沉降稳定性。

2．电解质对混悬液的影响

（1）实验一

①按表 4-4 配制混悬液。

②取氧化锌置乳钵中加水研磨成糊状，转移至有刻度试管中，按处方加入三氯化铝或枸橼酸钠，用蒸馏水稀释至全量观察现象。

表 4-4　　　　电解质对混悬液的影响（一）

类型	Ⅰ	Ⅱ
氧化锌	0.5 g	0.5 g
三氯化铝	0.012 g	—
枸橼酸钠（柠檬酸钠）	—	0.05 g
蒸馏水	加至 10 mL	加至 10 mL

（2）实验二

①按表 4-5 配制混悬液。

表 4-5　　　　电解质对混悬液的影响（二）

类型	Ⅰ	Ⅱ
碱式硝酸铋	1.0 g	1.0 g
1%枸橼酸钠溶液	—	1.0 mL
蒸馏水	加至 10 mL	加至 10 mL

②取碱式硝酸铋 2.0 g 置乳钵中，加 0.5 mL 蒸馏水研磨，加蒸馏水分次转移至 10 mL 试管中，摇匀，分成 2 等份，一份加水至 10 mL，为处方Ⅰ；另一份加蒸馏水至 9 mL，再加 1%枸橼酸钠溶液 1.0 mL。两试管振摇后放置 2 h。

③首先观察试管中沉降物状态，然后再将试管上下翻转，观察沉降物再分散状况，记录翻转次数与现象。

④质量检查：外观，沉降稳定性。

3．实验结果与讨论

（1）氧化锌混悬剂的制备：制备氧化锌混悬剂，比较不同助悬剂的作用，将实验结果填于表 4-6 中。根据表中数据，以 H/H_0 沉降容积比 F 为纵坐标，以时间为横坐标，绘出各处方的沉降曲线。沉降实验观察完毕，将试管上下翻转，观察沉降物再分散状况，记录翻转次数与现象。比较不同助悬剂对混悬剂的稳定作用，得出结论。

时间	I	II	III	IV
5 min				
10 min				
30 min				
1 h				
2 h				

表4-6 　　　　　　　　沉降容积比与时间的关系

沉降物质再分散翻转次数

（2）电解质对悬浊液的影响：记录各处方样品质量情况，讨论絮凝剂和反絮凝剂的作用。

（3）几种剂型的pH、澄明度、嗅味、性状、外观。

注意事项

1.各处方配制时注意同法操作，与第一次加液量及研磨力尽可能一致。

2.使用的具塞量筒有刻度试管，尽可能大小粗细一致。

3.用上下翻转试管的方式振摇沉降物，两管用力要一致，用力不要过大，切勿横向用力振摇。

4.氧化锌为亲水性药物，可被水润湿，加适量的分散剂研磨成糊状，使其分散。

思考题

1.分析氧化锌混悬剂与炉甘石洗剂制备方法上有何不同。为什么？

2.影响混悬剂稳定性的因素有哪些？

3.优良的混悬剂应达到哪些质量要求？

4.混悬剂的制备方法有哪几种？

实验三　乳剂型液体制剂的制备（4学时）

前言

乳剂是由水相、油相和乳化剂经乳化组成，乳剂中液滴的分散度很大，药物吸收和药效发挥很快，生物利用度高；油性药物制成乳剂能保证剂量准确，而且使用方便；水包油型乳剂可掩盖药物的不良臭味，并可加入矫味剂；外用乳剂能改善对皮肤、黏膜的渗透性，减少刺激性；静脉注射乳剂后分布较快，药效高、具有靶向性；静脉营养乳剂是高能营养输液的重要组成部分。

实验目的

掌握乳剂型液体制剂的一般制备方法及常用乳剂类型的鉴别方法。

实验原理

乳浊液(或称乳剂)是两种互不相容的液体所组成的非均相分散体系,其中一种液体以小滴的形式分散在另一种液体之中,形成油包水(W/O)型或水包油(O/W)型乳剂。乳剂的分散相液滴直径一般为 0.1～100 m,由于表面积大,表面自由能大,因而具有热力学不稳定性。为了使被分散的液滴稳定存在,通常加入一种能降低油水界面张力的乳化剂,并通过外力搅拌才能制得比较稳定的乳剂。小量制备可在乳钵中用手研磨或在瓶中振摇制得,大量生产用搅拌或乳匀机制备。制得的乳剂类型,一般可用稀释法或染色镜检法鉴别。

仪器和试剂

1.仪器

乳钵、试剂瓶、量筒、显微镜、普通天平等。

2.试剂

西黄蓍胶、阿拉伯胶、液状石蜡、羟苯乙酯、氢氧化钙、麻油、蒸馏水、亚甲蓝、苏丹Ⅲ等。

实验步骤

1.液体石蜡乳(干胶法)制备

(1)处方

液状石蜡	12 mL
阿拉伯胶(细粉)	1 g
西黄蓍胶(细粉)	1 g
羟苯乙酯	0.03 g
蒸馏水	加至 80 mL

(2)制法

将西黄蓍胶粉与阿拉伯胶粉置于干燥乳钵中,加入液状石蜡,稍加研磨,使胶粉分散。分次加入水 8 mL,不断研磨至发出噼啪声,即成初乳,再加入羟苯乙酯和适量蒸馏水,使成 80 mL,研匀即得。

2.石灰搽剂制备

(1)处方

氢氧化钙饱和水溶液	10 mL
麻油	10 mL

(2)制法

量取氢氧化钙饱和水溶液 10 mL 和麻油 10 mL,加盖振摇至乳剂生成。

3.乳剂类型的鉴别

（1）稀释法

取试管2支,分别加入液状石蜡乳和石灰搽剂各1滴,再加入蒸馏水5 mL,振摇混合,观察混匀情况,能在水中分散均匀,融为一体者为O/W型乳剂,否则为W/O型乳剂。

（2）染色观察法

取1 mL左右液状石蜡乳和石灰搽剂各2份分别置于2 mL EP管中,分别用亚甲蓝溶液(水溶性染料)和苏丹Ⅲ溶液(油溶性染料)分别染色,混匀后直接用肉眼观察染色是否均匀,使亚甲蓝均匀分散者为O/W型乳剂,使苏丹Ⅲ均匀分散者为W/O型乳剂,由此可判断乳剂所属类型。

（3）染色镜检法

用玻璃棒蘸取液状石蜡和石灰搽剂少许分别涂于载玻片上,用亚甲蓝溶液(水溶性染料)和苏丹Ⅲ溶液(油溶性染料)分别染色,并在显微镜下观察着色情况,使亚甲蓝均匀分散者为O/W型乳剂,使苏丹Ⅲ均匀分散者为W/O型乳剂,由此可判断乳剂所属类型。

注意事项

1.液体石蜡乳(干胶法)制备

（1）干胶法简称干法,所用的乳化剂是细粉;湿胶法简称湿法,所用的乳化剂可以不是细粉,但预先应能制胶浆(胶∶水为1∶2)。

（2）制备初乳时,干法应选用干燥乳钵,油相与胶粉(乳化剂)充分研匀后,按油∶胶∶水为3∶1∶2的比例加水,迅速沿同一方向旋转研磨,否则不易形成O/W型乳剂,或形成后也不稳定。

（3）在制备初乳时添加水量过多,则外相水液的黏度较低,不利于油分散成油滴,制得的乳剂也不稳定,易破裂。

（4）湿法所用的胶浆(胶∶水为1∶2)应提前制好,备用。

（5）制备初乳时,必须待初乳形成后,方可加水稀释。

2.石灰搽剂制备

石灰搽剂是由氢氧化钙与植物油中所含的少量游离脂肪酸进行皂化反应形成钙皂(新生皂)作乳化剂,再乳化植物油而制成W/O型乳剂。植物油可为菜油、麻油、花生油、棉籽油等。

思考题

1.如何鉴别乳剂类型?

2.制备的液状石蜡乳和石灰搽剂两处方中,分别以何物为乳化剂? 成品为何种类型的乳剂?

附:饱和氢氧化钙溶液的配置

1. 处方

氢氧化钙	3 g
蒸馏水	1 000 mL

2. 制法

取氢氧化钙,置玻璃瓶内,加冷蒸馏水 1 000 mL,密塞摇匀,时时剧烈振摇,放置 1 h,即得。同时可倾取上层澄明液应用。未溶解部分不适宜供第二次配制溶液用。

本品须新鲜配制,露置空气中,即吸收 CO_2 生成 $CaCO_3$,浮在上面。

实验四 HLB 值的选择(4 学时)

前言

表面活性剂(surfactant)指能使目标溶液表面张力显著下降的物质。表面活性剂由于具有润湿或抗黏、乳化或破乳、起泡或消泡以及增溶、分散、洗涤、防腐、抗静电等一系列物理化学作用及相应的实际应用,在药剂学中有广泛应用。表面活性剂分子中亲水基和亲油基之间的大小和力量平衡程度的量,定义为表面活性剂的亲水亲油平衡值(HLB)。HLB 值在实际应用中有重要参考价值,亲油性表面活性剂 HLB 值较低,亲水性表面活性剂 HLB 值较高。

实验目的

测定液体石蜡 HLB 值。

实验原理

乳化剂的种类很多,早期选择乳化剂的方法多凭经验。Griffin 和 Davies 提出 HLB 值论点,说明表面活性剂分子中的亲水基团与亲油基团的平衡关系。在 HLB 中 H 为 "Hydrophile"表示亲水性,L 为"Lipophilic"表示亲油性,B 为"Balance"表示平衡。HLB 值越大代表亲水性越强,HLB 值越小代表亲油性越强,一般而言 HLB 值为 1～40。HLB 值既与表面活性剂的亲水性、亲油性有关,又与表面活性剂的表面(界面)张力、界面上的吸附性、乳化性及乳状液稳定性、分散性、溶解性、去污性等基本性能有关,还与表面活性剂的应用性能有关。单个乳化剂所具有的 HLB 值不一定恰好与被乳化的油所需的 HLB 值相适应,所以常常将两种不同 HLB 值的乳化剂混合使用,以获得最适的 HLB 值。混合非离子表面活性剂的 HLB 值可按式(4-2)计算:

$$HLB_{AB} = \frac{HLB_A \times W_A + HLB_B \times W_B}{W_A + W_B} \tag{4-2}$$

式中,A、B 分别为两个已知 HLB 值的单个乳化剂;W_A、W_B 分别为两种乳化剂的质量。

本实验测定液体石蜡所需 HLB 值的方法是将两种已知 HLB 值的单一乳化剂,按上式以不同质量比例配制成具有一列 HLB 值的混合乳化剂,然后用来制备一系列乳剂,在室温条件或采用加速实验方法(如离心法)观察制成乳剂的乳析速度。稳定性"最佳"的乳剂所用乳化剂 HLB 值即油所需的 HLB 值。在药剂制备中,常用乳化剂的 HLB 值一般为 3～16,其中 HLB 值 3～8 为 W/O 型乳化剂,9～16 为 O/W 型乳化剂。

仪器和试剂

1.仪器

具塞刻度试管、烧杯、计时钟等。

2.试剂

吐温-80、司盘-80、液体石蜡、蒸馏水等。

实验步骤

1.实验内容

用吐温-80(HLB＝15.0)及司盘-80(HLB＝4.3)配置 HLB 值为 6.0、8.0、10.0、12.0 及 14.0 五种混合乳化剂各 5 g,计算各单个乳化剂的用量,填入表 4-7。

表 4-7	混合乳化剂组成				
	6.0	8.0	10.0	12.0	14.0
吐温-80					
司盘-80					

取 5 支 25 mL 干燥具塞试管,各加入 6.0 mL 液体石蜡,再分别加入上述不同 HLB 值的混合乳化剂 0.5 mL,剧烈振摇 10 s,然后加蒸馏水 2 mL 振摇 20 次,最后沿管壁慢慢加入蒸馏水使全量成 20 mL,振摇 30 次即成乳剂。经放置 5 min、10 min、30 min、60 min 后,分别观察并记录乳剂的分层毫升数。

2.实验结果

(1)液体石蜡所需 HLB 值的测定,6 支具塞刻度试管经振摇后放置不同时间,观察并记录各乳剂的分层毫升数,填于表 4-8。

表 4-8	各乳剂的分层毫升数				
HLB 值	6.0	8.0	10.0	12.0	14.0
5 min 分层毫升数					
10 min 分层毫升数					
30 min 分层毫升数					
60 min 分层毫升数					

(2)根据以上观察结果,液体石蜡所需 HLB 值为_____,所成乳剂属性。

思考题

液体石蜡所需 HLB 值的测定中乳化剂 HLB 值间隔较大,若要更准确地测得液体石蜡所需 HLB 值,应如何进一步设计实验?

实验五 维生素 C(抗坏血酸)注射剂的制备(4 学时)

前言

注射剂是指将药物制成供注入人体内的无菌溶液(包括乳浊液和混悬液)以及供临用前配成溶液或混悬液的无菌粉末或浓溶液。由于注射剂是直接注入人体内,且吸收迅速,起效快,因此对注射剂的生产和质量要求极其严格,以保证用药的安全和有效。现今注射剂已成为临床应用最为广泛的剂型之一,在临床治疗中占有重要的地位,尤其在抢救用药方面是一种不可缺少的临床给药剂型。

实验目的

1. 掌握注射剂生产的工艺过程和操作要点。
2. 熟悉注射剂成品检查的标准和方法。

实验原理

注射剂的基本质量要求是无菌、无热源、含量合格、pH 合格、澄明度合格、稳定无毒性、等渗等。为达到上述要求,在制备时必须严格遵守注射剂生产的操作规程,严格控制产品质量。维生素 C 注射剂的处方设计还应重点考虑如何延缓药物的氧化分解,以提高制剂的稳定性。维生素 C 的氧化过程常会受到溶液的 pH、空气中的氧、重金属离子和加热时间(如加热溶解与灭菌时间)等因素的影响。通常延缓药物氧化分解可采用下列措施。

1. 除氧

溶液中的氧和安瓿空间的残余氧对药物稳定性影响很大,应设法排除。在维生素 C 注射剂生产过程中,应尽量减少药物与空气接触,可在配液和灌封时通入惰性气体。配液前,注射用水应通入二氧化碳(或氮气)去除溶剂中溶解的氧。二氧化碳在水中的溶解度大于氮气,采用二氧化碳驱除维生素 C 溶液中的氧,其效果优于氮气。但应注意二氧化碳可使溶液的 pH 下降,呈酸性,也可能与某些药物发生反应,影响其稳定性。由于氮气的化学性质稳定,故驱除安瓿空间的氧,用氮气较好。

2. 加抗氧剂

常用于偏酸性水溶液的抗氧剂有焦亚硫酸钠($Na_2S_2O_5$)、亚硫酸氢钠($NaHSO_3$)、亚硫酸钠(Na_2SO_3)等,用量一般为 1.0~2.0 g/L。盐酸半胱氨酸有时也用作抗氧剂,用量约 5.0 g/L。

3. 调节 pH

pH 影响药物的稳定性,一般调节溶液的 pH,除增加药物的稳定性外,还要兼顾到药物的溶解度及刺激性。一般认为,将维生素 C 注射剂的 pH 用碳酸氢钠调节至 5.5～6.0 时较稳定,也有文献报道 pH 为 6.5 时分解速度常数最小。《中华人民共和国药典》规定其 pH 应为 5.0～7.0。

4. 加金属离子螯合剂

微量的重金属离子如 Fe^{2+}、Cu^{2+} 等对维生素 C 在水中的氧化分解有显著的催化作用,故维生素 C 注射剂中可加入依地酸二钠或依地酸钙钠螯合溶液中的金属离子,以增加稳定性。

根据上述原则,对于维生素 C 注射剂处方组成的稳定性影响因素主要考察下列几方面:(1)加热时间的影响;(2)溶液 pH 对维生素 C 氧化的影响,并求出最稳定 pH(pH_m);(3)含氧量的影响,以及在通入 CO_2 和加抗氧剂后的抗氧化效果;(4)重金属离子的影响以及螯合剂的效果。

仪器和试剂

1. 仪器

pH 计、分装注射器、恒温水浴箱、G_3 垂溶玻璃漏斗、量筒、安瓿(2 mL)、酒精喷灯等。

2. 试剂

维生素 C 原料药、碳酸氢钠、焦亚硫酸钠、依地酸二钠、注射用水等。

实验步骤

1. 处方

维生素 C	5.2 g
碳酸氢钠	2.4 g
焦亚硫酸钠	0.2 g
依地酸二钠	0.005 g
注射用水	加至 100 mL

2. 操作

(1)空安瓿的处理

先将安瓿中灌入常水甩洗两次,再灌入蒸馏水甩洗两次。如安瓿清洁程度差,可用 0.1% 盐酸灌入安瓿,100 ℃,30 min 热处理后再洗涤。洗净的安瓿倒放在烧杯内,120 ℃～140 ℃烘干备用。

(2)药液的配制

取处方配制量 80% 的注射用水,加入依地酸二钠溶解,加维生素 C 使溶解,分次缓慢加入碳酸氢钠,并不断搅拌至无气泡产生,待完全溶解后,加焦亚硫酸钠溶解,调节药液 pH 至 5.8～6.2。

（3）灌封

按《中华人民共和国药典》规定调节灌装注器装量,以保证注射用量不少于标示量 2.0 mL,调节酒精喷灯的火焰,然后将药液灌装于 2 mL 安瓿中,随灌随封口。

（4）质量检查

按《中华人民共和国药典》规定的项目与指标进行检查,应全部符合要求,将检漏与澄明度检查结果记录于表 4-9 中。

表 4-9 检漏与澄明度检查结果记录

检查	不合格支数						合格	合格率
总支数	漏气	玻屑	纤维	白点	焦头	总数	支数	

注意事项

1.注射剂在制备过程中应尽量避免微生物污染,对灌封等关键操作步骤,生产上多采用层流洁净空气技术,局部灌封处达到 A 级。要根据主药的性质及注射剂的规格选择适当的灭菌方法,以达到灭菌彻底又保证药物稳定的目的。

2.使用的安瓿必须符合国家标准 GB/T 2637—2016。

3.配液用的容器、用具使用前必须进行清洗,去除污染的热原。原辅料必须符合有关规定。原辅料纯度较高的可用"稀释法"配制,反之用"浓配法"。配液时将碳酸氢钠分次撒入维生素 C 溶液中,边加边搅,以防产生大量气泡使溶液溢出。配制过程中溶液不得接触金属离子。药液过滤,多采用砂滤棒→垂熔玻璃滤球→微孔滤膜(孔径 0.65～0.8 μm)三级串联过滤。为了加快滤速,可用加压过滤、减压过滤或高位静压过滤。

4.用惰性气体饱和注射用水,可以驱除水中的氧,在惰性气流下灌封药液可以置换安瓿中的空气。但惰性气体使用时一般应先通过洗气装置,以除去其中微量杂质。二氧化碳和氮气的处理过程如下：

二氧化碳→浓硫酸(除水分)→10 g/L 硫酸铜溶液(除硫化物)→10 g/L 高锰酸钾溶液(除有机物)→注射用水(除可溶性杂质及二氧化硫)→纯净二氧化碳

氮气→浓硫酸(除水分)→碱性焦性没食子酸溶液(除氧气)→10 g/L 高锰酸钾溶液(除有机物)→注射用水(除可溶性杂质及二氧化硫)→纯净氮气

碱性焦性没食子酸溶液配制：氢氧化钠 160 g 与焦性没食子酸 10 g,溶于 300 mL 蒸馏水中。

若惰性气体纯度较高,只需通过甘油,注射用水洗涤即可。通气时,一般 1～2 mL 安瓿先灌药液,再通气；5～20 mL 安瓿,先通气、灌药液,再通气。

5.在灌装前,先调节灌注器装置,按《中华人民共和国药典》规定适当增加装量,以保证注射用量不少于标示量。不同规格注射剂的增加量见表 4-10。

标示装量/mL	增加量/mL	
	易流动液	黏稠液
0.5	0.10	0.12
1.0	0.10	0.15
2.0	0.15	0.25
5.0	0.30	0.50
10.0	0.50	0.70
20.0	0.60	0.90
50.0	1.0	1.50

表 4-10 　　　　不同规格注射剂的增加量

在灌装药液时,切勿将药液溅到安瓿颈部,或在回针时将针头上的药液粘到安瓿颈部,以免封口时产生焦头。

6.本品的稳定性与灭菌时温度和加热时间密切相关。100 ℃灭菌 30 min,主药含量减少 3%,而 100 ℃灭菌 15 min,含量只减少 2%,故本品采用 100 ℃灭菌 15 min。

7.注射剂质量检查与评定内容,除了检查澄明度外,在有条件时,还可按《中华人民共和国药典》规定做下列检查项目:①装量;②含量测定;③热原;④颜色;⑤无菌。

思考题

影响药物氧化的因素有哪些? 如何防止?

实验六　滴眼剂的制备(4 学时)

前言

滴眼剂系指一种或多种药物制成供滴眼用的水性、油性澄明溶液、混悬液或乳剂,也包括眼内注射溶液。滴眼剂一般应在无菌环境下配制,眼部有无外伤是滴眼剂无菌要求严格程度的界限:用于外科手术或外伤治疗的滴眼剂及眼内注射溶液要求无菌、且不得加抑菌剂与抗氧剂,需采用单剂量包装;一般滴眼剂要求无致病菌,尤其不得有铜绿假单胞菌和金黄色葡萄球菌,可加入抑菌剂。

实验目的

掌握一般滴眼剂的制备方法。

实验原理

滴眼剂的质量要求类似注射剂,对 pH、渗透压、无菌、可见异物等都有严格要求。pH对滴眼剂的刺激性、稳定性、主药的溶解度、生物利用度等均有影响,一般通过使用缓冲液来调节。常用的缓冲液有磷酸盐缓冲液、硼酸盐缓冲液。正常眼睛可耐受的 pH 为

5.0～9.0。眼球能适应的渗透压范围相当于浓度为 0.6％～1.5％的氯化钠溶液,超过 2％就有明显的不适。常用氯化钠、硼酸、葡萄糖等根据冰点下降法或氯化钠等渗当量法调节等渗。眼部有无外伤是滴眼剂无菌要求严格程度的界限。用于眼外伤的眼用制剂要求绝对无菌,包括手术后用药在内。多剂量滴眼剂在处方中需加入抑菌剂。滴眼剂的抑菌剂要作用迅速,要在 1～2 h 内达到无菌。抑菌剂的选择应保证制剂的稳定性、与制剂中其他成分及包装材料的相容性及使用浓度的有效性。滴眼剂的可见异物要求比注射剂要低些,混悬液滴眼剂中药物必须微粉化,大于 50 μm 的颗粒不得超过 2 个,且不得检出大于 90 μm 的颗粒,且沉降体积比应不低于 0.90。

仪器和试剂

1.仪器

烧杯、试剂瓶、玻璃漏斗、滤纸、玻璃棒、量筒、移液管、分析天平、pH 试纸等。

2.试剂

氯霉素、硼酸、硼砂、对羟基苯甲酸乙酯(羟苯乙酯)。

实验步骤

1.氯霉素滴眼剂的制备

(1)处方

氯霉素	0.25 g
硼酸	1.90 g
硼砂	0.03 g
羟苯乙酯	0.03 g
蒸馏水	加至 100 mL

(2)制法

取蒸馏水约 90 mL,加热至 80 ℃,加入硼酸、硼砂使溶解,待冷至 40 ℃,加入氯霉素与羟苯乙酯搅拌使其溶解,加蒸馏水至 100 mL,测定 pH 符合要求,精滤至澄明。

2.质量检查

(1)可见异物。

(2)pH。

注意事项

1.氯霉素易水解,但其水溶液在弱酸性时较稳定,本品选用硼酸缓冲液来调整 pH。

2.氯霉素滴眼剂在贮藏过程中,效价常逐渐降低,故配液时适当提高投料量,使在有效贮藏期间,效价能保持在规定含量以内。

思考题

1.处方中的硼砂和硼酸起什么作用? 试计算此处方是否与泪液等渗?

2.滴眼剂中选用抑菌剂时应考虑哪些原则？

实验七 片剂的制备(12学时)

前言

固体制剂(solid preparations)是指以固体状态存在的剂型的总称。临床常用的固体剂型包括散剂、颗粒剂、片剂、胶囊剂、滴丸剂、膜剂、丸剂等。片剂系指原料药物与适宜的辅料制成的圆形或异形的片状固体制剂。片剂是临床中应用最广泛的剂型之一。它具有剂量准确、质量稳定、服用方便、成本低等优点。

实验目的

1.通过阿司匹林片的制备,掌握湿法制粒压片的一般工艺。
2.熟悉压片机的使用方法以及片剂质量的检查方法。

实验原理

片剂的制备方法有制粒压片和直接压片等。制颗粒的方法又分为湿法和干法制粒压片。湿法制粒压片法是将物料经湿法制粒干燥后进行压片的方法。湿法制粒压片的工艺流程如下:

主药＋辅料(填充剂或吸收剂、崩解剂) $\xrightarrow{混合均匀}$ 混合辅料 $\xrightarrow{加润湿剂或黏合剂}$ 软材 $\xrightarrow{过筛}$ 湿颗粒 $\xrightarrow{干燥}$ 干颗粒(测定含量、水分) $\xrightarrow{整粒\ 加润滑剂外加崩解剂}$ 压片

整个流程中各工序都直接影响片剂的质量。主药和辅料首先必须符合规格要求,特别是主药为难溶性药物时,必须有足够的细度,以保证与辅料混匀及溶出度符合要求。主药与辅料是否充分混合均匀与操作方法也有关。若药物量小,与辅料量相差悬殊时,用递加稀释法(配研法)混合,一般可混合得较均匀,但其含量波动仍然较大;而用溶剂分散法,即将量小的药物先溶于适宜的溶剂中,再与其他成分混合,往往可以混合得较均匀,含量波动很小。

颗粒的制造是制片的关键。湿法制粒,欲制好颗粒,首先必须根据主药的性质选好黏合剂或润滑剂,制软材时要控制黏合剂或润滑剂的用量,使之"握之成团、轻压即散",并握后掌上不黏粉为度。过筛制得的颗粒一般要求较完整,可有一部分小颗粒。如果颗粒中含细粉过多,说明黏合剂用量太少;若呈线条状,说明黏合剂用量太多,这两种情况制出的颗粒烘干后,往往会太松或太硬,都不符合压片的颗粒要求,从而不能制好片剂。

颗粒大小根据片剂大小由筛网孔径来控制,一般大片(0.3～0.5 g)选用14～16目,小片(0.3 g以下)选用18～20目过筛制粒。颗粒一般细而圆整。

干燥、整粒过程,已制备好的湿粒应尽快通风干燥,温度控制在60 ℃。注意颗粒不要铺得太厚,以免干燥时间过长,药物被破坏。干燥后的颗粒常黏连结团,需再进行过筛整

粒。整粒筛目孔径与制粒时相同或略小。整粒后加入润滑剂混合均匀,计算片重后压片。

片重的计算如式(4-3),主要以测定颗粒的药物含量计算片重。

$$片重 = 每片应含主药量 \div 干颗粒中主要百分含量测得值 \qquad (4\text{-}3)$$

冲模直径的选择:一般 0.5 g 左右的片剂,选用 φ 12 mm 冲模;0.4 g 左右的片剂,选用 φ 10 mm 冲模;0.3 g 左右的片剂,选用 φ 8 mm 冲模;0.1~0.2 g 的片剂,选用 φ 6 mm 冲模;0.1 g 以下的片剂,选用 φ 5~5.5 mm 冲模。根据药物密度不同,再进行适当调整。

单冲压片机的结构简单,操作方便,为目前药房、药厂试制室等小生产和试制工作中常用的设备。其最大的压力为 1.5 吨,产量为 80~100 片/分钟,一般为电动、手摇两用。

单冲压片机结构的主要部位为冲模(包括上冲、下冲和模圈)、冲横平台、饲料靴、加料斗、出片调节器、片重调节器和压力调节器,这是在压片机装、拆过程和使用过程必须熟悉的部件。

单冲压片机的使用方法:

组装次序为下冲→冲模平台→上冲→加料斗,即自上而下的原则。调节次序为出片调节器→片重调节器→压力调节器。拆卸次序为加料斗→饲料靴→上冲→冲模平台→下冲,即自上而下的原则。

具体步骤如下:

①先装好下冲,旋紧固定螺丝。旋转下调节器(片重调节器),使下冲处在较低部位。

②将模圈装入冲模平台,旋紧其固定螺丝,然后小心地将平台装在机座上,注意不碰撞下冲头,以免冲头卷边。稍稍旋紧平台固定螺丝。

③装好上冲,旋紧锥形螺纹的螺丝。转动压力调节器使上冲处于压力低的部位,小心慢慢地用手转动压片机的转轮,使上冲头慢慢地下降,至模圈口上方少许处停止,仔细观察上冲头是否正好在模圈的中心部位,如不在中心部位,谨慎地松开平台固定螺丝,轻轻敲打平面,使其移动至上冲头恰在模孔的中心位置,转动转轮使上冲进入模孔,旋紧固定螺丝。再转动转化,上冲在模孔中进出必须灵活无碰撞和硬擦现象为合格。

④装好饲料靴及料斗,再次转动轮数次,若无异常现象,则组装正确。

⑤调整出片调节器。转动出片凸轮,使下冲上升到冲头的平面与冲模平板齐平。

⑥调节片重调节器。可根据片重的需要,旋转片重调节器。先称取一个片重的颗粒进行初调。调整时注意勿使出片调节器转动,调整后仍需将固定板压紧。

⑦调整压力调节器。根据片剂松紧度的要求,转动上冲,向右旋转减低压力,向左旋转增加压力。调整后将六角螺母扳紧。所需压力的大小,以压出的片剂硬度合格为准,一般以手稍用力能摇动转轮为宜。

⑧加上颗粒,用手摇动转轮,试压数片,称其平均片重,调节片重调节器,使压出的片重与应压片重相等,同时再次调节压力调节器,使压出的片剂硬度符合要求。一切顺利后,用电动机带动试压,检查片重和崩解时间,达到要求后,正式开车。压片过程中经常观察和检查片重等,发现异常时,应立即停车进行调整。

⑨压片完毕,拆下冲模,擦净,涂牛油或浸于液体石蜡中保存。

使用单冲压片机注意事项:

①接上电源时注意旋转方向,是否与转轮箭头方向一致,切勿倒转,否则将会损坏机件。

②压片时不可用手在机台上收集药片,以免压伤。

③机器负荷过大,卡住不能转动时,应立即停车,找出原因,如果是压力调得太大所致,应降低压力,卸去负荷,切勿使用强力转动手轮,以免损坏机器。

制成的片剂需要按照《中华人民共和国药典》规定的片剂质量标准进行检查。检查的项目,除片粒外观应完整光洁、色泽均匀,且有适当的硬度外,必须检查质量差异和崩解时限。有的片剂《中华人民共和国药典》还规定检查溶出度和含量均匀度,并明确凡检查溶出度的片剂,不再检查崩解时限;凡检查含量均匀度的片剂,不再检查质量差异。

仪器和试剂

1.仪器

压片机、片机四用仪、分析天平、普通天平、烘箱、药筛(80～120目)、尼龙筛(14～20目)、搪瓷盘、乳钵等。

2.试剂

阿司匹林、淀粉、枸橼酸、淀粉浆、滑石粉等。

实验步骤

1.处方

见表4-11(100/20片量,0.3 g～0.45 g片)。

表 4-11 　　　　　　　　　　阿司匹林片制备处方

处方	用量	作用
乙酰水杨酸(阿司匹林) (空白片用淀粉取代)	30 g/6 g	药物
淀粉	2 g/0.4 g	填充剂、内加崩解剂,促使颗粒内部崩解
枸橼酸	0.3 g/0.06 g	稳定剂
10%淀粉浆	20 mL/4 mL	黏合剂
淀粉	1 g/0.2 g	外加崩解剂,用以使颗粒之间分离
滑石粉	1.5 g/0.3 g	润滑剂

2.操作

(1)将乙酰水杨酸和淀粉过80目筛。

(2)10%淀粉浆的制备:将0.3 g枸橼酸溶解于20 mL蒸馏水中,再加入2 g淀粉分散均匀,加热至80 ℃使糊化,冷却至温浆后使用。

(3)称取30 g乙酰水杨酸的细粉于乳钵中,等量分次加入2 g淀粉进行研磨,混合均匀,加入淀粉浆。注意,切忌将20 mL/4 mL淀粉浆一次全部加入。

(4)搅拌均匀后,过20目尼龙筛制湿颗粒(软材)(用手将软材握成团状,用手掌压过筛网即得)。

(5)将湿颗粒于60 ℃烘箱干燥60 min,用20目筛进行整粒。

(6)整粒后颗粒与 1.5 g 滑石粉和 1 g 淀粉混合均匀,以 φ8 mm 冲模进行冲模压片。

3.质量检查与评定

本实验测定片重差异、崩解度、硬度和溶出度。

(1)片重差异

《中华人民共和国药典》规定,0.3 g 以下药片的质量差异限度为≤±7.5%;0.3 g 或 0.3 g 以上药片的质量差异限度为≤±5%。超出质量差异限度的药片不得多于 2 片,并不得有 1 片超出限度的一倍。本片按限度≤±7.5%评定。

$$片重差异(±\%)=(单片重-平均片重)/平均片重×100\%$$

(2)崩解度

取药片 6 片,分别置于吊篮的玻璃管中,每管各加 1 片,吊篮浸入盛有 37±1 ℃水的 1 000 mL 烧杯中,开动马达按一定的频率和幅度往复运动(每分钟 30～32 次),从片剂置于玻璃管时开始计时,至片剂全部崩解成碎片并全部通过管底筛网为止,该时间即该片剂的崩解时间,应符合规定崩解时限。如有 1 片崩解不全,应另取 6 片复试,均应符合规定。

(3)硬度实验

应用片剂四用仪进行测定。将药片垂直固定在两横杆之间,其中的活动横杆借助弹簧沿水平方向对片剂径向加压,当片剂破碎时,活动横杆的弹簧停止加压。仪器刻度标尺上所指示的压力即硬度。测 3～4 片,取平均值。

(4)溶出度实验

取本品 6 片,按溶出度测定法操作。

4.实验结果

将阿司匹林片质量检查结果记录在表 4-12 中。

表 4-12　　　　阿司匹林片质量检查结果

溶出	平均片重/g	硬度/kg	崩解时限/min

⬛ **注意事项**

1.淀粉浆的制备:若用直火时,需不停搅拌,防止焦化而使压片时产生黑点。浆的糊化程度以呈透明浆状为宜,制粒干燥后,颗粒不易松散。加浆的温度,以温浆为宜,加浆温度过高不利于药物的稳定,并使崩解剂淀粉糊化而降低崩解作用,温度太低不易分散均匀。

2.制软材时要控制淀粉浆的用量,软材的干湿程度应适宜,使之"握之成团,轻压即散",并握后掌上不沾粉为度。

3.过筛制得的湿颗粒,一般要求较完整,可有一部分小颗粒。如果颗粒中含细粉过多,说明黏合剂用量太少;若呈线条状,说明黏合剂用量太多。

🔖 思考题

1. 试分析阿司匹林片处方中各辅料成分的作用。
2. 《中华人民共和国药典》规定片剂的质量检查项目有哪些?
3. 使用单冲压片机时应注意哪些问题?

实验八 软膏剂的制备(4学时)

🔖 前言

软膏剂系指药物与适宜的基质制成的具有适当稠度的膏状外用制剂。它可在应用部位发挥疗效或起保护和润滑皮肤的作用,药物也可吸收进入体循环产生全身治疗作用。基质是软膏剂的赋形剂,同时也是药物载体,对软膏剂的质量、药物的释放以及药物的吸收都有重要影响。软膏基质根据其组成可分三类:油脂性、乳剂型和水溶性基质。用乳剂型基质制备的软膏剂亦称乳膏剂。

🔖 实验目的

1. 掌握各种不同类型、不同基质软膏剂的制法、操作要点及操作注意事项。
2. 掌握软膏剂中药物的加入方法。

🔖 实验原理

软膏剂可根据药物与基质的性质用研合法、熔合法和乳化法制备。固体药物可用基质中的适当组分溶解,或先粉碎成细粉(按《中华人民共和国药典》2002年版二部凡例标准)与少量基质或液体组分研成糊状,再与其他基质研匀。所制得的软膏剂应均匀、细腻、具有适当的黏稠性,易涂于皮肤或黏膜上且无刺激性。软膏剂在存放过程中应无酸败、异臭、变色、变硬、油水分离等变质现象。

🔖 仪器和试剂

1. 仪器

恒温水浴箱、研钵、软膏板、软膏刀、烧杯、玻璃棒、显微镜等。

2. 试剂

水杨酸、液体石蜡、凡士林、白凡士林、十八醇、单硬脂酸甘油酯、十二烷基硫酸钠、甘油、羟苯乙酯、石蜡、司盘40、乳化剂OP、羧甲基纤维素钠、苯甲酸钠等。

实验步骤

1. 油脂性基质的水杨酸软膏制备

（1）处方

水杨酸	1 g
液体石蜡	2 mL
凡士林	加至 20 g

（2）制备

取水杨酸置于研钵中，加入适量液体石蜡研成糊状，分次加入凡士林混合，研匀即得。

（3）注释

①处方中的凡士林基质可根据气温用液体石蜡调节稠度。

②水杨酸需先粉碎成细粉，配制过程中避免接触金属器皿。

2. O/W 型乳剂基质的水杨酸软膏制备

（1）处方

水杨酸	1.0 g
白凡士林	2.4 g
十八醇	1.6 g
单硬脂酸甘油酯	0.4 g
十二烷基硫酸钠	0.2 g
甘油	1.4 g
羟苯乙酯	0.04 g
蒸馏水	加至 20 g

（2）制备

取白凡士林、十八醇和单硬脂酸甘油酯置于烧杯中，水浴加热至 70～80 ℃，使其熔化，将十二烷基硫酸钠、甘油、羟苯乙酯和计算量的蒸馏水置另一烧杯中加热至 70～80 ℃使其溶解，在同温下将水相以细流加到油相中，边加边搅拌至冷凝，即得 O/W 型乳剂基质。

取水杨酸置于软膏板上或研钵中，分次加入制得的 O/W 型乳剂基质研匀，制得 20 g。

（3）注释

①采用乳化法制备乳剂基质时，油相和水相混合前应保持温度约 80 ℃，然后将水相缓缓加到油相溶液中，边加边不断快速顺向搅拌，使制得的基质细腻。若不沿一个方向搅拌，往往难以制得合适的乳剂基质。

②水相温度可略高于油相温度。

③设计乳剂基质处方时，有时加入少量辅助乳化剂，可增加乳剂的稳定性，处方中单硬脂酸甘油酯即辅助乳化剂。

④决定乳剂基质类型的主要是乳化剂的类型，但还应考虑处方中油相、水相的用量比例。例如，乳化剂是 O/W 型，但处方中水相的量比油相的量少时，往往难以得到稳定的

O/W 型乳剂基质,会因转相生成 W/O 型乳剂基质,且极不稳定。

3.W/O 型乳剂基质的水杨酸软膏制备

(1)处方

水杨酸	1.0 g
单硬脂酸甘油酯	2.0 g
石蜡	2.0 g
白凡士林	1.0 g
液体石蜡	10.0 g
司盘 40	0.1 g
乳化剂 OP	0.1 g
羟苯乙酯	0.02 g
蒸馏水	5.0 mL

(2)制备

取锉成细末的石蜡、单硬脂酸甘油酯、白凡士林、液体石蜡、司盘 40、乳化剂 OP 和羟苯乙酯于烧杯中,置恒温水浴箱中加热熔化并保持 80 ℃,细流加入同温的水,边加边搅拌至冷凝,即得 W/O 型乳剂基质。用此基质同上制备水杨酸软膏 20 g。

(3)注释

乳化剂 OP(烷基芳基聚乙二醇醚)是非离子型表面活性剂,HLB 值 15.0,为 O/W 型乳化剂,易溶于水,10 g/L 水溶液的 pH 为 5~7,遇酸、碱、重金属、盐类和硬水均较稳定,但遇大量铁、镁、铝、铜等离子时,表面活性下降。

4.水溶性基质的水杨酸软膏制备

(1)处方

水杨酸	1.0 g
羧甲基纤维素钠	1.2 g
甘油	2.0 g
苯甲酸钠	0.1 g
蒸馏水	16.8 mL

(2)制备

取羧甲基纤维素钠置于研钵中,加入甘油研匀,然后边研边加入溶有苯甲酸钠的水溶液,待溶胀后研匀,即得水溶性基质。用此基质同上制备水杨酸软膏 20 g。

(3)注释

用羧甲基纤维素钠等高分子物质制备溶液时,可先撒在水面上,放置数小时,切忌搅动,使慢慢吸水充分膨胀后,再加热即溶解。否则因搅动而成团,使水分子难以进入而导致很难溶解制得溶液。若先用甘油研磨而分散开后,再加水时则不结成团块,会很快溶解。

5.实验结果

将制备得到的四种水杨酸软膏涂在自己的皮肤上,评价是否均匀细腻,记录皮肤的感觉,比较四种软膏的黏稠性与涂布性。

思考题

1.讨论四种软膏中各组分的作用。

2.大量制备软膏时如何对凡士林进行预处理?

3.软膏剂制备过程中药物的加入方法有哪些?

4.制备乳剂型软膏基质时应注意什么? 为什么要加温至 70～80 ℃?

5.用于治疗大面积烧伤的软膏剂在制备时应注意什么?

附:软膏剂质量检查及质量评定方法

1.乳剂型软膏基质类型鉴别

(1)加苏丹Ⅲ油溶液 1 滴,置显微镜下观察,若连续相呈红色,则为 W/O 型乳剂。

(2)加亚甲蓝水溶液 1 滴,置显微镜下观察,若连续相呈蓝色,则为 O/W 型乳剂。

2.稳定性实验

将各基质均匀装入密闭容器中,编号后分别置烘箱(39±1 ℃)、室温(25±3 ℃)和冰箱(5±2 ℃)中一个月,检查其含量、稠度、失水、酸碱度、色泽、均匀性、霉变等现象。

3.基质配伍实验

将 5 g 基质与主药按常用浓度制成软膏后,置密闭容器中,贮放一定时间,观察基质是否被破坏。

实验九　栓剂的制备(4 学时)

前言

栓剂系指药物与适宜基质制成的具有一定性状和质量以供腔道给药的固体剂型。它能发挥局部作用或全身作用。目前常用的有肛门栓、阴道栓等。栓剂的基质可分为油脂性基质,如可可豆脂、半合成脂肪酸甘油酯、氢化植物油等;水溶性基质,如聚氧乙烯硬脂酸酯、聚乙二醇类等。某些基质中还可加入表面活性剂使药物易于释放,并可促进药物透过生物膜被机体吸收。

实验目的

1.掌握热熔法制备栓剂的工艺。

2.熟悉处方中所用两种类型的基质在栓剂制备中的特点。

3.掌握置换价的测定方法和应用。

实验原理

对于制备栓剂用的固体药物,除另有规定外,应制成全部通过六号筛的粉末。

栓剂的制法有搓捏法、冷压法和热熔法三种。

用热熔法制备栓剂时,为了使栓剂冷却成型后易于从栓模中推出,模型应涂润滑剂。水溶性基质涂油性润滑剂,如液体石蜡;油溶性基质涂水性润滑剂,如软皂、甘油各 1 份及 90% 乙醇 5 份的混合液。

不同的栓剂处方用同一模型制得的栓剂容积是相同的,但其质量则随基质与药物密度的不同而有差别。为了确定基质用量以保证栓剂量的准确,常需预测药物的置换价。置换价(f)为主药的质量与同体积基质质量的比值。即

$$f = \frac{W}{G-(M-W)} \tag{4-4}$$

式中,W 为每粒含药栓剂中主药的质量;G 为每粒纯基质栓剂的质量;M 为每粒含药栓剂的质量。

根据求得的置换价,可用式(4-5)计算出每粒栓剂中应加的基质质量(E)为

$$E = G - \frac{W}{f} \tag{4-5}$$

栓剂的质量评价包括:主药含量、外形、质量差异、融变时限、释放度、微生物限度等,其中缓释栓剂应进行释放度检查,不再进行融变时限检查。

仪器和试剂

1. 仪器

栓模具、蒸发皿、研钵、水浴锅、电炉、分析天平、普通天平、融变时限仪等。

2. 试剂

阿司匹林、可可豆脂(半合成脂肪酸甘油酯)、醋酸氯己定、聚山梨酯 80、冰片、甘油、乙醇、明胶、蒸馏水等。

实验步骤

1. 置换价的测定

以阿司匹林为模型药物,用半合成脂肪酸甘油酯为基质,进行置换价测定。

(1)纯基质栓的制备

称取可可豆脂 12 g 置蒸发皿中,于水浴锅上加热至 2/3 基质熔化时停止加热,搅拌使全熔,熔化后,倾入涂有润滑剂的栓剂模型中,冷却凝固后削去溢出部分,脱模,得完整的纯基质栓数粒,称重,每粒栓剂的平均质量为 G。

(2)含药栓的制备

称取研细的阿司匹林粉末(100 目)6 g 置研钵中,另称取可可豆脂 12 g 置蒸发皿中,于水浴锅上加热至 2/3 基质熔化时停止加热,搅拌使全熔;分次加至容器中与阿司匹林粉末混匀,待快到达常温后倾入涂有润滑剂的栓剂模型中,冷却凝固后削去溢出部分,脱模,得完整的含药栓数粒,称重,每粒栓剂的平均质量为 M,含药量 $W = M \cdot x\%$,$x\%$ 为含药百分量。

（3）置换价的计算

将上述得到的 G、M、W 代入式(4-4)中,可求得阿司匹林的可可豆脂的置换价。

2.阿司匹林栓剂

（1）处方

阿司匹林(100目)	5 g
可可豆脂	适量
制成肛门栓	10 粒

（2）操作

按上述已求得的阿司匹林对可可豆脂的置换价,计算 10 枚栓剂需用的基质质量。称取计算量的可可豆脂置蒸发皿中,在 60 ℃ 水浴锅上加热熔化,加入阿司匹林粉末,搅拌均匀,待稠度较大时倾入有润滑剂的栓模中,冷却凝固后削去溢出部分,脱模即得。

（3）注释

①混合时基质温度不宜过高。

②为了使药物与基质能充分混匀,药物与熔化的基质应按等体积递增配研法混合。

③注模时若混合物温度太高会使稠度变小,所制栓剂易发生中空或顶端凹陷现象,故应在适当的温度下于混合物稠度较大时注模,并注至模口稍有溢出为止,且一次性注完。

④注好的栓模应在适宜的温度下冷却一定时间。冷却的温度偏高或时间太短,常发生黏膜现象;冷却的温度过低或时间过长,又易产生栓剂破碎。

3.洗必泰(醋酸氯己定)栓剂

（1）处方

醋酸氯己定(100目)	0.2 g
聚山梨酯80	1.0 g
乙醇	2 mL
冰片	0.04 mL
甘油	7.2 g
明胶	9.0 g
蒸馏水	5.6 mL
制成阴道栓	10 粒

（2）操作

①甘油明胶溶液的制备:称取处方量的明胶,置称重的蒸发皿中(连同使用的玻璃棒一起称重),加入相当明胶量 1.5～2 倍的蒸馏水浸泡 0.5～1 h,使溶胀变软,加入处方量甘油后置水浴锅中加热,使明胶溶解,继续加热并轻轻搅拌,使水分蒸发至处方量为止(称重)。

②栓剂的制备:将醋酸氯己定与聚山梨酯80混合,搅拌均匀。将冰片溶于乙醇中,在搅拌下与醋酸氯己定混合均匀。然后在搅拌下将醋酸氯己定混合液加入甘油明胶溶液中,搅拌,趁热灌入已涂有润滑剂的栓模内,冷却,削去模口上溢出部分,脱模即得。

（3）注释

①甘油明胶由明胶、甘油和水按一定比例组成。甘油明胶多用作阴道栓剂基质，具有弹性，在体温时不熔融，而是缓慢溶于体液中释出药物，故作用缓和持久。其溶解速度与明胶、甘油和水的比例有关，甘油和水的含量高时容易溶解。

②醋酸氯己定在水中微溶，在乙醇中溶解。处方中聚山梨酯80可以使醋酸氯己定均匀分散于甘油明胶基质中。

③明胶需先用水浸泡使之充分溶胀变软，再加热时才容易溶解。否则无限溶胀时间延长，且含有一些未溶解的明胶小块或硬粒。在加热溶解明胶及随后蒸发水分的过程中，均须轻轻搅拌，以免胶液中产生不易消除的气泡，使成品含有气泡，影响质量。

④基质中蒸发水分需较长的时间，但必须控制含水量使蒸发至处方量。水量过多栓剂太软，水量太少栓剂太硬。

4.栓剂的质量检查

（1）外观与色泽

（2）质量差异

栓剂的质量差异限度的测定方法：取栓剂10粒，精密称定总质量，求得平均粒重后，再分别精密称定各粒的质量。每粒质量与平均粒重相比较，超出质量差异限度的栓剂不得多于1粒，并不得超出限度1倍。

栓剂平均质量与质量差异限度规定为：1.0 g以下或1.0 g为±10%；1.0 g以上至3.0 g为±7.5%；3.0 g以上为±5%。

（3）融变时限

采用融变时限仪测定。

5.实验结果

（1）置换价

记录阿司匹林的可可豆脂的置换价测定数据与计算结果。

（2）将栓剂的各项质量检查结果记录于表4-13中。

表4-13 栓剂的各项质量检查结果

名称	外观	质量/g	质量差异限度	融变时限/min
阿司匹林栓				
氯己定栓				

思考题

1.热熔法制备阿司匹林栓应注意什么？

2.氯己定栓剂为何选用甘油明胶基质？制备该栓剂时应注意什么？

3.如何进行置换价的测定？

4.栓剂的质量检查项目有哪些？

实验十　膜剂的制备(4学时)

前言

膜剂是指将药物溶解或均匀分散在成膜材料中制成的薄膜状剂型。可供内服(如口服、口含、舌下),外用(如皮肤、黏膜),腔道用(如阴道、子宫腔),植入或眼用,等等。

膜剂成型主要取决于成膜材料。常用的成膜材料有天然高分子物质(如明胶、阿拉伯胶、琼脂、海藻酸及其盐、纤维素衍生物等)、合成高分子物质[常用的有丙烯类、乙烯类高分子聚合物,如聚乙烯醇(PVA)及聚乙烯醇缩乙醛、聚乙烯吡咯烷酮(PVP)、乙烯-醋酸乙烯共聚物(EVA)及丙烯酸树脂类]。其中最常用的成膜材料为聚乙烯醇。该材料系白色或淡黄色粉末或颗粒,微有特殊臭味。国内应用的多为PVA (05-88)和PVA(17-88)两种规格,平均聚合度分别为500和1 700。后者聚合度大则分子量大,因而在水中溶解度较小而黏度较大。

膜剂除主药和成膜材料外,还需加入增塑剂(如甘油、丙二醇等)、着色剂、填充剂(如糊精、淀粉等)、表面活性剂、脱膜剂(如液体石蜡、甘油等)等辅料。

实验目的

1.掌握小剂量制备膜剂的方法和操作注意事项。
2.熟悉常用成膜材料的性质和特点。

实验原理

膜剂的制备方法有多种。工业大生产可使用涂膜机,采用流涎法来制备。本实验小量制备膜剂可采用刮板法,即选用大小适宜、表面平整的玻璃板,洗净,擦干,撒上少许滑石粉(或涂上少许液体石蜡等其他脱膜剂),用清洁纱布擦去。然后将浆液倒上,用有一定间距的刮刀(或玻璃棒)将其刮平后置一定温度的烘箱中干燥即可。除用脱膜剂以外,还可用聚乙烯薄膜为"垫材",其脱膜效果更佳。具体操作方法为:玻璃板用75%乙醇涂擦一遍,趁湿铺上一张两边宽于玻璃板的聚乙烯薄膜(一般食品袋的薄膜)驱出残留气泡,使薄膜紧密平展地贴于玻璃板上,再把两边宽出部分贴在玻璃板反面,使薄膜固定即可用于制备药膜。此法不但易揭膜,且可把聚乙烯薄膜作为药膜的衬材一起剪裁,于临用时揭膜。膜剂制备时常见的问题、产生原因与解决方法见表4-14。

表4-14　　　　　　　　膜剂制备时常见的问题、产生原因与解决方法

常见的问题	产生原因	解决方法
药膜不易剥离	(1)干燥温度太高 (2)玻璃板等未洗净、未涂润滑剂	(1)降低干燥温度 (2)玻璃板上涂脱膜剂或处方中加少量脱膜剂(润滑油)

(续表)

常见的问题	产生原因	解决方法
药膜表面有不均匀气泡	(1)开始干燥温度太高	(1)开始干燥温度应在溶剂沸点以下 (2)通风
药膜走油	(1)油的含量太高 (2)成膜材料选择不当	(1)降低含油量 (2)用填充料吸收后再制膜
药粉从药膜上"脱落"	(1)固体成分含量太高	(1)减少粉末含量 (2)增加增塑剂用量
药膜太脆或太软	(1)增塑剂太少或太多 (2)药物与成膜材料发生化学反应	(1)增减增塑剂用量 (2)更换成膜材料
药膜中有粗大颗粒	(1)未经过滤 (2)溶解的药物从浆液中析出结晶	(1)制膜前浆液应过滤 (2)采用研磨法
药膜中药物含量不均匀	(1)浆液久置、药物沉淀 (2)不溶性成分粒子太大	(1)不宜久置,浆液混匀后排除气泡即应制膜 (2)研细

仪器和试剂

1. 仪器

玻璃板、玻璃棒、尼龙筛(80目)、水浴锅、手术刀(片)、烘箱、烧杯、量筒、普通天平等。

2. 试剂

甲硝唑、聚乙烯醇[PVA(17-88)]、甘油、蒸馏水等。

实验步骤

1. 甲硝唑口腔溃疡膜

(1)处方

甲硝唑	0.3 g
PVA(17-88)	5 g
甘油	0.3 g
蒸馏水	50 mL

(2)制备

取 PVA(17-88)、甘油、蒸馏水,用玻璃棒搅拌浸泡溶胀后在 80～90 ℃水浴锅中加热约 1 h 使溶解,趁热用尼龙筛(80目)过滤,放冷后加甲硝唑,搅拌使溶解,放置一定时间除气泡,然后倒在玻璃板上用刮板法制膜,厚度约为 0.3 mm,于 80 ℃干燥后切成 1 cm^2 的小片备用,每片约含甲硝唑 1.6 mg。

2. 膜剂的质量检查

（1）外观检查

膜剂外观应完整光洁，厚度一致，色泽均匀，无明显气泡。

（2）质量差异检查

除另有规定外，取膜片 20 片，精密称定总质量，计算平均膜重后，再分别精密称定每片膜的质量。每片膜的质量与平均膜重相比较，质量差异限度见表 4-15。

表 4-15	膜剂质量差异限度
平均膜重	质量差异限度
≤0.02 g	±15%
0.02 g 以上至 0.2 g	±10%
大于 0.2 g	±7.5%

3. 实验结果

将实验结果记录于表 4-16 中。

表 4-16		膜剂质量检查结果	
名称	外观	平均膜重	质量差异限度
甲硝唑口腔溃疡膜			

▧ 注意事项

1. PVA(17-88) 在浸泡溶胀时应加盖，以免水分蒸发，难以充分溶胀。溶解后应趁热过滤，除去杂质，放冷后不易过滤。

2. 药物与胶浆混匀后应静置除去气泡，涂膜时不宜搅拌，以免形成气泡。除气泡后应及时制膜，久置后，药物易沉淀，使含量不均匀。

3. 玻璃板应光洁，可预先涂少量液体石蜡，再预热至 45 ℃，以利脱膜。

▧ 思考题

1. 小量制备膜剂时，常用哪些成膜方法？其操作要点及注意事项是什么？

2. 处方中的甘油起什么作用？此外膜剂中还有哪些种类辅料？

3. 膜剂制备中，如何防止气泡的产生？

4. 膜剂的质量检查项目有哪些？

实验十一 固体分散体的制备及验证（8 学时）

▧ 前言

固体分散体（solid dispersion）系指药物以分子、胶态、微晶等状态均匀分散在某一固态载体物质中所形成的分散体系。将药物制成固体分散体所采用的制剂技术称为固体分散技术。将药物制成固体分散体具有如下作用:增加难溶性药物的溶解度和溶出速率;控制药物释放;利用载体的包蔽作用,掩盖药物的不良嗅味和降低药物的刺激性;使液体药物固体化等。

实验目的

1.掌握共沉淀法制备固体分散体的制备工艺。
2.熟悉固体分散体的鉴定方法。
3.掌握溶出度测定的方法及溶出速率曲线的绘制。

实验原理

固体分散体所用载体材料可分为水溶性载体材料、难溶性载体材料、肠溶性载体材料三大类。水溶性载体材料有:聚乙二醇类(PEG)、聚维酮类(PVP)、表面活性剂类、有机酸类、糖类与醇类、纤维素衍生物类;难溶性载体材料有:纤维素衍生物类、聚丙烯酸树脂类、脂质类;肠溶性载体材料有:纤维素衍生物类、聚丙烯酸树脂类。固体分散体的类型有:固体溶液、简单低共溶混合物、共沉淀物(也称共蒸发物)等。

常用固体分散技术有:溶剂法、熔融法、溶剂-熔融法、研磨法、液相中溶剂扩散法等。药物与载体是否形成了固体分散体,可通过对其进行物相鉴别。常用的物相鉴别方法有红外光谱法、热分析法、粉末 X 射线衍射法、溶出速率测定法、核磁共振谱法等。本实验通过测定溶出度进行验证。

仪器和试剂

1.仪器

天平、恒温水浴锅、蒸发皿、研钵、80 目筛、紫外-分光光度计、烘箱、容量瓶、溶出实验仪、5 mL 注射器、试管、吸管等。

2.试剂

阿司匹林、阿司匹林片(市售)、PVP k_{30}、无水乙醇、$Na_2HPO_4 \cdot 12H_2O$、$NaH_2PO_4 \cdot 2H_2O$ 等。

实验步骤

1.阿司匹林-PVP 固体分散体(共沉淀物)的制备
(1)处方

阿司匹林	0.5 g
PVP k_{30}	2.5 g

（2）具体操作

①阿司匹林-PVP 共沉淀物的制备：取阿司匹林 0.5 g，置蒸发皿内，加无水乙醇 10 mL，在 60～70 ℃恒温水浴锅中加热溶解，再加入 PVP k₃₀ 2.5 g 搅匀使溶解，然后将水浴温度提高至 80～90 ℃，在搅拌下充分蒸去溶剂（听到噼啪声，药物和辅料呈均一的黏稠状态），取下蒸发皿置于烘箱内干燥至完全，冷却（冷水浴或者冰浴）至室温，研钵研碎，过 80 目筛，即得。

②阿司匹林-PVP 物理混合物的制备：按共沉淀物中阿司匹林和 PVP 的比例，称取适量的阿司匹林和 PVP，混匀，即得。

2. 阿司匹林-PVP 共沉淀物溶出速度的测定

具体操作如下：

①溶出介质（pH6.8 磷酸盐缓冲液）的配置：称取 $Na_2HPO_4 \cdot 12H_2O$ 11.9 g，加蒸馏水定容 500 mL，再称取 $NaH_2PO_4 \cdot 2H_2O$ 5.2 g，加蒸馏水定容 500 mL，两液混合即得。

②标准曲线的绘制：精密称取干燥至恒重的阿司匹林约 20 mg 置 100 mL 容量瓶中，加无水乙醇溶解，定容，摇匀。吸取溶液 0.1 mL、0.2 mL、0.3 mL、0.4 mL、0.5 mL、0.6 mL 分别置 10 mL 容量瓶中，加溶出介质定容，以溶出介质为空白，在 298 nm 波长处测定吸光度，以吸光度对浓度回归，得标准曲线回归方程。（标准曲线方程：$A = 16.095C + 0.003$，浓度为 0.012 4～0.043 5 mg/mL，相关系数：$r = 0.999\ 8$）

③实验样品：阿司匹林片、阿司匹林共沉淀物及物理混合物（含阿司匹林均为 200 mg）。

④溶出速度的测定：按照溶出度测定方法（《中华人民共和国药典》2010 年版二部附录溶出度测定方法桨法）。调节溶出实验仪水浴温度为（37±0.5）℃，恒温。准确量取 900 mL 溶出介质（pH 6.8 磷酸盐缓冲液），倒入溶出实验仪的溶出杯中，预热并保持（37±0.5）℃。另外用烧杯盛装 200 mL 溶出介质于恒温水浴锅中保温，用作补充介质。调节搅拌桨转速为 100 r/min。取实验样品，分别置入溶出杯内，立即开始计时。分别于 1 min、3 min、5 min、10 min、15 min、20 min、30 min 用注射器取样 3 mL，同时补加溶出介质 3 mL，8 000 g 离心 1 min，取上清液，以溶出介质为空白，在 298 nm 测定吸收度，按标准曲线回归方程计算不同时间各样品的累积释放百分率，并对时间作图，绘制溶出曲线。

3. 实验结果

（1）写出标准曲线回归方程和相关系数。

（2）将实验样品的溶出速度测定时的稀释倍数及吸收度 A 值填于表 4-17 中。

（3）绘制累积溶出量曲线[式（4-6）]。

以阿司匹林累积溶出量（％）为纵坐标，以取样时间为横坐标，绘制实验样品的累积溶出曲线，讨论并说明固体分散体是否形成。

表 4-17 　　　　　　　阿司匹林实验样品溶出速度测定记录及累积溶出量

样品	取样时间/min	稀释倍数	A 值	C	C'	累积溶出量/%
阿司匹林片	1					
	3					
	5					
	10					
	15					
	20					
	30					
阿司匹林-PVP 共沉淀物	1					
	3					
	5					
	10					
	15					
	20					
	30					
阿司匹林-PVP 物理混合物	1					
	3					
	5					
	10					
	15					
	20					
	30					

浓度较正

$$C'_n = C_n + (V_0/V) \sum_{i=1}^{n-1} C_i$$

式中,C'_n 为校正浓度;V_0 为每次取样体积;C_n 为实测浓度;V 为介质总体积。

$$累积溶出量(\%) = \frac{C'(\mu g/mL) \times 稀释倍数 \times V \times 10^{-3}}{样品中布洛芬量(mg)} \times 100\% \qquad (4\text{-}6)$$

📖 注意事项

1. 制备阿司匹林-PVP 共沉淀物时,溶剂的蒸发速度是影响共沉淀物均匀性的重要因素,搅拌下快速蒸发均匀性好。

2. 在制备共沉淀物时,应避免引入湿气,否则不易干燥,难以粉碎,导致实验失败。

3. 测定累积溶出量时按阿司匹林的实际投入量来计算,同时请注意进行校正。

📖 思考题

1. 请对溶出曲线进行解释。

2.固体分散体除可以采用溶剂法制备外,还可以采用哪些方法? 这些方法有什么优缺点?

3.固体分散体在药剂学中的应用中有何特点及问题?

4.本实验还有哪些方面需要改进? 您是否可以设计其他的相关实验?

5.采用溶剂法制备固体分散体(共沉淀物)时,载体材料是否需要预先进行筛分处理?

附:溶出实验仪的调试与使用

1.溶出实验仪的结构组成

目前,国内已有多种溶出实验仪产品,其中天津大学无线电厂生产的 ZRS-6 型智能溶出实验仪设计先进,符合《中华人民共和国药典》的规定。该溶出实验仪的结构如图 4-1 所示,对于固体制剂溶出度的测定,《中华人民共和国药典》规定有转篮法、桨法和小杯法,且有仪器专用配件(图 4-2)。下面以 ZRS-6 型智能溶出实验仪为例,简单介绍该仪器的调试与使用。

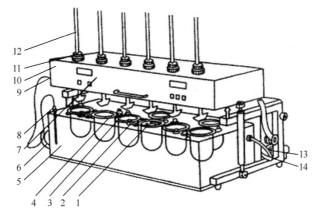

1—杯盖;2—压块;3—偏心轮;4—溶出杯;5—水浴箱;6—出水管;7—面板;8—温度传感器;9—温度传感器插头;10—主机箱;11—离合器;12—桨杆;13—电源开关;14—进水管

图 4-1　溶出实验仪结构示意图

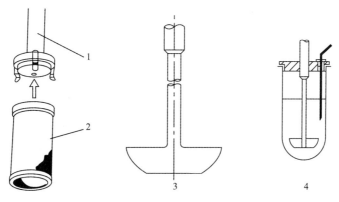

1—转篮杯;2—网篮;3—搅拌桨;4—小杯法装置

图 4-2　转篮法、桨法、小杯法装置示意图

2.溶出实验仪的使用方法

(1)给水浴箱注入蒸馏水至水线标志。

(2)将电源插头接在有地线的220 V电源插座中,按下仪器底右侧的电源开关,指示灯亮,水泵启动,水浴槽中的水开始循环流动。

(3)主机箱左侧是温度控制部分,设有选择键和加热键,温度选择共分32.0 ℃、37.0 ℃、37.5 ℃、38.0 ℃四档。按加热键,加热红色指示灯亮,水开始加热。按住选择键,温度选择绿灯依次循环闪亮,到达设定的温度时,释放选择键,绿灯所对应的温度就是所需温度。水温将被控制在该点±0.2 ℃范围内。当温度到达设定温度时,红色指示灯灭,表示加热系统停止加热。当温度低于设定温度时,红色指示灯亮,表示加热系统开始加热。

(4)主机箱右侧是转速控制部分,设有启动键、减速键、加速键(图4-3)。按下电源开关后,正常情况下转速显示窗应显示"P",按启动键,各桨杆或转篮杆以100 r/min的速度旋转。按减速键,转速逐渐降低,反之,按加速键,转速逐渐增加,转速可在25～200 r/min范围内选择。释放启动键,转动停止,再按启动键可恢复原转速。

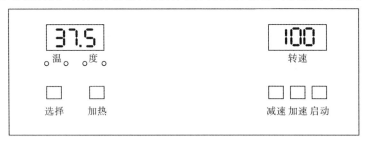

图4-3 溶出实验仪面板示意图

(5)取样针头和调整垫是为了方便达到《中华人民共和国药典》规定的取样面而设置的,如500 mL溶出介质使用薄垫长弯针头,600 mL溶出介质使用厚垫长弯针头,900 mL溶出介质使用薄垫短弯针头,1 000 mL溶出介质使用厚垫短弯针头(图4-4)。

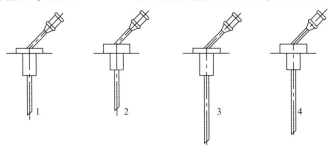

1—900 mL;2—1 000 mL;3—500 mL;4—600 mL

图4-4 针头与调整垫使用示意图

(6)当需要更换水浴箱中的水时,可在出水嘴上更换附件箱中的放水管,便可放水。

3.注意事项

(1)每次开机前,应将水浴箱中的水加至水线,开机后水应循环,如水不循环,通常是胶管中空气阻塞造成的,只要将空气排掉即可。

（2）样液用微孔滤膜过滤,应注意滤膜安装是否紧密正确,若滤膜安装不严密或有破损,则直接影响测定数据的正确性。

（3）溶出杯内介质的温度是通过外面的水浴箱控制的,水浴箱内应加入蒸馏水,不宜用自来水,以免长期使用腐蚀温控零件。最好用仪器本身的加热器升温,若直接注入热水时注意温度不宜过高,以免使塑料部件变形。

实验十二　包合物的制备（4 学时）

前言

包合物系指一种分子被包嵌于另一种分子的空穴结构内形成的结合物。药物作为客分子经包合后,溶解度增大、稳定性提高、液态药物粉末化,可防止挥发性成分挥发,掩盖药物的气味或味道,调节药物释放速率,提高生物利用度,降低药物毒副作用。

实验目的

1.掌握饱和水溶液制备包合物的工艺。

2.了解计算包合率与包合物收率的方法。

3.了解包合物形成的验证方法。

实验原理

目前药物制剂中常用的包合材料为环糊精（cyclodextrin,CD）,常用的有 α、β、γ,它们的空穴内径与物理性质都有较大差别,其中 β-环糊精（β-CD）的空穴内径为 0.7～0.8 nm,20 ℃水中溶解度为 18.5 g/L,随着温度升高溶解度增大,在 40 ℃、60 ℃、80 ℃、100 ℃时的溶解度分别为 37 g/L、80 g/L、183 g/L、256 g/L。采用饱和水溶液法可方便地制备得到包合物,即用主分子的饱和溶液与客分子相混,再降低温度,客分子进入主分子的空穴中,包合物从水中析出,便于分离。

环糊精包合物形成的原理:包合物能否形成及其是否稳定,主要取决于环糊精和药物的立体结构和二者的极性。药物分子必须同环糊精空穴的形状、大小相适应。能形成包合物的通常都是有机药物。有机药物还应符合下列必要条件之一:分子中的原子数大于5;如具有稠环,稠环数应小于 5;分子量为 100～400;在水中的溶解度小于 10 g/L;熔点低于 250 ℃。无机物大多不宜用环糊精包含。

包含物的质量检查及其验证:质量检查项目为包合率[式(4-7)]及包合物收率[式(4-8)]。本实验对包合物的验证采用紫外分光光度法和红外光谱法。

（1）质量检查

$$包合率 = 包合物中阿司匹林量(g)/投入阿司匹林量(g) \times 100\% \tag{4-7}$$

$$包合物收率 = \{包合物实际量(g)/[投入环糊精量(g) + 投入阿司匹林量(g)]\} \times 100\% \tag{4-8}$$

(2)验证包合物的形成

紫外分光光度法、红外光谱法(需分析包合物、混合物、药物、β-环糊精等制成的供试样品)。

仪器和试剂

1.仪器

恒温水浴锅、磁力搅拌器、烧杯(500 mL)、刻度滴管、温度计、布氏漏斗(小号)、抽滤瓶、真空泵、药物天平、具塞广口瓶(100 mL)、移液枪(1 mL)、吸耳球、玻璃干燥器、表面皿。

2.试剂

变色硅胶、阿司匹林、β-环糊精、无水乙醇、蒸馏水。

实验步骤

1.处方

阿司匹林	1 g
β-环糊精	5 g
无水乙醇	10 mL
蒸馏水	65 mL

2.制备工艺

(1)β-环糊精饱和水溶液的制备:称取 β-环糊精 5 g,置 100 mL 具塞广口瓶中,加蒸馏水 65 mL,加热溶解,降温至 60 ℃,即得,备用。

(2)阿司匹林乙醇溶液的制备:称取阿司匹林 1 g,加无水乙醇 10 mL 溶解,即得,备用。

(3)阿司匹林-β-环糊精包合物的制备:取阿司匹林乙醇溶液,缓慢滴入 60 ℃ 的 β-环糊精饱和水溶液中,待出现浑浊逐渐有白色沉淀析出,继续保温搅拌 1 h 后,在室温下继续不断搅拌至溶液降至室温,最后用冰浴冷却,待沉淀析出完全,抽滤得沉淀,用无水乙醇 5 mL 洗涤 3 次,抽滤,干燥,即得。

(4)将包合物置 50 ℃ 以下干燥,称重,计算包合物收率。

(5)精密称取包合物约 10 mg,分别溶于 2 mL 或者 10 mL 水中,298 nm 紫外分光光度法测定包合物中阿司匹林的含量,计算包合率。

注意事项

1.β-环糊精饱和水溶液要在 60 ℃ 保温,否则水溶液不澄明。

2.包合物制备过程中温度应控制在(60±1)℃,搅拌时间应充分,否则影响包合物收率。

思考题

1.制备包合物的关键是什么？应如何进行控制？

2.本实验为什么选用 β-环糊精为主分子？它有何特点？

3.除紫外分光光度法、红外光谱法以外,还有哪些方法可以用于包合物形式的验证?

实验十三　微囊的制备(6 学时)

前言

微囊(microcapsules)系指天然的或合成的高分子材料(囊材)作为囊膜,将固态或液态药物(囊心物)包裹而成的药库型微型胶囊,其粒径通常为 $1\sim250~\mu m$。

药物制成微囊后有如下特点:掩盖药物的不良气味或口味;提高药物(如活细胞、基因、酶等)的稳定性;防止药物在胃内失活或减少对胃的刺激;使液态药物固态化便于应用与贮存;减少复方药物的配伍变化;可制备控释及缓释制剂;使药物浓集于靶区,提高疗效,降低毒副作用等。

常用的囊材可分为三大类。

(1)天然高分子材料:明胶、阿拉伯胶、海藻酸盐、壳聚糖等;

(2)半合成高分子材料:羧甲基纤维素盐、纤维醋法酯、乙基纤维素、甲基纤维素、羟丙甲纤维素等;

(3)合成高分子材料:聚乳酸、丙交酯-乙交酯共聚物、聚乳酸-聚乙二醇嵌段共聚物、ε-己内酯-丙交酯嵌段共聚物等。

实验目的

1.掌握复凝聚工艺和单凝聚工艺制备微囊的原理。

2.掌握光学显微镜目测法测定微囊粒径的方法。

3.了解利用计算机软件测定微囊粒径及其分布的方法。

实验原理

1.单凝聚工艺制备微囊的原理

以明胶作囊材为例。将药物分散在明胶材料溶液中,然后加入凝聚剂(可以是强亲水性电解质硫酸钠水溶液,或强亲水性的非电解质,如乙醇),由于明胶分子水合膜的水分子与凝聚剂结合,使明胶的溶解度降低,分子间形成氢键,最后从溶液中析出而凝聚形成凝聚囊。这种凝聚是可逆的,一旦解除凝聚的条件(如加水稀释),就可发生解凝聚,使凝聚囊很快消失。这种可逆性在制备过程中可加以利用,经过几次凝聚与解凝聚,直到凝聚囊形成满意的形状为止(可用显微镜观察)。最后加入交联剂甲醛或戊二醛,甲醛与明胶发生胺醛缩合反应,戊二醛则与明胶发生 Schiff 氏反应,使明胶分子交联形成网状结构而固化,获得不凝结、不粘连、不可逆的球形或类球形微囊。

2.复凝聚工艺制备微囊的原理

以明胶与阿拉伯胶为例。将溶液 pH 调至明胶的等电点以下使之带正电(pH 为

4.0~4.5 时明胶带的正电荷多),而此时阿拉伯胶仍带负电,由于电荷互相吸引交联形成正、负离子的络合物,溶解度降低而凝聚成囊,加水稀释,甲醛交联固化,洗去甲醛,即得球形或类球形微囊。

仪器和试剂

1.仪器

光学显微镜、天平、恒温水浴锅、研钵、电动搅拌器、烧杯、冰浴锅、抽滤瓶、布氏漏斗、真空循环水泵等。

2.试剂

液体石蜡、明胶、阿司匹林、阿拉伯胶、甲醛、戊二醛、Schiff 试剂、醋酸、NaOH、$Na_2SO_4 \cdot 10H_2O$、蒸馏水等。

实验步骤

1.液体石蜡微囊制备(单凝聚工艺)

(1)处方

液体石蜡	2 g
明胶	2 g
10% 醋酸溶液	适量
60% 硫酸钠溶液	适量
36% 甲醛溶液	3 mL
蒸馏水	适量

(2)制备

①明胶水溶液的制备:称取明胶 2 g,加蒸馏水 10 mL,浸泡膨胀后,微热助其溶解,50 ℃保温,即得,备用。

②液体石蜡乳状液的制备:称取液体石蜡 2 g,加入明胶水溶液,置于研钵中研磨成初乳,加蒸馏水稀释至 60 mL,用 10%醋酸溶液调节 pH 至 4,即得,备用。

③60%硫酸钠溶液的配制:称取 $Na_2SO_4 \cdot 10H_2O$ 晶体 15 g,加水 25 mL 混匀,于 50 ℃溶解并保温,即得,备用。

④硫酸钠稀释液的配制:根据成囊后系统中所含的硫酸钠浓度(如为 a%),再增加 1.5% [($a+1.5$)%],配成该浓度后置室温放置,即得,备用。

⑤微囊的制备:将液体石蜡乳状液置于烧杯中,于恒温水浴锅中维持 50 ~ 55 ℃,量取一定量的 60%硫酸钠溶液,搅拌下缓慢滴入乳状液中,在光学显微镜下观察已凝聚成囊为度,并计算出系统中的硫酸钠百分浓度,从而得到硫酸钠稀释液。将体积为成囊系统 3 倍的稀释液倒入成囊系统中,使凝聚囊分散,静置使凝聚囊沉降完全,倾去上清液,用硫酸钠稀释液洗 2~3 次后,将凝聚囊混悬于 300 mL 硫酸钠稀释液中,加 36%甲醛 3 mL,搅拌 15 min,加 20%NaOH 调节 pH 至 8~9,继续搅拌 1 h,静置待微囊沉降完全,倾去

上清液,抽滤,多次用纯水抽洗,至无甲醛味且用 Schiff 试剂检查洗出液至不显色为止,抽干,即得。

(3)质量检查

①在光学显微镜下观察制得微囊的性状。

②在光学显微镜下测定制得微囊的粒径及其分布。

(4)注释

①所用的水均为纯水,以免离子干扰凝聚。

②液体石蜡乳状液中的明胶,既是囊材又是乳化剂,因此,可以用组织捣碎机乳化 1～2 min,代替研钵,克服其乳化力不强的缺点。

③60%硫酸钠溶液温度低时会析出晶体,配好后应加盖于 50 ℃保温备用。

④硫酸钠稀释液的浓度至关重要,在凝聚成囊并不断搅拌下,立即计算出稀释液的浓度。例如,成囊已经用去 60%硫酸钠溶液 21 mL,而原液体石蜡乳状液体积为 60 mL,则凝聚系统中硫酸钠浓度为$(60\% \times 21 \text{ mL})/81 \text{ mL} = 15.6\%$,则$(15.6+1.5)\% = 17.1\%$就是稀释液的浓度。浓度过高或过低时可使凝聚囊黏连成团或溶解。

⑤用稀释液反复洗涤凝聚囊的目的是洗去未凝聚的明胶,否则在交联固化时形成胶状物。

2.复凝聚法制备阿司匹林微囊

(1)处方

阿司匹林	1 g
明胶	1 g
阿拉伯胶	1 g
5%醋酸溶液	适量
25%戊二醛溶液	3 mL

(2)制备

①明胶溶液的配制:称取处方量明胶用适量水浸泡溶胀至溶解(50 ℃保温),加水至 30 mL,搅匀,备用。

②阿拉伯胶溶液的配制:在烧杯中放适量水,将处方量阿拉伯胶粉末撒于液面,待粉末润湿下沉后,搅拌溶解,加水至 30 mL,搅匀,备用。

③阿司匹林微囊的制备:称取处方量的阿司匹林置研钵中,用明胶溶液和阿拉伯胶溶液的混合液进行加液研磨,直至在光学显微镜下观察无大的晶体后,加入剩余的混合液混匀,倒入烧杯内于 50 ℃水浴恒温搅拌,滴加醋酸溶液至 pH 约为 4,于光学显微镜下观察成囊后,加 30 ℃水 120 mL 稀释凝聚囊,将烧杯取出水浴,搅拌至 10 ℃以下(冰浴),加入戊二醛溶液继续搅拌 2 h,静置待微囊沉降完全,倾去上清液,将微囊过滤。用水洗至无醛味并用 Schiff 试剂检查至不显色,抽干,即得。

(3)质量检查

在光学显微镜下观察制得微囊的性状、粒径;用激光粒径仪测定制得微囊的粒径及分布。

3．实验结果

（1）微囊的性状

外观、颜色、形状，并绘制光学显微镜下微囊的形态图。

（2）粒径及其分布

应提供粒径的平均值及其分布的数据或图形。

思考题

1．难溶性固态药物与液态药物在制备微囊过程中各有什么特点？

2．乳状液和微囊在光学显微镜下形态的差别是什么？

3．在微囊制备过程中观察到的现象与问题有哪些？

4．用单凝聚工艺与复凝聚工艺制备微囊时，药物必须具备什么条件？为什么？

5．单凝聚工艺与复凝聚工艺制备微囊有什么异同？

6．使用交联剂的目的和条件是什么？用 Schiff 试剂检查时显色的反应是什么？

7．药物微囊化后有什么特点？如何测定是不是缓释微囊？

实验十四 脂质体的制备及表征（6学时）

前言

脂质体是由磷脂与（或不与）附加剂为骨架膜材制成的，具有双分子层结构的封闭囊状体。常见的磷脂分子结构中有两条较长的疏水烃链和一个亲水基团。将适量的磷脂加至水或缓冲溶液中，磷脂分子定向排列，其亲水基团面向两侧的水相，疏水烃链彼此相对缔合为双分子层，构成脂质体。用于制备脂质体的磷脂有天然磷脂，如大豆卵磷脂、蛋黄卵磷脂等；合成磷脂，如二棕榈酰磷脂酰胆碱、二硬脂酰磷脂酰胆碱等。常用的附加剂为胆固醇。胆固醇与磷脂混合使用，可制得稳定的脂质体，其作用是调节双分子层的流动性，降低脂质体膜的通透性。其他附加剂有十八胺、磷脂酸等，这些附加剂能改变脂质体表面的电荷性质，从而改变脂质体的包封率、体内外稳定性、体内分布等相关参数。

脂质体可分为三类：小单室（层）脂质体，粒径为 20～50 nm，经超声波处理的脂质体，绝大部分为小单室脂质体；多室（层）脂质体，粒径为 400～3 500 nm，在显微镜下可观察到犹如洋葱断面或人手指纹的多层结构；大单室脂质体，粒径为 200～1 000 nm，用乙醚注入法制备的脂质体多为这一类。

实验目的

1．掌握乙醇注入法制备脂质体的工艺。

2．掌握用超速离心法测定脂质体包封率的方法。

3．熟悉脂质体形成原理与作用特点。

实验原理

脂质体的制备方法有多种,根据药物的性质或需要进行选择。

(1)薄膜分散法:将脂质以有机溶剂如氯仿、甲醇及乙醇等溶解,均匀混合后,利用旋转真空干燥机将圆底烧瓶内的溶剂烘干,即在瓶壁上形成均匀的脂质膜,在临界温度以上的条件下,将欲包载物质的水溶液和脂质膜混合,用手或涡旋仪将瓶壁上的脂质膜振下来,脂质在水溶液中即可自动形成脂质体。这是一种经典的制备方法,它可形成多室脂质体,经超声处理后得到小单室脂质体。此法优点是操作简便,脂质体结构典型,但包封率较低。

(2)注入法:有乙醚注入法和乙醇注入法等。乙醚注入法是将磷脂等溶于乙醚中,在搅拌下慢慢滴入 $55\sim65$ ℃含药或不含药的水性介质中,蒸去乙醚,继续搅拌 $1\sim2$ h,即可形成脂质体。乙醇注入法是将磷脂等膜材溶于乙醇中,在搅拌下慢慢滴入 $55\sim65$ ℃含药或不含药的水性介质中,蒸去乙醇,继续搅拌 $1\sim2$ h,即可形成脂质体。

(3)逆相蒸发法:将磷脂等脂溶性成分溶于有机溶剂中,如氯仿、二氯甲烷,再按一定比例与含药的缓冲液混合、乳化,然后减压蒸去有机溶剂即可形成脂质体。该法适合于水溶性药物、大分子活性物质,如胰岛素等的脂质体制备,可提高包封率。

(4)冷冻干燥法:适于在水中不稳定药物脂质体的制备。

(5)熔融法:采用此法制备的多室脂质体,其物理稳定性好,可加热灭菌。

在制备含药脂质体时,根据药物装载的机理不同,可分为主动载药与被动载药两大类。所谓主动载药,即通过脂质体内外水相的不同离子或化合物梯度进行载药,主要有 K^+-Na^+ 梯度和 H^+ 梯度(pH 梯度)等。一般而言,人们采用最多的方法是被动载药法。所谓被动载药,即首先将药物溶于水相或有机相(脂溶性药物)中,然后按所选择的脂质体制备方法制备含药脂质体,其共同特点是:在装载过程中脂质体的内外水相或双分子层膜上的药物浓度基本一致,决定其包封率的因素为药物与磷脂膜的作用力、膜材的组成、脂质体的内水相体积、脂质体数目及药脂比(药物与磷脂膜材比)等。对于脂溶性的、与磷脂膜亲和力高的药物,被动载药法较为适用。而对于两亲性药物,其油水分配系数受介质的 pH 和离子强度的影响较大,包封条件的较小改变,就有可能使包封率有较大的变化,此时可采用主动载药法。

评价脂质体质量的指标有粒径、粒度分布和包封率等。其中脂质体的包封率是衡量脂质体内在质量的一个重要指标。常见包封率测定方法有分子筛法、超速离心法、超滤法等。

仪器和试剂

1.仪器

马尔文粒径电位测定仪、光学显微镜、天平、紫外-可见分光光度计、超速离心机、可加热磁力搅拌器、磁力搅拌子、移液器(1 mL)、烧杯(50 mL)、试管、容量瓶(10 mL、50 mL、1 000 mL)、超声波水浴锅、EP 管等。

2.试剂

阿司匹林、大豆卵磷脂、胆固醇、乙醇、$Na_2HPO_4 \cdot 12H_2O$、$NaH_2PO_4 \cdot 2H_2O$、$NaHCO_3$、蒸馏水等。

实验步骤

1.阿司匹林脂质体

(1)处方

阿司匹林	0.5 g
大豆卵磷脂	0.9 g
胆固醇	0.3 g
0.01 mol/L磷酸盐缓冲液(pH为6)	加至50 mL

(2)乙醇注入法制备脂质体

①磷酸盐缓冲液(PBS)的配制:称取磷酸氢二钠($Na_2HPO_4 \cdot 12H_2O$)0.037 g与磷酸二氢钠($NaH_2PO_4 \cdot 2H_2O$)0.2 g,加蒸馏水适量,溶解并稀释至100 mL(pH约为5.7),摇匀。

②取30 mL 0.01 mol/L磷酸盐缓冲液于50 mL烧杯中,置磁力搅拌器上,加热至55~65 ℃。用小烧杯称取处方量大豆卵磷脂、胆固醇、阿司匹林,加入5 mL乙醇使之溶解,将该溶液用1 mL移液器缓缓注入磷酸盐缓冲液中(滴加时间控制在10 min左右),边加边搅拌,注入完成后继续搅拌2 h,加磷酸盐缓冲液至50 mL,得到阿司匹林脂质体。

③取制备的阿司匹林脂质体5 mL,置于超声波水浴锅中超声5 min,测定粒径与包封率,以未超声的脂质体作为对照。

(3)质量检查

①脂质体的形态与粒度

在光学显微镜下观察超声前后阿司匹林脂质体的形态,用马尔文粒径电位测定仪测定超声前后脂质体的粒径、电位。

②包封率的测定

取脂质体溶液1 mL于1.5 mL EP管中,对未包裹的游离阿司匹林采用超速离心法与脂质体分离(离心机转速为13 000 r/min,离心5 min),取上清液0.5 mL,乙醇稀释至5 mL,在298 nm的波长处测定吸收度,计算其中阿司匹林浓度(F),即未包裹的游离阿司匹林浓度;另取阿司匹林脂质体溶液1 mL,加无水乙醇稀释至10 mL,充分摇匀使其溶解,即可破坏脂质体,在298 nm的波长处测定吸收度,计算其总药浓度(T),则包封率$E(\%)=(T/F)/T \times 100\%$。

(4)实验结果

①绘制光学显微镜下脂质体的形态图。

②记录并填于表4-18中。

表 4-18	光学显微镜下观察到的脂质体形态与粒径电位			
脂质体名称	形态	平均粒径/nm	电位/mV	备注
超声前脂质体				
超声后脂质体				

③计算包封率。

思考题

1.脂质体的性状与乳剂有何不同?

2.在脂质体的制备中加入胆固醇的目的是什么?

3.脂质体的结构与表面活性剂在溶液中形成胶团的结构有何不同?

第五章

药物分析实验

课程简介

《药物分析实验》是与《药物分析》理论课程相配套的实验课程,主要涉及各种玻璃仪器、各种天平以及常用的光谱及色谱等实验仪器的规范使用,药物的鉴别实验,药物的质量分析,药物的杂质检查,药物的含量测定等相关内容。药物分析实验综合运用现代分析分离技术、分析化学和仪器分析基本实验操作技能,让学生在实际操作中巩固和提高药物分析鉴别、检查、含量测定的原理与方法,加深学生对药品质量控制和药品安全性、有效性评价的认识和理解。

课程要求

通过药物分析实验的训练,要求学生达到以下教学目标:掌握各种玻璃仪器的洗涤与正确使用;各种天平的适用范围及规范使用;药物的鉴别、检查、含量测定的实验基本操作方法;药品的称量、溶液的配制、转移、稀释等;熟悉《中华人民共和国药典》中凡例和通则中的相关内容,能够根据实验要求准备相应的试剂等;熟练掌握试剂、药品浓度的计算及杂质限量、药品含量、制剂标示量百分含量的计算等,并能对分析结果进行正确判断;常用的光谱及色谱仪器的规范使用。

实验一 氧瓶燃烧法鉴别含卤素有机药物(4学时)

前言

氟哌啶醇和醋酸曲安奈德均为《中华人民共和国药典》2020年版二部收载的有机卤素药物,它们药物结构中的卤素与碳原子以共价键结合,用常规方法难以分析。因此,必须采用适当的有机破坏方法将药物分子破坏,使有机结合状态的卤素转变成可分析的无机卤素化合物,常用的破坏方法是氧瓶燃烧法。氧瓶燃烧法系将分子中含有卤素或硫等元素的有机药物,在充满氧气的燃烧瓶中进行燃烧,待燃烧产物被收液吸收后,再选用适宜的分析方法来进行药物鉴别。

实验目的

1. 掌握氧瓶燃烧法的基本原理与基本操作。
2. 熟悉氟哌啶醇鉴别的基本原理和操作方法。
3. 了解醋酸曲安奈德鉴别的基本原理和操作方法。

实验原理

氟哌啶醇(图 5-1),化学名为 1-(4-氟苯基)-4-[4-(4-氯苯基)-4-羟基-1-哌啶基]-1-丁酮。白色或类白色的结晶性粉末,无臭。本品在三氯甲烷中溶解,在乙醇中略溶,在乙醚中微溶,在水中几乎不溶。按干燥品计算,含 $C_{21}H_{23}ClFNO_2$ 不得少于 98.5%。

醋酸曲安奈德(图 5-2),化学名为 $16\alpha,17$-[(1-甲基亚乙基)双(氧)]-$11\beta,21$-二羟基-9-氟孕甾-1,4 二烯-3,20-二酮-21-醋酸酯。白色或类白色的结晶性粉末,无臭。本品在三氯甲烷中溶解,在丙酮中略溶,在甲醇或乙醇中微溶,在水中不溶。按干燥品计算,含 $C_{26}H_{33}FO_7$ 应为 97.0%~102.0%。

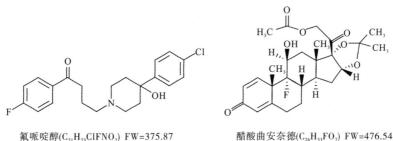

氟哌啶醇($C_{21}H_{23}ClFNO_2$) FW=375.87

醋酸曲安奈德($C_{26}H_{33}FO_7$) FW=476.54

图 5-1 氟哌啶醇结构式   图 5-2 醋酸曲安奈德结构式

1. 氟哌啶醇的鉴别反应

将氟哌啶醇在充满氧气的密闭燃烧瓶内燃烧,转变为氯离子,用氢氧化钠溶液进行吸收,生成氯化钠,加稀硝酸成酸性后,与硝酸银生成白色凝乳状沉淀。分离,沉淀加氨试液溶解,再加稀硝酸,沉淀复生成。

反应式为

$$Ag^+ + Cl^- \longrightarrow AgCl\downarrow (白色凝乳状沉淀)$$

$$AgCl + 2NH_3 \longrightarrow [Ag(NH_3)_2]^+ + Cl^-$$

$$[Ag(NH_3)_2]^+ + Cl^- + 2HNO_3 \longrightarrow AgCl\downarrow + 2NH_4NO_3$$

2. 醋酸曲安奈德的鉴别反应

将醋酸曲安奈德在充满氧气的密闭燃烧瓶内燃烧,转变为氟离子,用碱性水溶液进行吸收,生成无机氟化物,与茜素氟蓝和硝酸亚铈试液在 pH 为 4.3 的弱酸性条件下生成蓝紫色配位化合物。醋酸曲安奈德的鉴别反应如图 5-3 所示。

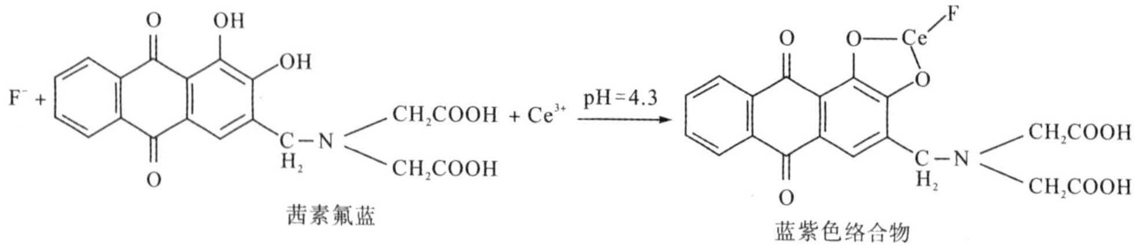

图 5-3 醋酸曲安奈德的鉴别反应

仪器和试剂

1. 仪器

氧气燃烧瓶。

2. 试剂

氟哌啶醇原料药、醋酸曲安奈德原料药、氢氧化钠试液、硝酸银试液、氨试液、茜素氟蓝试液、硝酸亚铈试液、稀硝酸、稀醋酸、醋酸钠。

实验步骤

1. 氟哌啶醇的鉴别

取氟哌啶醇约 20 mg,置于无灰滤纸中心折叠包裹后,固定于铂丝下端的网内或螺旋处,使尾部露出。另在燃烧瓶内加入氢氧化钠试液 5 mL 作为吸收液,并将瓶口用水湿润,小心急速通入氧气约 1 min,立即用表面皿覆盖瓶口,移置他处。点燃包有供试品的滤纸尾部,迅速放入燃烧瓶中,按紧瓶塞,用少量水封闭瓶口,待燃烧完毕(应无黑色碎片),充分振摇,使生成的烟雾完全吸入吸收液中,放置 15 min。吸收完全后,往吸收液中加稀硝酸使之呈酸性后,缓缓煮沸 2 min,往溶液中滴加硝酸银试液,即生成白色凝乳状沉淀,分离,沉淀加氨试液溶解,再加稀硝酸酸化后,沉淀复生成。同法做空白对照实验。

2. 醋酸曲安奈德的鉴别

取醋酸曲安奈德约 7 mg,置于无灰滤纸中心折叠包裹后,固定于铂丝下端的网内或螺旋处,使尾部露出。另在燃烧瓶内加入水 20 mL 与 0.01 mol/L 氢氧化钠试液 6.5 mL 作为吸收液,并将瓶口用水湿润,小心急速通入氧气约 1 min,立即用表面皿覆盖瓶口,移置他处。点燃包有供试品的滤纸尾部,迅速放入燃烧瓶中,按紧瓶塞,用少量水封闭瓶口,待燃烧完毕(应无黑色碎片),充分振摇。取吸收液 2 mL,加茜素氟蓝试液 0.5 mL,再加 12% 醋酸钠的稀醋酸溶液 0.2 mL,用水稀释至 4 mL,加硝酸亚铈试液 0.5 mL 即显蓝紫色。同法做空白对照实验。

注意事项

1. 称样时要戴手套,使用镊子,称量完毕后不要立即点火燃烧,不要将供试品置于装有吸收液的燃烧瓶内,以免吸潮。

2. 铂丝螺旋夹应洗净吹干,供试品包夹持松紧适宜,便于供试品燃烧完全。

3. 燃烧瓶应充分洗涤,不得含有痕量的有机溶剂。为使瓶内空气排尽,通氧气时玻璃管应接近液面但不可触及液面和瓶壁,调节气量,小心、急速通氧约 1 min,保证充足氧气,将玻璃管逐渐移至瓶口,立即用表面皿覆盖瓶口。

4. 点火燃烧操作要远离氧气钢瓶,点燃供试品包,迅速插进氧瓶中,用手按紧瓶塞,并加水封闭瓶口,以防烟雾逸出。燃烧后瓶内为负压,若瓶子打不开,可微微加温,温度不要太高,以免冲开塞子。

5. 在燃烧操作中要有可行的防爆措施。

6. 含氟药物要用石英燃烧瓶。

思考题

1. 简述氧瓶燃烧法的原理、仪器装置及方法的注意事项。

2. 氧瓶燃烧法适用于哪些药物的预处理? 如何选择药物的吸收液和分析方法?

3. 为使供试品燃烧完全和吸收完全,应注意哪些问题?

实验二 维生素类药物的化学鉴别(4学时)

前言

维生素 A 的结构为具有一个共轭多烯醇侧链的环己烯,具有多个立体异构体。天然维生素 A 主要是全反式维生素 A,尚有多种其他异构体,根据取代基 R 不同,则可以是维生素 A 醇或维生素 A 醋酸酯(图 5-4)。《中华人民共和国药典》2020 年版二部中收载的维生素 A 是指用每 1 g 含 270 万单位以上的维生素 A 醋酸酯结晶加精制植物油制成的油溶液,含维生素 A 应为标示量的 97.0%～103.0%。本品为淡黄色油溶液或结晶与油的混合物(加热至 60 ℃ 应为澄清溶液),无臭,在空气中易氧化,遇光易变质。本品与三氯甲烷、乙醚、环己烷或石油醚能任意混合,在乙醇中微溶,在水中不溶。

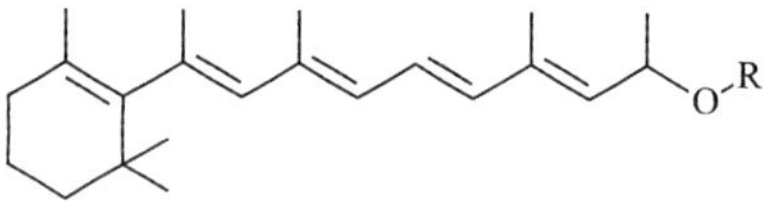

— R： —H,维生素A醇(C20H30O) FW=286.44
— COCH3,维生素A醋酸酯(C22H32O2) FW=328.48

图 5-4　维生素 A 醇及维生素 A 醋酸酯的结构式

维生素 B₁(图 5-5),化学名为氯化 4-甲基-3-［(2-甲基-4-氨基-5-嘧啶基)甲基］-5-(2-羟基乙基)噻唑鎓盐酸盐。按干燥品计算,含 $C_{12}H_{17}ClN_4OS \cdot HCl$ 不得少于 99.0%。本品为白色结晶或结晶性粉末;有微弱的特臭,味苦;干燥品在空气中即吸收约 4% 的水分。本品在水中易溶,在乙醇中微溶,在乙醚中不溶。

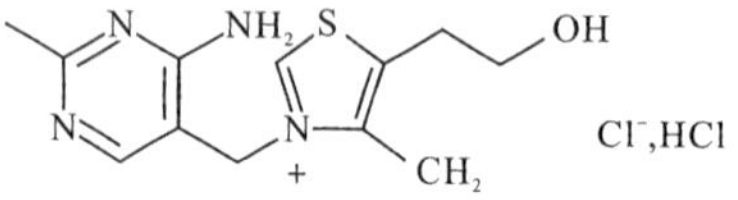

维生素B₁(C12H17ClN4OS·HCl) FW=337.27

图 5-5　维生素 B₁ 的结构式

维生素 C(图 5-6),化学名为 L-抗坏血酸,含 $C_6H_8O_6$ 不得少于 99.0%。本品为白色结晶或结晶性粉末;无臭,味酸;久置色渐变微黄;水溶液显酸性反应。本品在水中易溶,在乙醇中略溶,在三氯甲烷或乙醚中不溶。

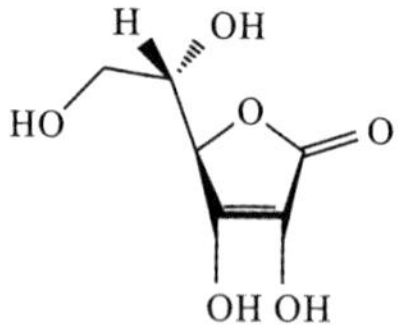

维生素C(C6H8O6) FW=176.13

图 5-6　维生素 C 的结构式

实验目的

1.掌握维生素类药物(维生素 A、维生素 B₁、维生素 C)的鉴别原理和鉴别方法。

2.了解并熟悉维生素类药物(维生素 A、维生素 B₁、维生素 C)鉴别实验操作中的基本方法和试剂。

实验原理

1.维生素 A 的鉴别反应

维生素 A 在饱和无水三氯化锑的无醇三氯甲烷溶液中即显蓝色,并逐渐变成紫红色。其机制为维生素 A 和氯化锑(Ⅲ)中存在的亲电试剂氯化高锑(Ⅴ)作用形成不稳定的蓝色碳正离子。维生素 A 的鉴别反应如图 5-7 所示。

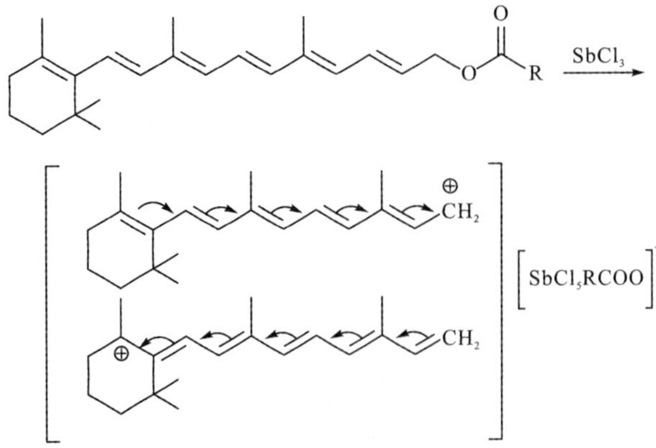

图 5-7 维生素 A 的鉴别反应

2. 维生素 B₁ 的鉴别反应

维生素 B_1 在碱性溶液中,可被铁氰化钾氧化生成硫色素。硫色素溶于正丁醇中,显蓝色荧光。维生素 B_1 的鉴别反应如图 5-8 所示。

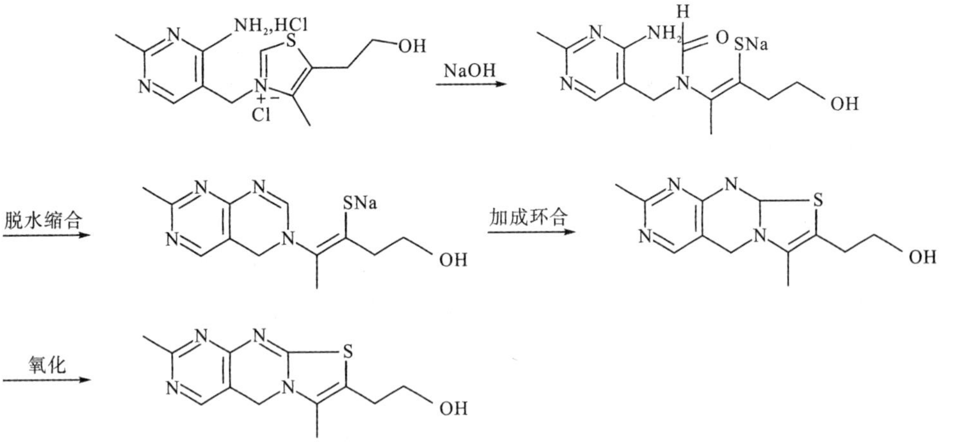

图 5-8 维生素 B₁ 的鉴别反应

3. 维生素 C 的鉴别反应

(1)维生素 C 分子中有烯二醇基,具有强还原性,被硝酸银氧化为去氢抗坏血酸,同时产生黑色金属沉淀,维生素 C 的鉴别反应如图 5-9 所示。

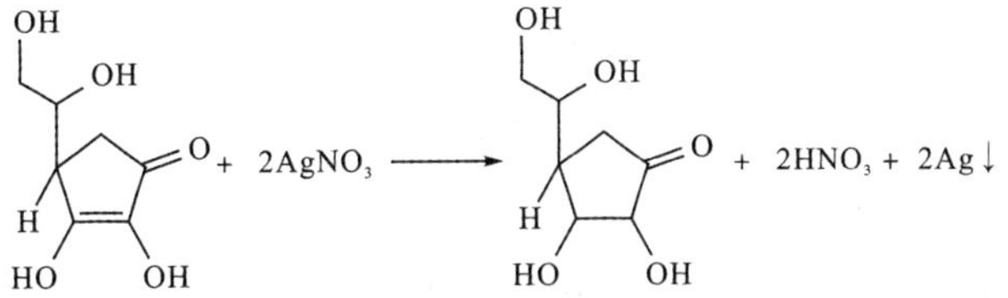

图 5-9 维生素 C 的鉴别反应 1

(2)2,6-二氯靛酚的氧化型在酸性介质中为玫瑰红色,碱性介质中为蓝色,与维生素 C 作用后生成还原型无色的酚亚胺。维生素 C 的鉴别反应如图 5-10 所示。

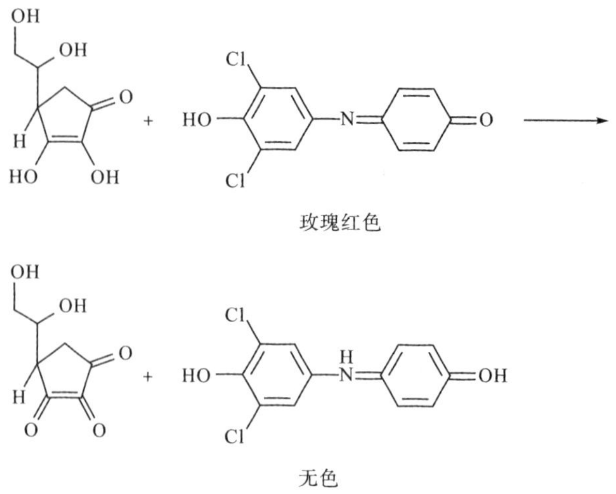

玫瑰红色

无色

图 5-10　维生素 C 的鉴别反应 2

试剂

维生素 A、维生素 B_1 及维生素 C 原料药;含 25% 三氯化锑的三氯甲烷溶液、铁氰化钾试液、硝酸银试液、二氯靛酚钠试液、稀盐酸、氢氧化钠试液;三氯甲烷、正丁醇。

实验步骤

1. 维生素 A 的鉴别

取本品 1 滴,加三氯甲烷 10 mL,振摇使溶解;取本品 2 滴,加三氯甲烷 2 mL 与含 25% 三氯化锑的三氯甲烷溶液 0.5 mL,观察并记录实验现象。取精制植物油平行操作,观察并比较实验现象。

2. 维生素 B_1 的鉴别

取本品约 5 mg,加氢氧化钠试液 2.5 mL 溶解后,加铁氰化钾试液 0.5 mL 与正丁醇 5 mL,强力振摇 2 min,放置使分层,观察醇层荧光颜色;加稀盐酸使呈酸性后再加氢氧化钠试液使呈碱性,观察并记录实验现象。补加维生素 B_1 平行操作,观察并比较实验现象。

3. 维生素 C 的鉴别

取本品约 0.2 g,加水 10 mL 溶解后,分成二等份,在一份中加硝酸银试液 0.5 mL,观察并记录实验现象;在另一份中加二氯靛酚钠试液 1～2 滴,观察并记录实验现象。补加维生素 C 平行操作,观察并比较实验现象。

注意事项

1. 维生素 A 的鉴别实验中,反应必须在无水、无醇条件下进行,所有仪器和试剂必须干燥无水,三氯甲烷中必须无醇。

2. 三氯化锑试剂有强腐蚀性,因此实验后不仅试管内溶液要回收,试管也要集中回收。

3. 维生素 B_1 的鉴别实验中,荧光在正丁醇层出现,呈环状。

4.由于二氯靛酚钠试液不够稳定,贮存易缓缓分解,故需使用前配制。

思考题

1.维生素 A 的鉴别实验中,反应为何必须在无水、无醇条件下进行?

2.对于强还原剂维生素 C 的鉴别,如何根据其化学结构选择专属性好的定性反应?

实验三　地塞米松磷酸钠中残留溶剂的气相色谱检查(4 学时)

前言

地塞米松磷酸钠(图 5-11)为肾上腺皮质激素药物,化学名为 16α-甲基-11β,17α,21-三羟基-9α-氟孕甾-1,4-二烯-3,20-二酮-21-磷酸酯钠盐。白色至微黄色粉末;无臭,味微苦,有引湿性。在水或甲醇中溶解,在丙酮或乙醚中几乎不溶。按无水、无溶剂物计算,含 $C_{22}H_{28}FNa_2O_8P$ 应为标示量的 97.0%~102.0%。

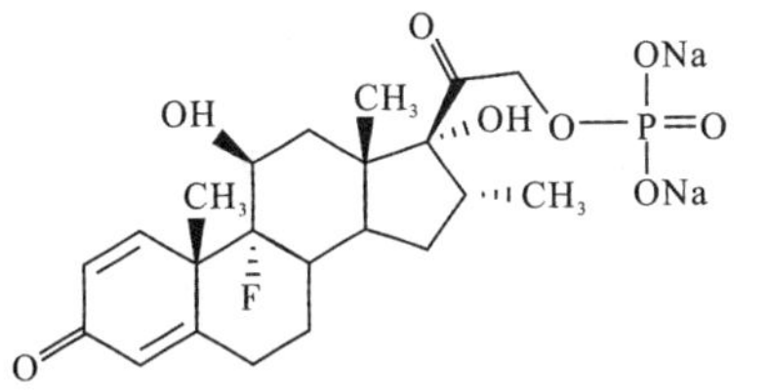

地塞米松磷酸钠($C_{22}H_{28}FNa_2O_8P$) FW=516.41

图 5-11　地塞米松磷酸钠的结构式

由于地塞米松磷酸钠在生产中使用了甲醇、乙醇和丙酮,因此应进行甲醇、乙醇和丙酮的残留量检查。《中华人民共和国药典》2020 年版四部通则规定,甲醇属于第二类溶剂,其限度为 0.3%;乙醇属于第三类溶剂,其限度为 0.5%;丙酮属于第三类溶剂,其限度为 0.5%。

实验目的

1.掌握内标法测定地塞米松磷酸钠中残留溶剂的方法。

2.了解并熟悉气相色谱法进行有机溶剂残留量检查的基本原理及操作技术。

实验原理

有机溶剂残留量的检查是利用有机溶剂沸点、易挥发的特点,采用气相色谱法进行测定,可以采用填充柱,也可以采用毛细管柱,检测器常使用火焰离子化检测器(FID)。进样方式通常有两种:溶液直接进样和顶空进样。溶液直接进样法是《中华人民共和国药典》2020 年版四部中残留溶剂测定法中的第三法。

当有机溶剂残留量检查以内标法测定时,供试品溶液所得的被测残留溶剂峰面积与内标物峰面积比,不得大于对照品溶液所得相应峰面积比。

仪器和试剂

1. 仪器

气相色谱仪、火焰离子化检测器、量瓶。

2. 试剂

地塞米松磷酸钠、甲醇、乙醇、丙酮、正丙醇。

实验步骤

1. 供试品溶液的配制

取地塞米松磷酸钠约 0.16 g,精密称定,置于 10 mL 量瓶中,精密加入 0.1%(mL/mL)正丙醇水溶液(内标溶液)2 mL,加水溶解并稀释至刻度,摇匀,即得。

2. 对照品溶液的配制

取甲醇约 0.048 g,乙醇约 0.08 g,丙酮约 0.08 g,精密称定,置于 100 mL 量瓶中,加水稀释至刻度,摇匀,即得对照品贮备液;精密量取对照品贮备液 1 mL,置于 10 mL 量瓶中,再精密加入 0.1%(mL/mL)正丙醇水溶液(内标溶液)2 mL,加水溶解并稀释至刻度,摇匀,即得。

3. 按照残留溶剂测定法实验

采用高分子多孔小球为固定相的填充柱,柱温 150 ℃ 理论板数按正丙醇计算不低于 1 000,各成分峰间的分离度均应符合要求。分别吸取对照品溶液与供试品溶液各 1 μL 注入气相色谱仪进行测定,记录色谱图。按内标法以峰面积比计算,甲醇量不得超过 0.3%,乙醇量不得超过 0.5%,丙酮量不得超过 0.5%。

注意事项

1. 配制溶液时及时密塞,减少残留溶剂的挥发。
2. 取对照品溶液和供试品溶液,分别连续取样 2~3 次,测定待测峰的峰面积。
3. 定量吸取待测样品溶液时,微量注射器中不应有气泡。
4. 微量注射器使用前应先用待测溶液润洗至少 3 次,实验结束后应用乙醇清洗干净,备用。

思考题

1. 直接进样气相色谱法检查地塞米松磷酸钠残留溶剂时为什么采用内标法测定?与外标法相比,采用直接进样法时内标法有何优点?
2. 气相色谱法测定时,内标物选择的基本原则是什么?

3.为什么开机时要先通载气再升温,关机时先使色谱柱温度降低再停止通载气并关机?

4.参考《中华人民共和国药典》及相关文献,简述毛细管气相色谱法进行地塞米松磷酸钠中残留溶剂检查的方法。

实验四　阿司匹林原料药与肠溶片的质量分析(4学时)

前言

阿司匹林(图 5-12),化学名为 2-(乙酰氧基)苯甲酸,为芳酸类药物。白色结晶或结晶性粉末;无臭或微带醋酸臭;遇湿气即缓缓水解。本品在乙醇中易溶,在三氯甲烷或乙醚中溶解,在水或无水乙醚中微溶;在氢氧化钠溶液或碳酸钠溶液中溶解,但同时分解。按干燥品计算,含 $C_9H_8O_4$ 的标示量不得少于 99.5%。

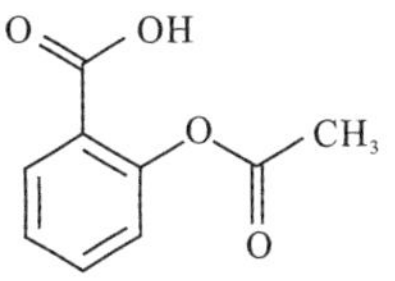

阿司匹林($C_9H_8O_4$) FW=180.16

图 5-12　阿司匹林的结构式

实验目的

1.掌握阿司匹林原料药与肠溶片的鉴别和含量测定的原理与操作。
2.熟悉阿司匹林原料药与肠溶片特殊杂质检查的原理与方法。
3.了解阿司匹林肠溶片释放度和片剂项下有关的各项规定。

实验原理

1.水解后结构中出现酚羟基可以直接与三氯化铁试液反应显紫堇色。

2.与碳酸钠试液加热水解,产生水杨酸钠及醋酸钠,加入过量硫酸酸化后,生成白色水杨酸沉淀,并产生醋酸臭气。

3.阿司匹林合成中乙酰化不完全或者贮藏过程中水解产生的水杨酸对人体有毒,而且其分子中的酚羟基在空气中被逐渐氧化成一系列有色醌型化合物,使阿司匹林成品变色,因而需加以控制。阿司匹林在制剂过程中易水解生成水杨酸,《中华人民共和国药典》2020 年版二部规定阿司匹林制剂均按照原料药方法与色谱条件检查水杨酸,阿司匹林原料药、片、肠溶片、肠溶胶囊、泡腾片及栓剂中游离水杨酸限量分别为 0.1%、0.3%、1.5%、1.0%、3.0%、3.0%。

4.阿司匹林合成中残留的起始原料、中间体、产物(如苯酚、水杨酸苯酯、乙酰水杨酸酐)等作为有关物质进行检查。

5.阿司匹林结构中含有游离羧基,原料药用中性乙醇(对酚酞指示液显中性)为溶剂,可以用碱液直接滴定测定含量。阿司匹林制剂中的酸性水解产物及稳定剂会影响酸碱滴定,《中华人民共和国药典》2020年版二部收载两步滴定法测定阿司匹林片和肠溶片的含量。高效液相色谱法在共存有杂质、辅料及稳定剂的情况下,可以选择性测出被测成分,因此《中华人民共和国药典》2020年版后采用HPLC法对其进行含量测定。

仪器和试剂

1.仪器

高效液相色谱仪、溶出度测定仪、分析天平、水浴锅、锥形瓶、量瓶、滴定管。

2.试剂

阿司匹林原料药、阿司匹林肠溶片、水杨酸;三氯化铁试液、碳酸钠试液、稀硫酸;中性乙醇、酚酞指示液、氢氧化钠滴定液(0.1 mol/L);磷酸钠、冰醋酸、甲醇、乙腈、四氢呋喃。

实验步骤

(一)阿司匹林原料药的质量分析

1.鉴别

(1)取本品约0.1 g,加水10 mL,煮沸,放冷,加三氯化铁试液1滴,观察并记录现象。

(2)取本品约0.5 g,加碳酸钠试液10 mL,煮沸2 min,放冷,加过量的稀硫酸,观察并记录现象。

2.检查

(1)游离水杨酸:取本品约0.1 g,精密称定,置10 mL量瓶中,加适量含1%冰醋酸的甲醇溶液,振摇使溶解,并稀释至刻度,摇匀,作为供试品溶液(临用新制);取水杨酸对照品约10 mg,精密称定,置100 mL量瓶中,加适量含1%冰醋酸的甲醇溶液,振摇使溶解,并稀释至刻度,摇匀,精密量取5 mL,置50 mL量瓶中,用含1%冰醋酸的甲醇溶液稀释至刻度,摇匀,作为对照品溶液(浓度约为10 μg/mL)。用高效液相色谱法实验。用十八烷基硅烷键合硅胶为填充剂;以乙腈-四氢呋喃-冰醋酸-水(20∶5∶5∶70)为流动相;检测波长为303 nm。理论板数按水杨酸峰计算不低于5 000,阿司匹林峰与水杨酸峰的分离度应符合要求。立即精密量取对照品溶液和供试品溶液各10 μL,分别注入液相色谱仪中,记录色谱图。供试品溶液色谱图中如有与水杨酸峰保留时间一致的色谱峰,按外标法以峰面积计算水杨酸的限量。

(2)有关物质:取本品约0.1 g,精密称定,置10 mL量瓶中,加适量含1%冰醋酸的甲醇溶液,振摇使溶解,并稀释至刻度,摇匀,作为供试品溶液(临用新制);精密量取1 mL,置200 mL量瓶中,用含1%冰醋酸的甲醇溶液稀释至刻度,摇匀,作为对照溶液;精密量取对照溶液1 mL,置10 mL量瓶中,用含1%冰醋酸的甲醇溶液稀释至刻度,摇匀,作为灵敏度溶液。用高效液相色谱法实验。用十八烷基硅烷键合硅胶为填充剂;以乙腈-四氢呋喃-冰醋酸-水(20∶5∶5∶70)为流动相 A,乙腈为流动相 B,按表 5-1 进行梯度洗脱;检测波长为 276 nm。阿司匹林峰的保留时间约为 8 min,阿司匹林峰与水杨酸峰的分离度应符合要求。分别精密量取供试品溶液、对照溶液、灵敏度溶液与游离水杨酸检查项下的水杨酸对照品溶液各 10 μL,分别注入液相色谱仪中,记录色谱图。供试品溶液色谱图中如有杂质峰,除水杨酸峰外,其他各杂质峰面积的和不得大于对照溶液主峰面积。供试品溶液色谱图中小于灵敏度溶液主峰面积的色谱峰忽略不计。

表 5-1　　　　　　　梯度洗脱

时间/min	流动相 A 含量/%	流动相 B 含量/%
0	100	0
60	20	80

3.含量测定

取本品约 0.4 g,精密称定,加中性乙醇(对酚酞指示液显中性)20 mL 溶解,加酚酞指示液 3 滴,用氢氧化钠滴定液(0.1 mol/L)滴定。每 1 mL 氢氧化钠滴定液(0.1 mol/L)相当于 18.02 mg 的阿司匹林。

(二)阿司匹林肠溶片的质量分析

1.鉴别

(1)取本品的细粉适量(相当于阿司匹林 0.1 g),加水 10 mL,煮沸,放冷,加三氯化铁试液 1 滴,观察并记录实验现象。

(2)在含量测定项下记录的色谱图中,供试品溶液主峰的保留时间应与对照品溶液主峰的保留时间一致。图 5-13 为阿司匹林原料药有关物质检查供试品谱图。

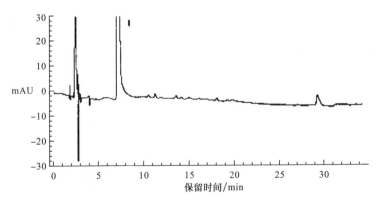

图 5-13　阿司匹林原料药有关物质检查供试品谱图

2.检查

(1)游离水杨酸:取本品细粉适量(相当于阿司匹林 0.1 g),精密称定,置 100 mL 量瓶中,加适量含 1%冰醋酸的甲醇溶液,振摇使溶解,并稀释至刻度,摇匀,滤膜滤过,取滤液作为供试品溶液(临用新制);取水杨酸对照品约 15 mg,精密称定,置 50 mL 量瓶中,加含 1％冰醋酸的甲醇溶液,振摇使溶解,并稀释至刻度,摇匀,精密量取 5 mL,置 100 mL 量瓶中,用含 1％冰醋酸的甲醇溶液稀释至刻度,摇匀,作为对照品溶液(浓度约为 15 μg/mL)。按照阿司匹林游离水杨酸项下的方法测定。供试品溶液色谱图中如有与水杨酸峰保留时间一致的色谱峰,按外标法以峰面积计算,限度应小于阿司匹林标示量的 1.5％。

(2)溶出度

①酸中溶出量:取本品,按照溶出度与释放度测定法,以 0.1 mol/L 的盐酸溶液 600 mL(25 mg、40 mg、50 mg 规格)或 750 mL(100 mg、300 mg 规格)为溶出介质,转速为每分钟 100 转,依法操作,经 2 h,取溶液 10 mL,滤过,取续滤液作为供试品溶液;取阿司匹林对照品,精密称定,加含 1％冰醋酸的甲醇溶液,振摇使溶解,并稀释制成每 1 mL 中含 4.25 μg(25 mg 规格)、7 μg(40 mg 规格)、8.25 μg(50 mg 规格)、13 μg(100 mg 规格)、40 μg(300 mg 规格)的溶液,作为对照品溶液。按照含量测定项下的方法测定。计算每片中阿司匹林的溶出量,限度应小于阿司匹林标示量的 10％。

②缓冲液中溶出量:在酸中溶出量检查项下溶液中继续加入 37 ℃的 0.2 mol/L 磷酸钠溶液 200 mL(25 mg、40 mg、50 mg 规格)或 250 mL(100 mg、300 mg 规格),混匀,用 2 mol/L 盐酸溶液或 2 mol/L 氢氧化钠溶液,调节溶液的 pH 至(6.8±0.05),继续溶出 45 min,取溶液 10 mL,滤过,取续滤液作为供试品溶液;另精密称取阿司匹林对照品适量,精密称定,加含 1％冰醋酸的甲醇溶液,振摇使溶解,并稀释制成每 1 mL 中含 22 μg(25 mg 规格)、35 μg(40 mg 规格)、44 μg(50 mg 规格)、72 μg(100 mg 规格)、0.2 mg(300 mg 规格)的溶液,作为阿司匹林对照品溶液;另取水杨酸对照品,精密称定,加含 1％冰醋酸的甲醇溶液解并稀释制成每 1 mL 中含 1.7 μg(25 mg 规格)、2.6 μg(40 mg 规格)、3.4 μg(50 mg 规格)、5.5 μg(100 mg 规格)、16 μg(300 mg 规格)的溶液,作为水杨酸对照品溶液。按照含量测定项下的色谱件,精密量取供试品溶液、阿司匹林对照品溶液与水杨酸对照品溶液各 10 μL,分别注入液相色谱仪中,记录色谱图。按外标法计算每片中阿司匹林和水杨酸的含量,将水杨酸含量乘以 1.304 后,与阿司匹林含量相加即每片缓冲液中溶出量。限度为标示量的 70％,应符合规定。

3.含量测定

(1)色谱条件与系统适用性实验:用十八烷基硅烷键合硅胶为填充剂,以乙腈-四氢呋喃-冰醋酸-水(20∶5∶5∶70)为流动相;检测波长 276 nm。理论板数按阿司匹林峰计算不低于 3 000,阿司匹林峰与水杨酸峰的分离度应符合要求。

(2)测定法:取本品 20 片,精密称定,充分研细,精密称取适量(相当于阿司匹林 10 mg),置 100 mL 量瓶中,加含 1％冰醋酸的甲醇溶液强烈振摇,使阿司匹林溶解并稀释至刻度,滤膜滤过,取续滤液作为供试品溶液,精密量取 10 μL 注于液相色谱仪,记录色谱图;另取阿司匹林对照品,精密测定,加含 1％冰醋酸的甲醇溶液溶解并定量稀释制成每 1 mL 中含 0.1 mg 的溶液,同法测定。按外标法以峰面积计算,即得。

注意事项

1.游离水杨酸检查项下,因供试品溶液制备过程中阿司匹林可发生水解产生新的游离水杨酸,供试品需临用新制,并采用含 1% 冰醋酸的甲醇溶液以防止阿司匹林水解。

2.过滤供试品溶液,是为了滤除不溶解的附加剂,以免对测定造成影响。为保证过滤前后供试液的浓度一致,应用干燥滤纸过滤,并弃去初滤液,取续滤液备用。注入液相色谱仪前还需要经 0.45 μm 微孔滤膜过滤。

3.中性乙醇(对酚酞指示液显中性)的制备方法:取乙醇适量,加酚酞指示液 3 滴,滴加氢氧化钠至显粉红色,即得。制备时氢氧化钠不能过量,否则会对实验结果造成影响。

4.滴定时应在不断振摇下快速进行,以防止局部氢氧化钠过浓或时间过长,造成阿司匹林水解。

思考题

1.为什么阿司匹林原料药和阿司匹林肠溶片均要求检查游离水杨酸?二者的限量值要求有什么不同?

2.阿司匹林原料为什么要用中性乙醇溶解?

3.为什么阿司匹林原料药和阿司匹林肠溶片选择不同的含量测定方法?

实验五　复方左炔诺孕酮片的质量分析(4 学时)

前言

复方左炔诺孕酮片为糖衣片或薄膜衣片,除去包衣后显白色或类白色。每片中含左炔诺孕酮($C_{21}H_{28}O_2$,图 5-14)与炔雌醇($C_{20}H_{24}O_2$,图 5-15)均应为标示量的 90.0%～115.0%。每片规格为含左炔诺孕酮 150 μg,含炔雌醇 30 μg。

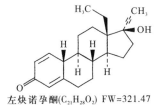

左炔诺孕酮($C_{21}H_{28}O_2$) FW=321.47
图 5-14　左炔诺孕酮的结构式

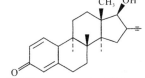

炔雌醇($C_{20}H_{24}O_2$) FW=296.41
图 5-15　炔雌醇的结构式

实验目的

1.掌握复方左炔诺孕酮片的鉴别及含量测定方法。

2.熟悉复方左炔诺孕酮片的杂质检查方法。

实验原理

1. 复方左炔诺孕酮片的鉴别反应

(1)本品含有的左炔诺孕酮与炔雌醇均具甾体的骨架结构,可与三硝基酚等显色剂作用显棕黄色,该反应可用于本品的鉴别。

(2)本品含有的左炔诺孕酮与炔雌醇均为左旋异构体,其比旋度分别为$-30°$至$-35°$与$-26°$至$-31°$,故可用旋光度法进行鉴别。

(3)利用甾体激素的薄层色谱特性,可以使用相应的对照品,对其进行鉴别。

2. 复方左炔诺孕酮片的检查

基于复方左炔诺孕酮片的特点,可选用高效液相色谱法进行复方左炔诺孕酮片的溶出度检查。

3. 复方左炔诺孕酮片的含量测定

基于左炔诺孕酮与炔雌醇化学结构与理化性质,可选用高效液相色谱法进行复方左炔诺孕酮片的含量测定。

仪器和试剂

1. 仪器

高效液相色谱仪、超声振荡器、荧光检测器、旋光仪、微量旋光管、恒温水浴箱、G4垂熔漏斗。

2. 试剂

复方左炔诺孕酮片、左炔诺孕酮对照品、炔雌醇对照品、聚山梨酯80、硅胶G、碱性三硝基苯酚溶液、硫酸、三氯甲烷、甲醇、无水乙醇、乙腈。

实验步骤

1. 鉴别

(1)取本品5片,研细,加三氯甲烷10 mL充分搅拌后,滤过,取滤液2 mL,加碱性三硝基苯酚溶液2 mL,放置30 min后,观察并记录实验现象。

(2)取本品细粉适量(相当于左炔诺孕酮15 mg),分次加三氯甲烷约200 mL,充分搅拌后,用G4垂熔漏斗减压滤过,用三氯甲烷洗涤滤渣与滤器,合并滤液,置恒温水浴箱中蒸干,放冷,精密加三氯甲烷2 mL,用1 dm的微量旋光管,参照通则0621方法测定旋光度,应为左旋,并不得低于$0.18°$。

(3)取本品5片,研细,加三氯甲烷10 mL,充分搅拌后,滤过,滤液蒸干,精密加三氯甲烷1 mL使左炔诺孕酮与炔雌醇溶解,作为供试品溶液;另取左炔诺孕酮与炔雌醇对照品各适量,用三氯甲烷溶解并稀释制成每1 mL约含左炔诺孕酮0.75 mg与炔雌醇0.15 mg的溶液,作为对照品溶液。参照薄层色谱法实验,吸取上述两种溶液各30 μL,分别点于同一硅胶G薄层板上,以三氯甲烷-甲醇(9∶1)为展开剂,展开,晾干,喷以硫酸-无水乙醇(1∶1)混合液,在105 ℃加热使显色。供试品溶液所显两个成分的主斑点的位置和颜色应与对照品溶液相应的主斑点相同。

(4)在含量测定项下记录的色谱图中,供试品溶液两主峰的保留时间应与对照品溶液相应两主峰的保留时间一致。

鉴别(3)(4)两项可选做一项。

2.检查

(1)溶出度:取本品,按照溶出度和释放度测定法(通则0931第二法),以0.0005%聚山梨酯80溶液500 mL为溶出介质,转速为每分钟75转,依法操作,经60 min时,取溶液30 mL,滤过,弃去初滤液20 mL,取续滤液作为供试品溶液。按照高效液相色谱法(通则0512)测定。用十八烷基硅烷键合硅胶为填充剂,以乙腈-水(60:40)为流动相,左炔诺孕酮的检测波长为247 nm。炔雌醇用荧光检测器测定,激发波长为285 nm,发射波长为310 nm。理论塔板数按左炔诺孕酮峰计算不低于5 000,精密量取供试品溶液100 μL注入液相色谱仪中,记录色谱图;另取左炔诺孕酮对照品,精密测定,加乙醇适量,超声处理使溶解,放冷,并定量稀释制成每1 mL中含0.75 mg的溶液,作为对照品贮备液(1);取炔雌醇对照品,精密称定,加乙醇适量,超声处理使溶解,放冷,并定量稀释制成每1 mL中含0.15 mg的溶液,作为对照品贮备液(2)。精密量取对照品贮备液(1)、贮备液(2)各2 mL,置100 mL量瓶中,用乙腈-溶出介质(1:1)稀释至刻度,摇匀。精密量取2 mL,置100 mL量瓶中,用溶出介质稀释至刻度,摇匀,作为对照品溶液,同法测定。按外标法以峰面积计算每片的溶出量。左炔诺孕酮与炔雌醇的限度均为标示量的60%,应符合规定。

(2)含量均匀度:以含量测定项下测得的每片含量计算,判断其是否符合规定(通则0941)。

3.含量测定按照高效液相色谱法(通则0512)测定

(1)色谱条件与系统适用性实验:用十八烷基硅烷键合硅胶为填充剂;以乙腈-水(60:40)为流动相;检测波长为220 nm。理论塔板数按左炔诺孕酮峰计算应不低于5 000,左炔诺孕酮峰与炔雌醇峰的分离度应不小于2.5。

(2)测定法:取本品10片,分别精密称定后,各置10 mL量瓶中,加流动相适量,超声处理40 min并不时振摇,使左炔诺孕酮与炔雌醇溶解,放冷,用流动相稀释至刻度,摇匀,滤过,精密量取续滤液50 μL注入高效液相色谱仪中,记录色谱图;另取左炔诺孕酮与炔雌醇对照品,精密称定,加乙腈,超声处理使溶解,放冷,并定量稀释制成每1 mL中含左炔诺孕酮0.75 mg与炔雌醇0.15 mg的溶液,分别精密量取2 mL,置100 mL量瓶中,用流动相稀释至刻度,摇匀;各精密量取50 μL注入液相色谱仪中,记录色谱图。按外标法以峰面积分别计算每片的含量,求出平均含量,即得本品中左炔诺孕酮与炔雌醇的含量。

📖 注意事项

1.安全注意事项

硫酸-无水乙醇(1:1)混合液的配制,临用前等量混合。配制操作要求:先加无水乙醇,再缓慢加入硫酸,边加边轻轻搅拌均匀,放冷,以避免硫酸放热灼烧伤人。

2.技术注意事项

使用旋光管时应注意两端旋盖不应拧得太紧,以免产生应力而影响测定结果。使用微量旋光管时应特别小心,避免污损。

思考题

1.基于复方左炔诺孕酮片中激素类药物组成成分的结构特点,如何选择化学显色鉴别方法?

2.结合复方左炔诺孕酮片含量测定方法的结果,如何判断其含量均匀度是否符合《中华人民共和国药典》要求?

实验六 人血白蛋白及其冻干制剂的质量分析(4学时)

前言

人血白蛋白为略黏稠、黄色或绿色至棕色澄明液体,冻干人血白蛋白为白色或灰白色疏松体,无融化迹象,复溶后为略黏稠、黄色或绿色澄明液体,是由健康人血浆,经低温乙醇蛋白分离法或经批准的其他分离法分离纯化,并经 60 ℃,10 h 加温灭活病毒后制成。含适宜稳定剂,不含防腐剂和抗生素。生产和检定用设施、原料及辅料、水、器具、动物等应符合《中华人民共和国药典》2020 年版三部凡例的有关要求。生产过程中不得加入防腐剂或抗生素。

实验目的

1.掌握人血白蛋白及其冻干制剂原液、半成品和成品的检定方法原理。

2.熟悉人血白蛋白及其冻干制剂质量分析的操作方法及基本要求。

3.了解人血白蛋白及其冻干制剂的制造方法。

实验原理

1.原液检定

(1)蛋白质含量:蛋白质肽键在碱性溶液中与 Cu^{2+} 形成紫红色络合物,其颜色深浅与蛋白质含量成正比,利用标准蛋白质溶液做对照,采用紫外-可见分光光度法测定蛋白质含量。

(2)纯度:人血白蛋白中的蛋白质在溶液中带两性电荷,在电场作用下,可用醋酸纤维素薄膜电泳法记录电泳区带图谱或计算其含量。

(3)残余乙醇含量:由于人血白蛋白原液制造过程中采用低温乙醇蛋白分离法制备,因此需要检定残余乙醇量。康卫扩散皿法的原理是乙醇在饱和碳酸钠溶液中加热逸出,被重铬酸钾-硫酸溶液吸收后呈黄绿色至绿色,在 650 nm 波长处采用紫外-可见分光光度法测定乙醇残留量。

2.半成品检定

(1)无菌检查:根据《中华人民共和国药典》规定人血白蛋白要求无菌,因此须进行无菌检查。

(2)热原检查:将一定剂量的人血白蛋白半成品静脉注入家兔体内,在规定时间内,观察家兔体温升高的情况,以判定人血白蛋白半成品中所含热原的限度是否符合规定。

3.成品检定

(1)鉴别实验

①免疫双扩散法:依据抗原抗体反应原理进行鉴别。在琼脂糖凝胶板上按一定距离打数个小孔,在相邻的两孔内分别加入抗原与抗体,若抗原与抗体相互对应,浓度、比例适当,则一定时间后,在抗原与抗体孔之间形成免疫复合物的沉淀线,以此对供试品的特异性进行检查。本法中把人血白蛋白成品作为抗原进行鉴别。

②免疫电泳法:免疫电泳法是将供试品通过电泳分离成区带的各抗原,然后与相应的抗体进行双相免疫扩散,当二者比例合适时形成可见的沉淀弧。将沉淀弧与已知标准抗原抗体生存的沉淀弧的位置和形状进行比较,即分析供试品中的成分及其性质。

(2)化学检定

①钠、钾离子含量:某些含碱金属或碱土金属的供试品溶液,用喷雾装置以气溶胶形式引入火焰光源中,靠火焰的热能将供试品元素原子化并激发出它们的特征光谱,通过光电检测系统测量出待测元素特征谱线的强度,可求出供试品中待测元素的含量。通过比较对照品溶液和供试品溶液的发光强度,求得供试品中待测元素的含量。

②吸光度:蛋白质中的一些特殊的非蛋白质基团,如过氧化物酶含有亚铁血红素基团,可在 403 nm 波长处采用紫外-可见分光光度法进行定量分析,检定非蛋白质基团的含量。

③多聚体含量:采用分子排阻色谱法进行定量分析。

④辛酸钠含量:采用气相色谱法进行定量分析。

⑤乙酰色氨酸含量:乙酰色氨酸为芳香族氨基酸,在 280 nm 波长处有最大紫外吸收。利用这个特性可采用紫外-可见分光光度法在特定波长处检测乙酰色氨酸的含量。

⑥铝残留量:由于铝具有可能引发软骨病、贫血和肾衰竭等病症的潜在危险,因此《中华人民共和国药典》对铝残留量进行了严格的控制。铝属于金属元素,可采用原子吸收分光光度法对人血白蛋白中的残留铝进行检测。原理是由铝元素灯发出的特征谱线通过人血白蛋白经原子化产生的原子蒸气时,被蒸气中铝元素的基态原子所吸收,通过测定辐射光强度减弱的程度,求得人血白蛋白中铝元素的含量。

⑦激肽释放酶原激活剂含量:激肽释放酶原是一种凝血因子,因此需要对人血白蛋白

中的激肽释放酶原激活剂进行检定。检定方法采用显色底物法。

仪器和试剂

1.仪器

高效液相色谱仪、气相色谱仪、紫外-可见分光光度计、原子吸收分光光度计、火焰光度计、水分测定仪、天平、pH 计、离心机、水浴锅;滴管、量筒、烧杯、移液管、量瓶、康卫皿、渗透膜、醋酸纤维素薄膜、玻璃板、凝胶板、电泳槽、微孔滴定板。

2.试剂

人血白蛋白供试品、人血白蛋白对照品、冻干人血白蛋白供试品、冻干人血白蛋白对照品、抗人血清、抗马血清、抗牛血清、抗猪血清、抗羊血清、琼脂培养基、蛋白质标准品、前激肽释放酶;双缩脲试剂、生理盐水、重铬酸钾-硫酸溶液、饱和硫酸钠溶液、无水乙醇、异丙醇、0.2 mol/L 磷酸盐缓冲液、0.3 mol/L 高氯酸溶液、氯化钾、氯化钠、100 ng/mL 标准铝溶液、0.15 mol/L 硝酸溶液、氨基黑 10B、甲醇、冰醋酸、巴比妥缓冲液(pH 为 8.6)、1.5%琼脂糖溶液、溴酚蓝指示液、0.05 mol/L 三羟甲基氨基甲烷-盐酸缓冲液、2 mmol/L 激肽释放酶显色底物(S-2302)溶液、去离子水等。

实验步骤

(一)人血白蛋白的质量分析

1.人血白蛋白原液检定

(1)蛋白质含量:采用双缩脲法(通则 0731 第三法)测定,应大于成品规格。

(2)纯度:应不低于蛋白质总量的 96.0%(通则 0541 第三法)。

(3)pH:用生理氯化钠溶液将供试品蛋白质含量稀释成 10 g/L,pH 为 6.4~7.4。

(4)残余乙醇含量:可采用康卫皿扩散法(通则 3201)测定,应不高于 0.025%。

以上检定项目亦可在半成品检定时进行。

2.人血白蛋白半成品检定

(1)无菌检查:依法检查(通则 1101),应符合规定。如半成品立即分装,可在除菌过滤后留样做无菌检查。

(2)热原检查:依法检查(通则 1142),注射剂量按家兔体重每 1 kg 注射 0.6 g 蛋白质,应符合规定;或采用细菌内毒素检查法(通则 1143 凝胶限度实验),蛋白质浓度分别为 5%、10%、20%、25%时,其细菌内毒素限值(L)应分别小于 0.5 EU/mL、0.83 EU/mL、1.67 EU/mL、2.08 EU/mL。

3.人血白蛋白成品检定

(1)鉴别实验

①免疫双扩散法:依法测定(通则 3403),仅与抗人血清或血浆产生沉淀线,与抗马血

清、抗牛血清、抗猪血清、抗羊血清或血浆不产生沉淀线。

②免疫电泳法:依法测定(通则 3403),与正常人血清或血浆比较,主要沉淀线应为白蛋白。

(2)物理检查

①外观:应为略黏稠、黄色或绿色至棕色澄明液体,不应出现浑浊。

②可见异物:依法检查(通则 0904),应符合规定。

③不溶性微粒检查:取本品 1 瓶,依法检查(通则 0903 第一法),应符合规定。

④渗透压摩尔浓度:应为 201～400 mOsmol/kg(通则 0632)。

⑤装量:依法检查(通则 0102),应不低于标示量。

⑥热稳定性实验:取供试品置(57±0.5 ℃)水浴锅中保温 50 h 后,用可见异物检查装置,与同批未保温的供试品比较,除允许颜色有轻微变化外,应无肉眼可见的其他变化。

(3)化学检定

①pH:用生理氯化钠溶液将供试品蛋白质含量稀释成 10 g/L,pH 为 6.4～7.4。

②蛋白质含量:应为标示量的 95.0%～110.0%(通则 0731 第一法)。

③纯度:应不低于蛋白质总量的 96.0%(通则 041 第二法)。

④钠离子含量:应不高于 160 mmol/L(通则 3110)。

⑤钾离子含量:应不高于 2 mmol/L(通则 3109)。

⑥吸光度:用生理氯化钠溶液将供试品蛋白质含量稀释至 10 g/L,按紫外-可见分光光度法(通则 0401),在波长 403 nm 处测定吸光度,不大于 0.15。

⑦多聚体含量:应不高于 5.0%(通则 3132)。

⑧辛酸钠含量:每 1 g 蛋白质中应为 0.140～0.180 mmol。若与乙酰色氨酸混合使用,则每 1 g 蛋白质中应为 0.064～0.096 mmol(通则 311)。

⑨乙酰色氨酸含量:若与辛酸钠混合使用,则每 1 g 蛋白质中应为 0.064～0.096 mmol(通则 3112)。

⑩铝残留量:应不高于 200 μg/L(通则 3208)。

⑪激肽释放酶原激活剂含量:应不高于 35 U/mL(通则 3409)。

⑫HBsAg:用经批准的试剂盒检测,应为阴性。

⑬无菌检查:依法检查,应符合规定(通则 1101)。

⑭异常毒性检查:依法检查,应符合规定(通则 1141)。

⑮热原检查:依法检查,注射剂量按家兔体重每 1 kg 注射 0.6 g 蛋白质,应符合规定(通则 1142)。

(二)冻干人血白蛋白的质量分析

1.冻干人血白蛋白原液检定

同"人血白蛋白的质量分析"项下"人血白蛋白原液检定"项目。

2.冻干人血白蛋白半成品检定

同"人血白蛋白的质量分析"项下"人血白蛋白半成品检定"项目。

3.冻干人血白蛋白成品检定除真空度、复溶时间、水分测定、装量差异检查外,应按标示量加入灭菌注射用水,复溶后进行其余各项检定。

（1）鉴别实验

同"人血白蛋白的质量分析"项下"人血白蛋白成品检定"鉴别实验项目。

（2）物理检查

①外观:应为白色或灰白色疏松体,无融化迹象。复溶后应为略黏稠、黄色或绿色至棕色澄明液体,不应出现浑浊。

②真空度:用高频火花真空测定器测试,瓶内应出现蓝紫色辉光。

③复溶时间:按标示量加入 20～25 ℃灭菌注射用水,轻轻摇动,应在 15 min 内溶解。

"可见异物""不溶性微粒检查""渗透压摩尔浓度"和"装量"同"人血白蛋白质量分析"项下"人血白蛋白成品检定"相应物理检查项目。

（3）化学检定

①水分:应不高于 1.0%（通则 0832）。

②稀释剂检定:稀释剂为灭菌注射用水,应符合《中华人民共和国药典》2020 年版二部的相关规定。

"pH""蛋白质含量""纯度""钠离子含量""钾离子含量""吸光度""多聚体含量""辛酸钠含量""乙酰色氨酸含量""铝残留量""激肽释放酶原激活剂含量""HBsAg""无菌检查""异常毒性检查""热原检查"同"人血白蛋白质量分析"项下"人血白蛋白成品检定"相应化学检定项目。

注意事项

1.免疫电泳法鉴别成品时,电泳分析应有冷却系统,否则琼脂糖凝胶会出现干裂;同时,生理氯化钠溶液浸泡琼脂糖凝胶应充分,否则背景不清晰。

2.注意供试品容器应不影响成品检定下各项指标。

3.人血白蛋白供试品贮存条件应为 2～8 ℃或室温避光,实验取样后也应及时保存。

思考题

1.为什么成品检定吸光度测定时选择 403 nm 波长处作为测定波长?

2.为什么乙酰色氨酸含量测定采用紫外-可见分光光度法?

3.成品检定项中铝残留量与激肽释放酶原激活剂含量检定的目的是什么?

4.为何人血白蛋白成品检定中要进行热稳定性实验,而冻干人血白蛋白不用检定此项?

实验七　葡萄糖原料药及其注射剂的质量分析(4学时)

前言

葡萄糖(图5-16)为营养药,化学名为D-(＋)-吡喃葡萄糖-水合物。无色结晶或白色结晶性或颗粒性粉末;无臭,味甜。在水中易溶,在乙醇中微溶。葡萄糖注射剂为葡萄糖或无水葡萄糖的灭菌水溶液。含葡萄糖($C_6H_{12}O_6 \cdot H_2O$)应为标示量的95.0%～105.0%。

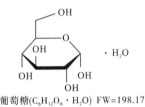

葡萄糖($C_6H_{12}O_6 \cdot H_2O$) FW=198.17

图5-16　葡萄糖的结构式

实验目的

1.掌握一般杂质检查的基本原理、操作方法及限量计算。

2.熟悉旋光法测定葡萄糖注射剂含量的基本原理、操作方法及结果计算。

3.了解葡萄糖原料药的质量分析的全过程及一般杂质检查的目的和意义。

实验原理

1.葡萄糖的鉴别反应

葡萄糖分子中具有醛基,可还原碱性酒石酸铜生成红色氧化亚铜沉淀。

2.葡萄糖的杂质检查方法

(1)氯化物检查法:药物中微量氯化物在硝酸酸性溶液中与硝酸银试液作用,生成氯化银的白色浑浊液,与一定量标准氯化钠溶液在相同条件下生成的氯化银浑浊液比较,以判断药物中氯化物的限量。

$$Cl^- + Ag^+ \longrightarrow AgCl\downarrow$$

(2)硫酸盐检查法:药物中微量硫酸盐与氯化钡在酸性溶液中作用,生成硫酸钡白色浑浊液,与一定量标准硫酸钾溶液与氯化钡在相同条件下生成的浑浊液比较,以判断药物中硫酸盐的限量。

$$SO_4^{2-} + Ba^{2+} \longrightarrow BaSO_4\downarrow$$

(3)铁盐检查法:药物中微量铁盐在盐酸酸性溶液中与硫氰酸盐生成红色可溶性的硫氰酸铁配离子,与一定量标准铁溶液用同法处理后进行比色,以判断供试品中铁盐的限量(加硝酸3滴,煮沸5 min,可使Fe^{2+}氧化为Fe^{3+})。

$$Fe^{3+} + 6SCN^{-} \xrightarrow{H^+} [Fe(SCN)_6]^{3-}（红色）$$

（4）重金属检查法：采用《中华人民共和国药典》2020年版四部通则收载的重金属检查的第一法。硫代乙酰胺在弱酸性（pH为3.5醋酸盐缓冲液）溶液中水解，产生硫化氢，与微量重金属离子作用，生成黄色至棕黑色的硫化物均匀混悬液，与一定量标准铅溶液经同法处理后所呈颜色比较，可判定药物中重金属的限量，其反应为

$$CH_3CSNH_2 + H_2O \longrightarrow CH_3CONH_2 + H_2S$$

$$Pb^{2+} + H_2S \longrightarrow PbS + 2H^+$$

（5）砷盐检查法：采用古蔡氏法检查砷盐。利用金属锌与酸作用产生新生态的氢，与药物中的微量砷盐反应生成具挥发性的砷化氢，遇溴化汞试纸，产生黄色至棕色的砷斑，与定量标准砷溶液所生成的砷斑比较，可判定药物中砷盐的限量，其反应为

$$AsO_3^{3-} + 3Zn + 9H^+ \longrightarrow AsH_3\uparrow + 3Zn^{2+} + 3H_2O$$

$$AsH_3 + 2HgBr_2 \longrightarrow 2HBr + AsH(HgBr)_2（黄色）$$

$$AsH_3 + 3HgBr_2 \longrightarrow 3HBr + As(HgBr)_3（棕色）$$

（6）炽灼残渣检查法：有机药物经炽灼炭化，再加硫酸湿润，低温加热至硫酸蒸气除尽后，于高温（700～800 ℃）烧灼至完全灰化，使有机物质破坏分解变为挥发性物质逸出，残留的非挥发性无机杂质（多为金属的氧化物或无机盐类）成为硫酸盐，为炽灼残渣。如炽灼残渣需留作重金属检查，则控制烧灼温度为500～600 ℃，否则将使重金属检查结果偏低。

本品除了检查氯化物、硫酸盐、铁盐、重金属、砷盐、炽灼残渣等一般杂质外，还需检查酸度、溶液的澄清度与颜色（目的是检查水溶性物质或有色杂质）、乙醇溶液的澄清度（目的是检查醇不溶性杂质，如糊精、蛋白质等）、亚硫酸盐与可溶性淀粉（因为制备时使用的酸可能带有亚硫酸盐，而可溶性淀粉为引入的中间体）等项目。

3. 葡萄糖注射剂的含量测定方法

葡萄糖分子结构中的5个碳都是手性碳原子，具有旋光性，因此可用旋光法测定葡萄糖注射剂的含量。葡萄糖有 α 及 β 两种互变异构体，其比旋度相差甚远，在水溶液中逐渐达到变旋平衡（图5-17）。

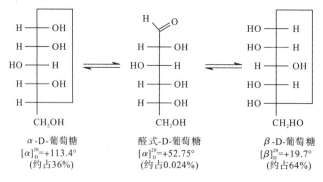

图 5-17　葡萄糖的变旋示意图

此时比旋度趋于恒定，为 $+52.5°\sim+53.0°$。当进行葡萄糖旋光度测定时，首先应使上述反应达到平衡。《中华人民共和国药典》2020年版二部采用加氨试液的方法，加速变旋平衡的到达。

计算公式为

$$无水葡萄糖浓度(c)=\frac{100\alpha}{[\alpha]_D^{20}L} \tag{5-1}$$

$$含水葡萄糖浓度(c^*)=c\times\frac{198.17(含水葡萄糖的分子量)}{180.16(无水葡萄糖的分子量)}$$

$$=\alpha\times\frac{100}{52.75\times1}\times\frac{198.17}{180.16}$$

$$=\alpha\times2.085\,2 \tag{5-2}$$

$$标示量(\%)=\frac{\alpha\times2.085\,2}{标示量}\times100\% \tag{5-3}$$

式中，$[\alpha]$ 为比旋度，52.75 为含水葡萄糖变旋平衡时的比旋度；D 为钠光谱的 D 线；20 表示测定时的温度为 20 ℃；L 为测定管长度；α 为测得的旋光度；c 为每 100 mL 溶液中含有被测物质的质量（按干燥品或无水物计算）。

仪器和试剂

1.仪器

紫外-可见分光光度计、旋光仪、检砷瓶、纳氏比色管、水浴锅、烘箱、量瓶。

2.试剂

葡萄糖原料、葡萄糖注射剂；酚酞指示液、氢氧化钠滴定液（0.02 mol/L）、氨试液、碱性酒石酸铜试液、比色用氯化钴液、比色用重铬酸钾液、比色用硫酸铜液、标准氯化钠溶液、硝酸银试液、标准硫酸钾溶液、25%氯化钡溶液、磺基水杨酸溶液、碘试液、草酸铵试液、标准钙溶液、硫氰酸铵溶液、标准铁溶液、标准铅溶液、醋酸盐缓冲液（pH 为 3.5）、硫代乙酰胺试液、标准砷溶液、溴化汞试纸、醋酸铅棉花、溴化钾溴试液、碘化钾试液、酸性氯化亚锡试液、锌粒、无菌氯化钠-蛋白胨缓冲液、稀硝酸、稀硫酸、盐酸、乙醇、氯化钾。

实验步骤

(一)葡萄糖原料药的质量分析

1.性状

比旋度：取本品约 10 g，精密称定，置 100 mL 量瓶中，加水适量与氨试液 0.2 mL，溶解后，用水稀释至刻度，摇匀，放置 10 min，在 25 ℃，依法测定（通则 0621），比旋度为 +52.6°～+53.2°。

2.鉴别

(1)取本品约 0.2 g，加水 5 mL 溶解后，缓缓滴入微温的碱性酒石酸铜试液中，即生成氧化亚铜的红色沉淀。

(2)取干燥失重项下的本品适量，依法测定，葡萄糖的红外光吸收图谱应与对照的图谱（图 5-18）一致。

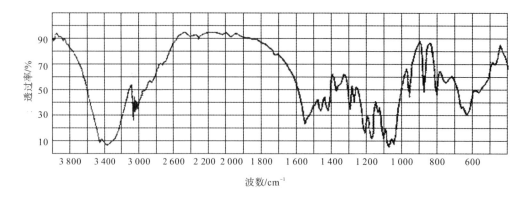

图 5-18 葡萄糖的红外光吸收图谱

3.检查

(1)酸度:取本品 2.0 g,加水 20 mL 溶解后,加酚酞指示液 3 滴与氢氧化钠滴定液(0.02 mol/L)0.20 mL,应显粉红色。

(2)溶液的澄清度与颜色:取本品 5.0 g,加热水溶解后,放冷,用水稀释至 10 mL,溶液应澄清无色;如显浑浊,与 1 号浊度标准液(通则 0902)比较,不得更浓;如显色,与对照液(取比色用氯化钴液 3.0 mL、比色用重铬酸钾液 3.0 mL 与比色用硫酸铜液 6.0 mL,加水稀释成 50 mL)1.0 mL 加水稀释至 10 mL 比较,不得更深。

(3)乙醇溶液的澄清度:取本品 1.0 g,加乙醇 20 mL,置水浴锅中加热回流约 40 min,溶液应澄清。

(4)氯化物:取本品 0.60 g,依法检查(通则 0801),与标准氯化钠溶液 6.0 mL 制成的对照液比较,不得更浓(0.01%)。

(5)硫酸盐:取本品 2.0 g,依法检查(通则 0802),与标准硫酸钾溶液 2.0 mL 制成的对照液比较,不得更浓(0.01%)。

(6)亚硫酸盐与可溶性淀粉:取本品 1.0 g 加水 10 mL 溶解后,加碘试液 1 滴,应即显黄色。

(7)干燥失重:取本品,在 105 ℃干燥至恒重,减失质量为 7.5%~9.5%(通则 0831)。

(8)炽灼残渣:不得超过 0.1%(通则 0841)。

(9)蛋白质:取本品 1.0 g,加水 10 mL 溶解后,加磺基水杨酸溶液(1→5)3.0 mL,不得生成沉淀。

(10)钡盐:取本品 2.0 g,加水 20 mL 溶解后,溶液分成两等份,一份加稀硫酸 1 mL,另一份加水 1 mL,摇匀,放置 15 min,两个溶液均应澄清。

(11)钙盐:取本品 1.0 g,加水 10 mL 溶解后,加氨试液 1 mL 与草酸铵试液 5 mL,摇匀,放置 1 h,如显浑浊,与标准钙溶液(精密称取碳酸钙 0.125 0 g,置 500 mL 量瓶中,加水 5 mL 与盐酸 0.5 mL 使溶解,用水稀释至刻度,摇匀。每 1 mL 相当于 0.1 mg 的钙)1.0 mL 制成的对照液比较,不得更浓(0.01%)。

(12)铁盐:取本品 2.0 g,加水 20 mL 溶解后,加硝酸 3 滴,缓慢煮沸 5 min,放冷,用水稀释制成 45 mL,加硫氰酸铵溶液(30→100)3.0 mL,摇匀,如显色,与标准铁溶液 2.0 mL 用同一方法制成的对照液比较,不得更深(0.001%)。

(13)重金属:取本品 4.0 g,加水 23 mL 溶解后,加醋酸盐缓冲液(pH 为 3.5)2 mL,依法检查(通则0821),含重金属不得超过百万分之五。

(14)砷盐:取本品 2.0 g,加水 5 mL 溶解后,加稀硫酸 5 mL 与溴化钾溴试液 0.5 mL,置水浴锅中加热约 20 min,使保持稍过量的溴存在,必要时,再补加溴化钾溴试液适量,并随时补充蒸散的水分,放冷,加盐酸 5 mL 与水适量使成 28 mL,依法检查(通则 0822),应符合规定(0.000 1%)。

(二)葡萄糖注射剂的质量分析

1.鉴别

取本品,缓缓滴入微温的碱性酒石酸铜试液中,即生成氧化亚铜的红色沉淀。

2.检查

(1)pH:取本品或本品适量,用水稀释制成含葡萄糖为 5% 的溶液,每 100 mL 加饱和氯化钾溶液 0.3 mL,依法检查(通则 0631),pH 为 3.2～6.5。

(2)5-羟甲基糠醛:精密量取本品适量(相当于葡萄糖 1.0 g),置 100 mL 量瓶中,用水稀释至刻度,摇匀,按照紫外-可见分光光度法(通则 0401),在 284 nm 的波长处测定,吸光度不得大于 0.32。

(3)重金属:取本品适量(相当于葡萄糖 3 g),必要时,蒸发至约 20 mL,放冷,加醋酸盐缓冲液(pH 为 3.5)2 mL 与水适量使成 25 mL,依法检查(通则 0821),按葡萄糖含量计算,含重金属不得超过百万分之五。

(4)细菌内毒素:取本品,依法检查(通则 1143),每 1 mL 中含内毒素的量应小于 0.50 EU。

(5)无菌:取本品,采用薄膜过滤法,以金黄色葡萄球菌为阳性对照菌,依法检查(通则 1101),应符合规定。

(6)其他:应符合注射剂项下有关的各项规定(通则 0102)。

3.含量测定

精密量取本品适量(相当于葡萄糖 10 g),置 100 mL 量瓶中,加氨试液 0.2 mL(10% 或 10% 以下规格的本品可直接取样测定),用水稀释至刻度,摇匀,静置 10 min,在 25 ℃ 时,依法测定旋光度(通则 0621),与 2.085 2 相乘,即得供试量中含有 $C_6H_{12}O_6 \cdot H_2O$ 的质量(g)。

注意事项

1.对照法进行杂质的限量检查应遵循平行原则,即仪器的配对性和供试品与对照品的同步操作。供试品与对照品所加入试剂的反应温度、反应时间等均应完全相同。采用纳氏比色管时,加入液体后体积应一致。

2.比色、比浊操作,一般均在纳氏比色管中进行。在选用比色管时,必须注意使样品管与标准管的体积相等,玻璃色泽一致,最好不带任何颜色,管上的刻度均匀,如有差别,不得相差超过 2 mm。比色、比浊前应采用手腕转动 360°旋摇的操作使比色管内液体充分混匀,不可以颠倒振摇。比色在白色背景上观察,比浊在黑色背景上观察,从比色管上方向下透视。使用过的比色管应及时清洗,比色管可用铬酸洗液浸泡洗涤,不能用毛刷刷洗,以免管壁划出条痕影响比色或比浊。

3.铁盐检查时,供试品溶液加硝酸煮沸时,应注意防止暴沸,必要时补充适量水,且对照液与供试液应同法操作。

4.砷盐检查时要注意:①供试品与对照品所用检砷器导气管的长短、内径一定要相同,以免生成的砷斑大小不同,影响砷斑的比较;②在酸性溶液中加溴化钾溴试液进行有机破坏使砷游离,破坏过程中要保持稍过量的溴存在,使破坏完全。标准砷溶液同法处理后,依法制备砷斑;③砷斑遇光、热、湿气即变浅或褪色,因此砷斑制成后应立即观察比较。

5.旋光法测定含量时要注意:①旋光管装样时应注意光路中不应有气泡;②应取 2 份供试品做平行实验,测定结果的偏差应在 0.02 ℃以内,否则重做;③供试液应不显浑浊或含有混悬的小粒,否则应预先滤过并弃去初滤液;④测定完,测定管必须立即洗涤,以避免两头衬垫的橡皮圈因接触溶剂而发黏。不允许将盛有供试品的测试管长时间置于仪器样品室内。

思考题

1.比色或比浊操作应遵循的原则是什么?比浊检查时为什么将反应液稀释后再加沉淀剂?

2.采用古蔡化法检查砷盐时用到了哪些试剂?各有什么作用?操作注意事项有哪些?

3.葡萄糖注射剂的检查项中为何要检查 5-羟甲基糠醛?

4.为什么应于 10% 以上的葡萄糖溶液中加入氨液并放置 10 min 后才能测定旋光度?

实验八 紫外-可见分光光度法测定奥沙西泮片的含量(4 学时)

前言

奥沙西泮(图 5-19),化学名为 5-苯基-3-羟基-7-氯-1,3-二氢-2H-1,4-苯并二氮杂䓬-2-酮。奥沙西泮为地西泮的主要活性代谢产物。为短效苯二氮卓类药物,与地西泮有相似的药理作用。《中华人民共和国药典》对奥沙西泮片的含量采用紫外-可见分光光度法进行测定,本品含奥沙西泮($C_{15}H_{11}ClN_2O_2$)应为标示量的 90.0%～110.0%。

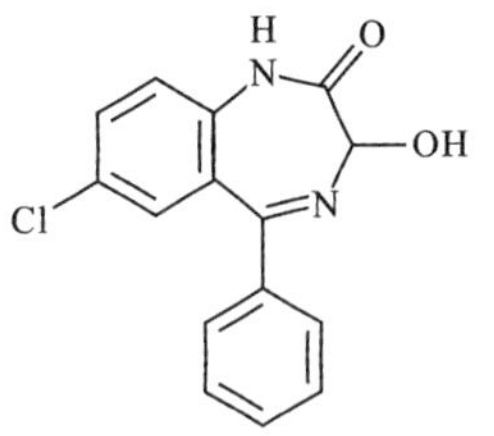

奥沙西泮($C_{15}H_{11}ClN_2O_2$) FW=286.72

图 5-19 奥沙西泮的结构式

实验目的

1. 掌握紫外-可见分光光度法测定含量的原理及操作方法。
2. 熟悉紫外-可见分光光度计使用方法及含量测定中的注意事项。

实验原理

奥沙西泮含有较大的共轭体系,具有特征的紫外吸收特性,在其最大吸收波长处测定吸光度,再利用对照品比较法计算其含量。

仪器和试剂

1. 仪器

紫外-可见分光光度计、超声波振荡器、分析天平、移液管、量瓶、石英比色皿。

2. 试剂

奥沙西泮片(15 mg)、奥沙西泮对照品、乙醇、纯水。

实验步骤

1. 对照品溶液制备

取奥沙西泮对照品约 15 mg,精密称定,置 200 mL 量瓶中,加乙醇 150 mL,超声处理使溶解,放冷,用乙醇稀释至刻度,摇匀,精密量取 5 mL,置 100 mL 量瓶中,用乙醇稀释至刻度,摇匀,作为对照品溶液。

2. 供试品溶液制备

取奥沙西泮片 10 片,置 200 mL 量瓶中,加乙醇 150 mL,超声处理使奥沙西泮片溶解,放冷,用乙醇稀释至刻度,摇匀,滤过,精密量取续滤液 5 mL 置 100 mL 量瓶中,用乙醇稀释至刻度,摇匀,作为供试品溶液。

3. 测定

按照紫外-可见分光光度法,在 229 nm 的波长处分别测定对照品溶液和供试品溶液的吸光度,利用对照品比较法计算其含量。

奥沙西泮片的标示量按式(5-4)计算

$$标示量(\%) = \frac{\dfrac{A_X}{A_R} \times C_R \times D}{10B} \times 100\% \tag{5-4}$$

式中，A_X 和 A_R 分别为供试品溶液和对照品溶液的吸光度；C_R 为对照品溶液的浓度（mg/mL）；D 为供试品稀释体积（mL）；B 为片剂的标示量（mg）。

📙 注意事项

1. 此实验用到的波长位于紫外光区，要用石英比色皿，而不能用玻璃比色皿。
2. 吸收池的光学面，必须清洁干净，不要用手触摸，只可用擦镜纸擦拭，并只能顺着一个方向擦拭。

📙 思考题

1. 紫外-可见分光光度法用于含量测定的方法一般有哪些？
2. 哪些药物可以采用紫外-可见分光光度法测定含量？

实验九 手性高效液相色谱法检查左氧氟沙星光学异构体(4学时)

📙 前言

左氧氟沙星(图 5-20)为第四代喹诺酮类抗菌药，化学名为(-)-(S)-3-甲基-9-氟-2,3-二氢-10-(4-甲基-1-哌嗪基)-7-氧代-7H-吡啶并[1,2,3-de]-1,4 苯并噁嗪-6-羧酸半水合物。本品为类白色至淡黄色结晶性粉末，无臭。在水中微溶，在乙醇中极微溶解，在乙醚中不溶；在冰醋酸中易溶，在 0.1 mol/L 盐酸溶液中略溶。按无水物计算，含左氧氟沙星（$C_{18}H_{20}FN_3O_4 \cdot \frac{1}{2}H_2O$）的标示量不得少于 98.5%。

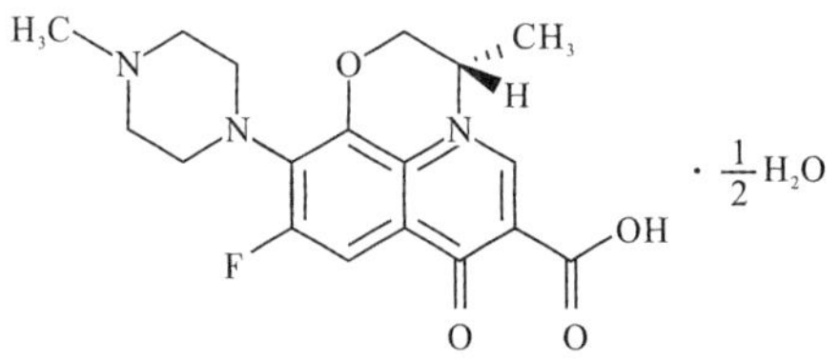

左氧氟沙星($C_{18}H_{20}FN_3O_4 \cdot \frac{1}{2}H_2O$) FW=370.38

图 5-20 左氧氟沙星的结构式

📙 实验目的

1. 掌握手性高效液相色谱法进行光学异构体检查的基本原理。
2. 熟悉手性试剂流动相添加法的原理及应用。
3. 了解左氧氟沙星光学异构体。

实验原理

《中华人民共和国药典》2020 年版二部规定了左氧氟沙星原料药中右氧氟沙星的限量。采用配合交换手性流动相法测定,将手性试剂加到高效液相色谱流动相中,与手性药物生成可逆的非对映体复合物,根据复合物的稳定性,在流动相中的溶解性和与固定相的键合力差异,于非手性固定相上分离对映体。该法是分离手性氨基酸、类似氨基酸药物的常用方法,但只有能与过渡金属离子形成相应配合物的药物才能被分离,常用的金属离子有 Cu^{2+}、Zn^{2+}、Ni^{2+} 等,配合剂有 L-脯氨酸、D-苯丙氨酸等。

仪器和试剂

1.仪器

高效液相色谱仪、分析天平、吸量管、量瓶。

2.试剂

左氧氟沙星原料药、氧氟沙星对照品;硫酸铜、甲醇、氢氧化钠、D-苯丙氨酸。

实验步骤

1.取左氧氟沙星原料药供试品适量,加流动相溶解并稀释制成每 1 mL 中约含 1.0 mg 的溶液,作为供试品溶液。精密量取氧氟沙星对照品适量,用流动相定量稀释制成每 1 mL 中约含 10 μg 的溶液,作为对照溶液。按照高效液相色谱法测定,以十八烷基硅烷键合硅胶为填充剂;以硫酸铜 D-苯丙氨酸溶液、甲醇(82∶18)为流动相;柱温 40 ℃;检测波长 294 nm。

2.取氧氟沙星对照品适量,加流动相溶解并定量稀释制成每 1 mL 中约含 0.2 mg 的溶液,取 20 μL 注入高效液相色谱仪中,记录色谱图(氧氟沙星光学异构体手性高效液相色谱分离典型谱图如图 5-21 所示,图中 1 为左氧氟沙星,2 为右氧氟沙星),右氧氟沙星与左氧氟沙星依次流出,右旋异构体、左旋异构体峰的分离度应符合要求。

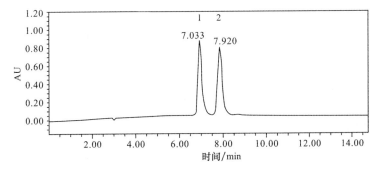

图 5-21 氧氟沙星光学异构体手性高效液相色谱分离典型谱图

3.取对照溶液 20 μL 注入高效液相色谱仪中,调节检测灵敏度,使主成分色谱峰的峰高约为满量程的 25%,精密量取供试品溶液和对照溶液各 20 μL,分别注入高效液相色谱仪中,记录色谱图,供试品溶液色谱图中右氧氟沙星峰面积不得大于对照溶液主峰面积(1.0%)。

注意事项

1.影响实验结果的主要因素有:金属离子的种类及浓度;配合剂的种类及浓度;流动相的 pH 及离子强度等。

2.要实现右氧氟沙星与左氧氟沙星良好的基线分离,流动相的平衡时间要足够长,以保证手性高效液相色谱系统的稳定和基线平稳。

思考题

1.手性高效液相色谱法检查药物光学异构体有哪些特点?
2.手性高效液相色谱法可分为哪两类?

实验十 硝苯地平原料药及片剂的质量分析(4 学时)

前言

硝苯地平(图 5-22)为二氢吡啶类钙通道阻滞药物,化学名为 2,6-二甲基-4-(2-硝基苯基)-1,4-二氢-3,5-吡啶二甲酸二甲酯。黄色结晶性粉末,无臭,无味;遇光不稳定。在丙酮或三氯甲烷中易溶,在乙醇中略溶,在水中几乎不溶。按干燥品计算,含 $C_{17}H_{18}N_2O_6$ 应为标示量的 98.0%~102.0%。

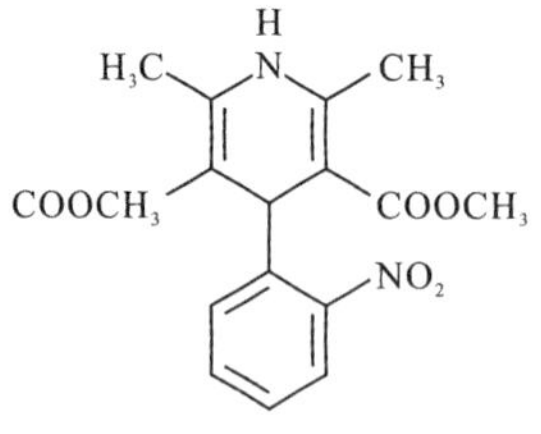

硝苯地平($C_{17}H_{18}N_2O_6$) FW=346.34

图 5-22 硝苯地平的结构式

实验目的

1.掌握铈量法测定硝苯地平含量的原理及操作方法。
2.熟悉硝苯地平的有关物质检查及化学鉴别方法。
3.熟悉硝苯地平片中含量均匀度及溶出度检查的原理和方法。

4. 了解硝苯地平的光谱鉴别方法。

实验原理

1. 硝苯地平的鉴别反应

硝苯地平与碱作用,二氢吡啶环的1,4位氢均可发生解离,形成p-Ⅱ共轭而发生颜色变化,显橙红色。硝苯地平具有芳环,在紫外光区有特征吸收:在237 nm的波长处有最大吸收,在320~355 nm的波长处有较大的宽幅吸收,还具有特征的红外光谱。

2. 硝苯地平的杂质检查方法

硝苯地平在光照和氧化剂存在条件下分别生成两种降解氧化产物[杂质Ⅰ:2,6-二甲基-4-(2-硝基苯基)-3,5-吡啶二甲酸二甲酯;杂质Ⅱ:2,6-二甲基-4-(2-亚硝基苯基)-3,5-吡啶二甲酸二甲酯],其中光催化氧化反应除将二氢吡啶芳构化以外,还能将硝基转化为亚硝基。杂质Ⅱ为硝苯地平的主要光分解物,对人体极为有害。《中华人民共和国药典》2020年版二部采用HPLC法进行有关物质的检查。化学反应式如图5-23所示。

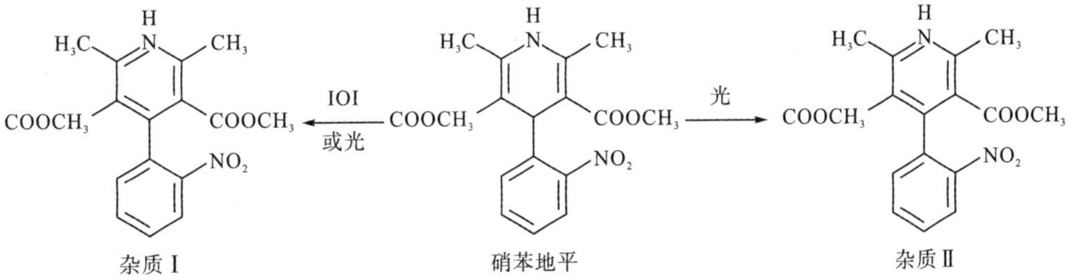

图 5-23　硝苯地平在光照和氧化剂存在条件下生成的降解氧化产物

3. 硝苯地平的含量测定方法

(1)铈量法:硝苯地平具有还原性,可在酸性溶液中以邻二氮菲为指示剂,用铈量法直接滴定。硝苯地平与硫酸铈反应的物质的量比为1∶2。用邻二氮菲指示液指示终点。至近终点时,微过量的Ce^{4+}将指示液中的Fe^{2+}氧化成Fe^{3+},使橙红色消失,以指示终点。化学反应式如图5-24所示。

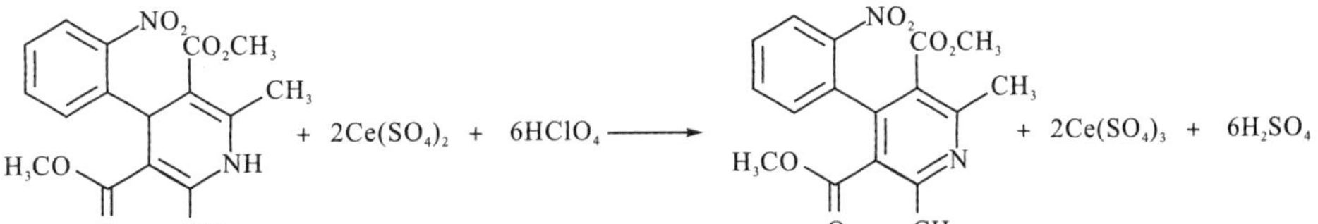

图 5-24　铈量法滴定硝苯地平

(2)高效液相色谱法:用于硝苯地平片剂的含量测定。

仪器和试剂

1. 仪器

高效液相色谱仪、紫外-可见分光光度计、红外分光光度计、滴定装置、电子天平、水浴锅、乳钵、量瓶。

2．试剂

硝苯地平原料药、硝苯地平对照品、2,6-二甲基-4-(2-硝基苯基)-3,5-吡啶二甲酸二甲酯(杂质Ⅰ)对照品、2,6-二甲基-4-(2-亚硝基苯基)-3,5-吡啶二甲酸二甲酯(杂质Ⅱ)对照品；高氯酸溶液、邻二氮菲指示液、硫酸铈滴定液、丙酮、三氯甲烷、无水乙醇、甲醇、十二烷基硫酸钠、氢氧化钠。

实验步骤

(一)硝苯地平原料药的质量分析

1．鉴别

(1)取本品约 25 mg,加丙酮 1 mL 使溶解,加 20% 氢氧化钠溶液 3～5 滴振摇,观察并记录实验现象。

(2)取本品适量,加三氯甲烷 2 mL 使溶解,加无水乙醇制成每 1 mL 约含 15 μg 的溶液,按照紫外-可见分光光度法测定,在 237 nm 的波长处有最大吸收,在 320～355 nm 的波长处有较大的宽幅吸收。200～400 nm 内进行波长扫描,观察并记录实验现象。

2．检查有关物质

避光操作,取本品,精密称定,加甲醇使溶解并定量稀释制成每 1 mL 中约含 1 mg 的溶液,作为供试品溶液;另取 2,6-二甲基-4-(2-硝基苯基)-3,5-吡啶二甲酸二甲酯(杂质Ⅰ)对照品与 2,6-二甲基-4-(2-亚硝基苯基)3,5-吡啶二甲酸二甲酯(杂质Ⅱ)对照品贮备液;分别精密量取供试品溶液与对照品贮备液各适量,用流动相定量稀释制成每 1 mL 中分别含硝苯地平 2 μg、杂质Ⅰ 1 μg 与杂质Ⅱ 1 μg 的混合溶液,作为对照溶液。按照高效液相色谱法(通则 0512)实验。以十八烷基硅烷键合硅胶为填充剂;以甲醇-水(60：40)为流动相;检测波长为 235 nm。取硝苯地平对照品、杂质Ⅰ对照品与杂质Ⅱ对照品各适量,加甲醇溶解并稀释制成每 1 mL 中各约含 1 mg、10 μg 与 10 μg 的混合溶液,取 20 μL,注入高效液相色谱仪中,杂质Ⅰ峰、杂质Ⅱ峰与硝苯地平峰之间的分离度均应符合要求。精密量取供试品溶液与对照溶液各 20 μL,分别注入高效液相色谱仪中,记录色谱图至主成分峰保留时间的 2 倍。供试品溶液的色谱图中如有与杂质Ⅰ峰、杂质Ⅱ峰保留时间一致的色谱峰,按外标法以峰面积计算,均不得超过 0.1%;其他单个杂质峰面积不得大于对照溶液中硝苯地平峰面积(0.2%),杂质总量不得超过 0.5%。

3．含量测定

取本品约 0.4 g,精密称定,加无水乙醇 50 mL,微温使溶解,加高氯酸溶液 50 mL、邻二氮菲指示液 3 滴,立即用硫酸铈滴定液(0.1 mol/L)滴定,至近终点时,在水浴锅中加热至 50 ℃ 左右,继续缓缓滴定至橙红色消失,消耗滴定液体积记为 V(mL);并将滴定的结果用空白实验校正,消耗滴定液体积记为 V_0(mL)。每 1 mL 硫酸铈滴定液(0.1 mol/L)相当于 17.32 mg 的 $C_{17}H_{18}N_2O_6$。按式(5-5)计算含量:

$$含量(\%)=\frac{(V-V_0)TF}{W}\times100\%$$ (5-5)

式中,T 为滴定度;F 为校正因子;W 为供试品取用量(mg)。

(二)硝苯地平片剂的质量分析

硝苯地平片为糖衣片或薄膜衣片,除去包衣后显黄色。

1.鉴别

(1)取本品的细粉适量(相当于硝苯地平 50 mg),加丙酮 3 mL,振摇提取,放置后取上清液,按照"硝苯地平原料药的质量分析"项下的鉴别(1)项实验,显相同的反应。

(2)在含量测定项下记录的色谱图中,供试品溶液主峰的保留时间应与对照品溶液主峰的保留时间一致。

2.检查

(1)有关物质:避光操作,取含量测定项下的细粉适量,精密称定,加甲醇适量,超声处理使硝苯地平溶解,放冷,用甲醇定量稀释制成每 1 mL 中约含硝苯地平 1 mg 的溶液,取溶液适量,离心,取上清液作为供试品溶液;另取杂质Ⅰ对照品与杂质Ⅱ对照品(同硝苯地平原料药有关物质项下),精密称定,加甲醇溶解并定量稀释制成每 1 mL 中各约含 1 mg 与 0.5 mg 的混合溶液,精密量取 1 mL,置 100 mL 量瓶中,精密加入供试品溶液 1 mL,用流动相稀释至刻度,摇匀,作为对照溶液。按照硝苯地平原料药有关物质项下的方法测定。供试品溶液的色谱图中如有与杂质Ⅰ峰、杂质Ⅱ峰保留时间一致的色谱峰,按外标法以峰面积计算,杂质Ⅰ不得超过硝苯地平标示量的 1.0%,杂质Ⅱ不得超过硝苯地平标示量的 0.5%;其他单个杂质峰面积不得大于对照溶液中硝苯地平峰面积(1.0%);杂质总量不得超过 2.0%。供试品溶液色谱图中小于对照溶液中硝苯地平峰面积 0.02 倍的杂质峰可忽略不计。

(2)含量均匀度:避光操作,取本品 1 片,除去包衣后,置乳钵中,研细,加甲醇分次转移至 50 mL 量瓶中,加甲醇适量,超声处理使硝苯地平溶解,放冷,用甲醇稀释至刻度,摇匀,滤过,精密量取续滤液适量,用甲醇定量稀释制成每 1 mL 中约含 20 μg 的溶液,作为供试品溶液。按照含量测定项下的方法测定含量,应符合《中华人民共和国药典》2020 年版通则规定。

(3)溶出度:避光操作,取本品,按照溶出度与释放度测定法,以 0.25% 十二烷基硫酸钠溶液 900 mL 为溶出介质,转速为每分钟 120 转,依法操作,经 60 min 时,取溶液适量,滤过,取续滤液作为供试品溶液;另取硝苯地平对照品约 10 mg,精密称定,置 100 mL 量瓶中,加甲醇溶解并稀释至刻度,精密量取适量,用溶出介质定量稀释制成每 1mL 中约含硝苯地平 5 μg(5 mg 规格)或 10 μg(10 mg 规格)的溶液,作为对照品溶液。按照含量测定项下的方法测定,按外标法以峰面积计算每片的溶出量。限度为标示量的 75%,应符合规定。

3.含量测定

按照高效液相色谱法(通则 0512)测定。

(1)色谱条件与系统适用性实验:以十八烷基硅烷键合硅胶为填充剂;以甲醇-水(60∶40)为流动相;检测波长为 235 nm。理论板数按硝苯地平峰计算不低于 2 000,硝苯地平峰与相邻杂质峰的分离度应符合要求。

(2)测定法:避光操作,取本品 20 片,除去包衣,精密称定,研细,精密称取适量(相当于硝苯地平 10 mg),置 50 mL 量瓶中,加甲醇适量,超声处理使硝苯地平溶解,放冷,用甲醇稀释至刻度,摇匀,滤过,精密量取续滤液 5 mL,置 50 mL 量瓶中,用甲醇稀释至刻度,摇匀,精密量取 20 μL 注入高效液相色谱仪中,记录色谱图;另取硝苯地平对照品,精密称定,加甲醇溶解并定量稀释制成每 1 mL 中约含 20 μg 的溶液,同法测定。按外标法以峰面积计算即得。

注意事项

1.硝苯地平见光易分解,应在避光条件下操作。
2.邻二氮菲指示液应临用新制。

思考题

1.硝苯地平有关物质检查中,分别采用什么方法对已知杂质和未知杂质进行限量控制?

2.硝苯地平原料药采用铈量法进行含量测定时,为什么要在水浴锅中加热至 50 ℃左右,才继续缓缓滴定至橙红色消失?为什么要加入 50 mL 的高氯酸溶液?

3.硝苯地平片为什么要进行含量均匀度检查及溶出度检查?

实验十一 酸性染料比色法测定硫酸阿托品片的含量 (4 学时)

前言

硫酸阿托品(图 5-25)化学名为(±)-α-(羟甲基)苯乙酸-8-甲基-8-氮杂双环[3,2,1]-3-辛酯硫酸盐—水合物。

本品含硫酸阿托品 [$(C_{17}H_{23}NO_3)_2 \cdot H_2SO_4 \cdot H_2O$] 应为标示量的 90.0% ～ 110.0%。

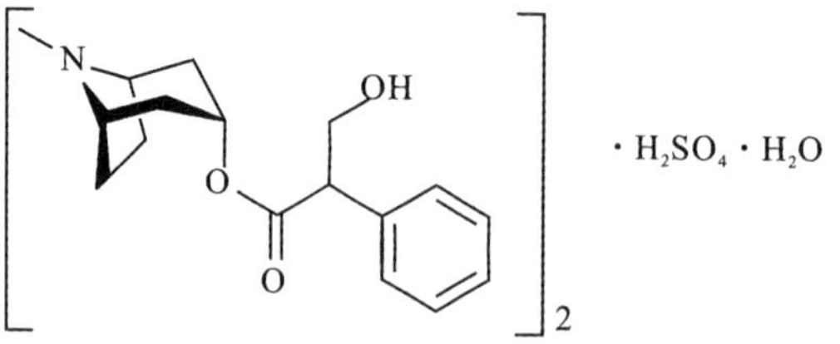

硫酸阿托品[$(C_{17}H_{23}NO_3)_2 \cdot H_2SO_4 \cdot H_2O$] FW=694.84

图 5-25 硫酸阿托品的结构式

实验目的

1. 掌握酸性染料比色法测定含量的原理及操作方法。
2. 熟悉紫外-可见分光光度计的使用方法及含量测定中的注意事项。

实验原理

《中华人民共和国药典》对硫酸阿托品片的含量采用酸性染料比色法进行测定。在一定的 pH 条件下,硫酸阿托品(B)可与氢离子结合生成生物碱阳离子(BH^+),酸性染料溴甲酚绿在此条件下可解离成阴离子(In^-),上述阳离子与阴离子定量结合成有色离子对(BH^+In^-)。该离子对可以定量地被三氯甲烷萃取,在 420 nm 波长处测定该溶液有色离子对的吸光度,即可计算出硫酸阿托品的含量。其反应式为

$$B+H^+ \rightleftharpoons BH^+$$
$$HIn \rightleftharpoons H^+ + In^- \quad BH^+ + In^- \rightleftharpoons (BH^+In^-)_{aq} \xrightleftharpoons{氯仿} (BH^+In^-)_{org} \quad (5\text{-}6)$$

仪器和试剂

1. 仪器

紫外-可见分光光度计、石英比色皿、分析天平、移液管、量瓶、研钵、漏斗、分液漏斗。

2. 试剂

硫酸阿托品片(0.3 mg)、硫酸阿托品对照品、溴甲酚绿、邻苯二甲酸氢钾、0.2 mol/L 氢氧化钠溶液、三氯甲烷。

实验步骤

1. 对照品溶液制备

精密称取在 120 ℃ 干燥至恒重的硫酸阿托品对照品约 25 mg,精密称定,置 25 mL 量瓶中,加水溶解并稀释至刻度,摇匀,精密量取 5 mL,置 100 mL 量瓶中,用水稀释至刻度,摇匀,作为对照品溶液。

2. 供试品溶液制备

取本品(0.3 mg)20 片,精密称定,研细,精密称取适量(相当于硫酸阿托品 2.5 mg),置 50 mL 量瓶中,加水振摇使硫酸阿托品溶解并稀释至刻度,滤过,取续滤液,作为供试品溶液。

3. 测定

精密量取供试品溶液与对照品溶液各 2 mL,分别置于预先精密加入三氯甲烷 10 mL 的分液漏斗中,各加溴甲酚绿溶液(取溴甲酚绿 50 mg 与邻苯二甲酸氢钾 1.02 g,加 0.2 mol/L 氢氧化钠溶液 6.0 mL 使溶解,再用水稀释至 100 mL,摇匀,必要时滤过)2.0 mL,振摇提取 2 min 后,静置使分层,分取澄清的三氯甲烷液,按照紫外-可见分光光

度法,在 420 nm 的波长处分别测定吸光度,计算,并将结果乘以 1.027,即得供试品中含有一分子结晶水硫酸阿托品的含量,并计算标示量。

硫酸阿托品的标示量为

$$标示量(\%) = \frac{\dfrac{A_X}{A_R} \times C_R \times D \times \overline{W} \times 1.027}{W \times B} \times 100\% \tag{5-7}$$

式中,W 为供试品的称取量(g);A_X 和 A_R 分别为供试品溶液和对照品溶液的吸光度,C_R 为对照品溶液的浓度(mg/mL);D 为供试品稀释体积(mL);$\overline{W}$ 为平均片重(g);B 为片剂的标示量(mg)。

注意事项

1.实验中,应严格控制水相 pH 并保证有色离子对化合物能定量提取进入三氯甲烷层。

2.振摇提取时既要能定量地将离子对化合物萃取到三氯甲烷层,又要防止乳化和少量水混入三氯甲烷层。因此,分液时需充分振摇,并使静置分层后再分取三氯甲烷。

思考题

1.试述酸性染料比色法的原理。

2.酸性染料比色法的影响因素有哪些? 实验中应如何控制?

实验十二 布洛芬原料药及其缓释胶囊的质量分析(4 学时)

前言

布洛芬(图 5-26)为解热镇痛非甾体抗炎药,化学名为 α-甲基 4-(2-甲基丙基)苯乙酸。白色结晶性粉末;稍有特异臭,几乎无味。在乙醇、丙酮、三氯甲烷或乙醚中易溶,在水中几乎不溶;在氢氧化钠或碳酸钠试液中易溶。布洛芬原料药按干燥品计算,含 $C_{13}H_{18}O_2$ 不得少于 98.5%,布洛芬缓释胶囊含布洛芬($C_{13}H_{18}O_2$)应为标示量的 93.0%~107.0%,为白色球形小丸。

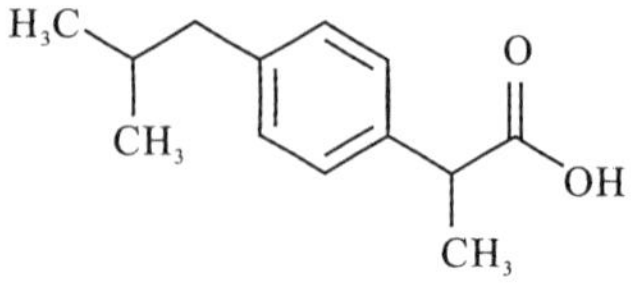

布洛芬($C_{13}H_{18}O_2$) FW=206.28

图 5-26 布洛芬的结构式

实验目的

1.熟悉布洛芬原料药的化学鉴别方法杂质检查与含量测定方法。

2.掌握高效液相色谱法对布洛芬缓释胶囊进行质量控制的实验操作。

实验原理

1.布洛芬的鉴别反应

(1)基于布洛芬分子结构中的共轭结构,其共轭体系具有特征的紫外光谱,可采用紫外-可见分光光度法进行鉴别。

(2)红外吸收光谱是由分子的振动、转动能级的跃迁所产生的分子光谱,与紫外吸收光谱比较,红外吸收光谱更具有特征性。故可用于布洛芬原料药的鉴别。

2.布洛芬的杂质检查方法

基于布洛芬的化学结构及合成工艺特点,可能存在氯化物、有关物质、重金属等影响药品质量与稳定性的杂质,需要采用化学鉴别、薄层色谱法进行有关物质检查。布洛芬缓释胶囊需检查释放度,采用高效液相色谱法进行质量评价。

3.布洛芬的含量测定方法

(1)酸碱滴定法:布洛芬为芳基丙酸类药物,具有一定的酸性,溶于中性乙醇后,可用氢氧化钠直接滴定,用于布洛芬原料药的含量测定。

(2)高效液相色谱法:用于布洛芬缓释胶囊的含量测定。

仪器和试剂

1.仪器

高效液相色谱仪、紫外-可见分光光度计、红外分光光度计、紫外光灯。

2.试剂

布洛芬原料药、布洛芬缓释胶囊、布洛芬对照品;标准氰化钠溶液、稀硫酸溶液、醋酸盐缓冲液(pH 为 3.5)、磷酸盐缓冲液;氢氧化钠滴定液(0.1 mol/L)、酚酞指示剂;高锰酸钾、氢氧化钠、醋酸钠、五氧化二磷、三氯甲烷、正己烷、乙酸乙酯、冰醋酸、中性乙醇、乙醇、甲醇。

实验步骤

(一)布洛芬原料药的质量分析

1.鉴别

(1)取本品,加 0.4% 氢氧化钠溶液制成每 1 mL 中含 0.25 mg 的溶液,按照紫外-可见分光光度法测定,在 265 nm 与 273 nm 的波长处有最大吸收,在 245 nm 与 271 nm 的波长处有最小吸收,在 259 nm 的波长处有一肩峰。

(2)本品的红外光吸收图谱应与对照的图谱(光谱集 943 图)一致。

2.检查

(1)氯化物:取本品 1.0 g,加水 50 mL,振摇 5 min,滤过,取续滤液 25 mL,依法检查(通则 0801),与标准氯化钠溶液 5.0 mL 制成的对照液比较,不得更浓(0.010%)。

(2)有关物质:取本品,加三氯甲烷制成每 1 mL 中含 100 mg 的溶液,作为供试品溶液;精密量取适量加三氯甲烷定量稀释制成每 1 mL 中含 1 mg 的溶液,作为对照溶液。按照薄层色谱法(通则 0512)实验,吸取上述两种溶液各 5 μL,分别点于同一硅胶 G 薄层板上,以正己烷-乙酸乙酯-冰醋酸(15:5:1)为展开剂,展开,晾干,喷以 1% 高锰酸钾的稀硫酸溶液,在 120 ℃加热 20 min,置紫外光灯(365 nm)下检视。供试品溶液如显杂质斑点,与对照溶液的主斑点比较,不得更深。

(3)干燥失重:取本品,以五氧化二磷为干燥剂,在 60 ℃减压干燥至恒重,减失质量不得过 0.5%。

(4)炽灼残渣:不得超过 0.1%。

(5)重金属:取本品 1.0 g,加乙醇 22 mL 溶解后,加醋酸盐缓冲液(pH 为 3.5)2 mL 与水适量使成 25 mL,依法检查,含重金属不得超过百万分之十。

3.含量测定

取本品约 0.5 g,精密称定,加中性乙醇(对酚酞指示液显中性)50 mL 溶解后,加酚酞指示液 3 滴,用氢氧化钠滴定液(0.1 mol/L)滴定。每 1 mL 氢氧化钠滴定液(0.1 mol/L)相当于 20.63 mg 的 $C_{13}H_{18}O_2$。

(二)布洛芬缓释胶囊的质量分析

1.鉴别

在含量测定项下记录的色谱图中,供试品溶液主峰的保留时间应与对照品溶液主峰的保留时间一致。

2.溶出度检查

取本品,按照溶出度与释放度测定法(通则 0931 第一法),以磷酸盐缓冲液 900 mL 为释放介质,转速为 30 r/min,依法操作,经 1 h、2 h、4 h 与 7 h,各取溶液 5 mL,并同时补充相同温度、相同体积的溶出介质,滤过,按照含量测定项下的色谱条件,精密量取续滤液 20 μL,注入高效液相色谱仪中,记录色谱图;另取布洛芬对照品约 15 mg,精密称定,置 50 mL 量瓶中,加甲醇 2 mL 使溶解,用溶出介质稀释至刻度,摇匀,同法测定。分别计算每粒在不同时间的溶出量。本品每粒在 1 h、2 h、4 h 与 7 h 的溶出量应分别为标示量的 10%~35%、25%~55%、50%~80% 和 75% 以上,均应符合规定。

3.含量测定按照高效液相色谱法(通则 0512)测定

(1)色谱条件与系统适用性实验:以十八烷基硅烷键合硅胶为填充剂;以醋酸钠缓冲液(取醋酸钠 6.13 g,加水 750 mL 使溶解,用冰醋酸调节 pH 至 2.5)-乙腈(40:60)为流动相;测定波长为 263 nm。理论板数按布洛芬峰计算不低于 2 500。

(2)测定法:取装量差异项下的内容物,混合均匀,精密称取适量(相当于布洛芬 0.1 g),置 200 mL 量瓶中,加甲醇 100 mL,振摇 30 min,加水稀释至刻度,摇匀,滤过,精密量取续滤液 20 μL,注入高效液相色谱仪中,记录色谱图;另取布洛芬对照品 25 mg,精密称定,置 50 mL 量瓶中,加甲醇 2 mL 使溶解,用水稀释至刻度,摇匀,同法测定。按外标法以峰面积计算,即得。

注意事项

1. 采用酸碱滴定法对布洛芬原料药进行含量测定时,须加中性乙醇(对酚酞指示液显中性)50 mL 溶解。在制备中性乙醇时,应注意防止氢氧化钠滴定液滴定过量,影响滴定结果。

2. 对布洛芬缓释胶囊进行溶出度检查时,应注意掌握不同时间区间对应的溶出度测定结果以确定缓释胶囊是否合格。

思考题

1. 当检查项下同时需进行炽灼残渣和重金属检查时,对烧灼温度有何要求?
2. 简述布洛芬原料药与布洛芬缓释胶囊进行含量测定时采用不同方法的原因。
3. 简述布洛芬原料药进行干燥失重检查的步骤及注意事项。
4. 根据布洛芬分子结构的特点,设计芳酸类药物质量分析的方法。

实验十三 紫外-可见分光光度法鉴别喹诺酮类抗菌药(4 学时)

前言

喹诺酮类药物一般为类白色或淡黄色结晶。该类药物的结构特点是在其母核结构上,通常 1 位为取代的氮原子,3 位羧基,4 位酮羰基,第三代和第四代喹诺酮类抗菌药 6 位为氟原子,5 位、7 位、8 位可有不同的取代基。喹诺酮类药物的结构通式与该实验中涉及的几种喹诺酮类药物的结构式如图 5-27 所示。

实验目的

1. 掌握紫外-可见分光光度法鉴别氧氟沙星等几种典型喹诺酮类药物的基本原理。
2. 熟悉紫外-可见分光光度计的操作方法。

实验原理

喹诺酮类药物分子结构中具有共轭系统,在紫外区有特征吸收,利用此性质可进行鉴别。如左氧氟沙星盐酸溶液,在 226 nm 与 294 nm 的波长处有最大吸收,在 263 nm 的波长处有最小吸收;氟罗沙星盐酸溶液,在 286 nm 与 320 nm 的波长处有最大吸收;氧氟沙星盐酸溶液在 294 nm 的波长处有最大吸收;司帕沙星氢氧化钠溶液在 291 nm 的波长处有最大吸收;诺氟沙星氢氧化钠溶液在 273 nm 的波长处有最大吸收。

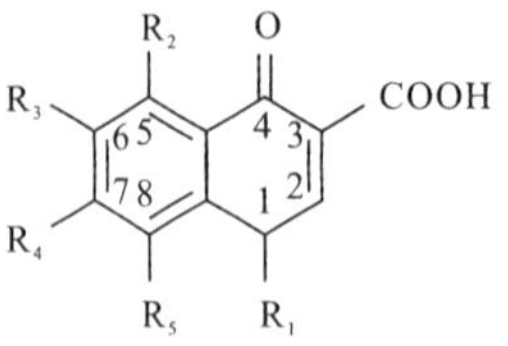

通式

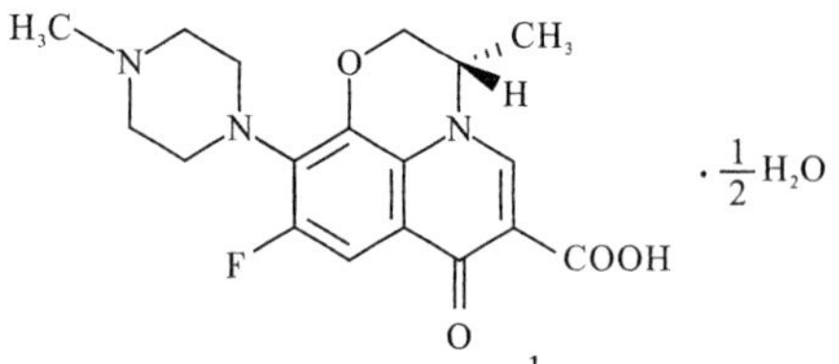

左氧氟沙星($C_{18}H_{20}FN_3O_4\cdot\frac{1}{2}H_2O$) FW=370.38

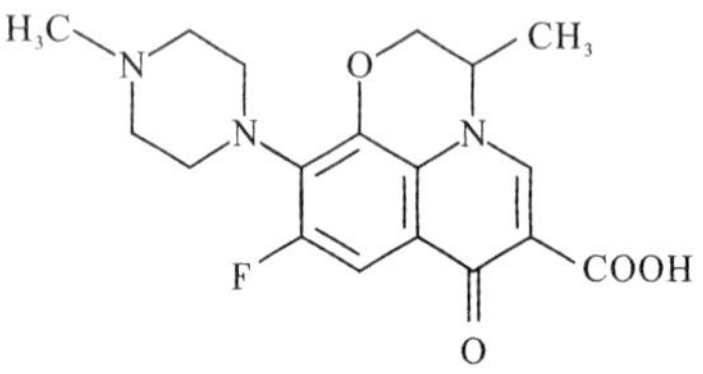

氧氟沙星($C_{18}H_{20}FN_3O_4$) FW=361.67

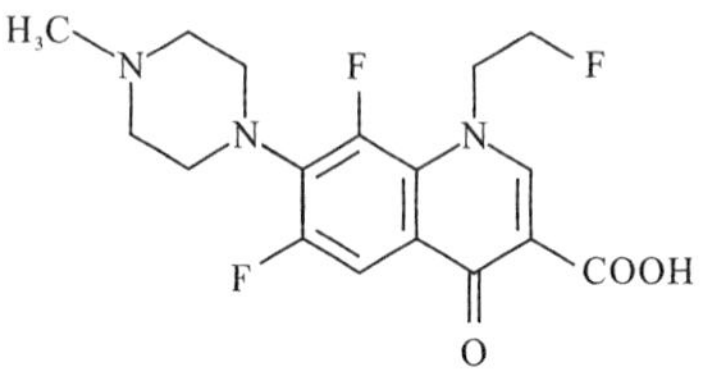

氟罗沙星($C_{17}H_{18}F_3N_3O_3$) FW=369.34

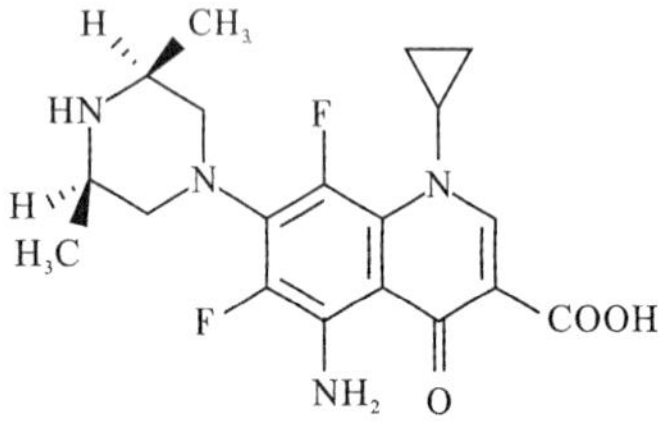

司帕沙星($C_{19}H_{22}F_2N_4O_3$) FW=392.41

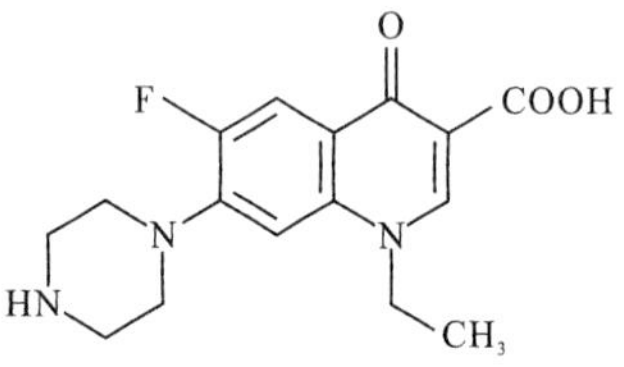

诺氟沙星($C_{16}H_{18}FN_3O_3$) FW=391.24

图 5-27 喹诺酮类药物的结构通式及几种喹诺酮类药物的结构式

仪器和试剂

1. 仪器

紫外-可见分光光度计、分析天平、研钵、吸量管、量瓶。

2. 试剂

左氧氟沙星原料药、氟罗沙星片、氧氟沙星滴眼液、司帕沙星胶囊、诺氟沙星乳膏、0.1 mol/L 盐酸溶液、0.1%(0.4%)氢氧化钠溶液、氯化钠、三氯甲烷。

实验步骤

1. 左氧氟沙星原料药的鉴别

精密称取供试品适量，加 0.1 mol/L 盐酸溶液溶解并稀释制成每 1 mL 中约含有 5 μg 的溶液，按照紫外-可见分光光度法测定，在 226 nm 与 294 nm 的波长处有最大吸收，在 263 nm 的波长处有最小吸收。

2.氟罗沙星片的鉴别

取本品细粉适量,加0.1 mol/L盐酸溶液使溶解并稀释制成每1 mL中约含6 μg的溶液,滤过,取续滤液按照紫外-可见分光光度法测定,在286 nm与320 nm的波长处有最大吸收。

3.氧氟沙星滴眼液的鉴别

取氧氟沙星滴眼液,加0.1 mol/L盐酸溶液使溶解并稀释制成每1 mL中约含6 μg的溶液,按照紫外-可见分光光度法测定,在294 nm的波长处有最大吸收。

4.司帕沙星胶囊的鉴别

取司帕沙星胶囊内容物适量,加0.1%氢氧化钠溶液使司帕沙星溶解并稀释制成每1 mL中约含7.5 μg的溶液,滤过,取续滤液按照紫外-可见分光光度法测定,在291 nm的波长处有最大吸收。

5.诺氟沙星乳膏的鉴别

精密称取本品适量(相当于诺氟沙星5 mg),置分液漏斗中,加三氯甲烷15 mL,振摇后,用氯化钠饱和的0.1%氢氧化钠溶液25 mL、20 mL、15 mL和10 mL分次提取,合并提取液,置100 mL量瓶中,加0.1%氢氧化钠溶液稀释至刻度,摇匀,滤过,精密量取续滤液10 mL,用0.4%氢氧化钠溶液定量稀释制成每1 mL中约含有5 μg的溶液,按照紫外-可见分光光度法测定,在273 nm的波长处有最大吸收。

注意事项

1.在使用紫外-可见分光光度计前,应熟悉仪器的结构、功能和操作注意事项。
2.吸收池的光学面必须清洁干净,不要用手触摸,只可用擦镜纸擦拭。

思考题

1.常用哪几种光谱法可进行药物的鉴别?
2.紫外-可见分光光度法鉴别喹诺酮类药物的依据是什么?
3.紫外-可见分光光度法用于药物的鉴别与进行药物含量测定有什么不同的要求?

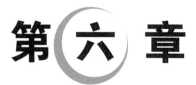

第六章

天然药物化学实验

课程简介

《天然药物化学实验》是《天然药物化学》课程的重要组成部分,学生必须在学好理论知识的同时高度重视实验课,通过实验课的学习使学生能印证并加深理解课堂讲授的理论知识,掌握由天然药物中提取、分离、精制有效成分,并对其进行鉴别的基本方法和技能,提高学生独立动手、观察分析、解决问题的能力,培养学生严谨的科学态度和良好的科研作风。

课程要求

通过对天然药物化学实验的训练,要求学生掌握以下目标:天然药物化学实验中应用的各种仪器设备的使用技术;天然药物化学的化学物质的提取技术和分离方法;各类天然药物化学物质的理化性质、提取原理、提取方法等;提取分离化学组分的检识方法等。

实验一 薄层板的制备、活度测定及应用(12 学时)

前言

薄层色谱在天然药物有效成分的分离和鉴定方面,具有广泛的应用。薄层色谱是将吸附剂均匀地铺在玻璃板上,把要分离分析的样品点在薄层色谱板上,用适当溶剂展开,在日光或紫外下,观察所获得的斑点,从而达到分离、分析、鉴定和定量的目的。

实验目的

1. 掌握硅胶薄层板的制备及薄层层析的操作方法。
2. 掌握硅胶薄层活度的测定方法。
3. 应用薄层层析法检识中草药化学成分。

实验原理

根据不同的天然药物成分具有不同的极性,在薄层色谱板上的分配色谱不同,通过与对照品相比,对样品进行鉴定和分析。

仪器和试剂

1.仪器

微量点样管、7.6 cm×2.6 cm 载玻片(或玻璃板)20 块、碾钵 7 套。

2.试剂

硅胶 G(薄层层析用)、硅胶 H、羧甲基纤维素钠、0.01％二甲基黄、苏丹Ⅲ、靛酚蓝、苯。

实验步骤

(一)薄层板的制备

1.薄层溶液的配制

(1)硅胶 H-羧甲基纤维钠薄层

①称取 0.2 g CMC-Na,溶于 25 mL 水中(加热溶解),配制成 0.8％的 CMC-Na 溶液。

②取 0.8％的 CMC-Na 溶液 10 mL,加入 3.3 g 硅胶 H,搅拌均匀,使其成硅胶稀糊,用于后续铺板。

(2)硅胶 G 薄层

称取硅胶 G 5 g,放入烧杯中,用量筒取 25 mL 水,倒入烧杯中,用玻璃棒搅拌均匀,放置片刻,使溶液消泡。

(3)氧化铝-羧甲基纤维钠薄层

称取吸附剂氧化铝 G 5 g,倒入烧杯中,加入 50 mL0.8％的 CMC-Na 溶液,用玻璃棒搅拌均匀,调成均匀的糊状,如有气泡,可加入 1～2 滴乙醇。

2.清洗玻璃板

①玻璃板在水中泡一会儿,撒上洗衣粉,戴上手套,轻轻搓(也可以用试管刷,但要轻,不能有划痕),洗干净后用清水反复冲洗,无泡沫后,用双蒸水清洗;最后把玻璃板拿在手上,水不是呈股流下,而是呈瀑布状流下。

②放入烘箱,温度＜105 ℃都可以。记住哪一面是冲上的,碰到烘箱铁丝网的一面是冲下,铺板时,冲下面挨着报纸,向冲上的一面铺板。

3.铺板

①用玻璃棒将薄层液均匀地铺在玻璃板上,均匀涂布成 0.5～1.0 mm 厚度,轻轻振动玻璃板,使薄层面平整均匀,在水平位置放置。

②铺好后不要再碰,待薄层发白近干,然后放入烘箱中 105 ℃。活化 0.5~1 h,冷后贮于干燥器内备用。

4.点板

①将待测样品配制成溶液。

②在距离薄层板下端 1~1.5 cm 处,用铅笔画一条横线,用玻璃毛细管吸取样品溶液,轻轻接触铅笔线处。每次加样,样品点扩散直径不超过 2~3 mm,如果一次加样量不够,重复加样 2~3 次。样品点间隔 0.5~1 cm 为宜。

5.展开

①薄层色谱展开需要在密闭器皿中进行,选用合适大小的展开缸。将展开剂放入展开缸内,放置一定时间,使溶剂的蒸气达到饱和后,再进行展开。

②将点有样品的薄层板一端浸入展开剂中,深达 0.5 cm,垂直放入,切勿使展开剂浸没到样品点。当展开剂的前沿达到薄层板的 3/4 高度时,可取出薄层板。薄层板置于空气中,溶剂自然挥发干燥,或用吹风机烘干。

6.显色

将显色剂直接喷洒在薄层板上,不同化合物,显色剂不同。显色剂显色条件,有直接显色,还有需要加热显色。

(二)薄层层析的应用

薄层层析法在天然药物化学成分的研究中,主要应用于化学成分的预试、化学成分的鉴定及探索柱层分离的条件。用薄层层析进行中草药化学成分检识,可依据各类成分性质及熟知的条件有针对性地进行。由于在薄层上展开后,可将一些杂质分离,选择性高,可使预试结果更加可靠,不仅可以通过显色获知成分类型,而且可以初步了解主要成分的数目及其极性大小。

实验操作:蒽醌类成分的鉴别。

薄层色谱条件:

薄层板:硅胶 G(105 ℃活化 1 h)。

展开剂:二氯甲烷:甲醇(10:3),或苯-四氯化碳(20:1)。

显色:5%氢氧化钠或氢氧化钾溶液,或 0.5%醋酸镁甲醇溶液。

注意事项

1.玻璃片清洗完后,用于铺板的一面,不要用手碰到。

2.铺板之后,直到干燥前,不要移动薄层板。

思考题

1.为什么在铺板之前,色谱用的玻璃板要完全洗净并干燥?

2.为什么铺好的薄层板使用前要在烘箱中干燥?

实验二 大黄中蒽醌类成分的提取分离和鉴定（12学时）

前言

大黄记载于《神农本草经》等许多著作中，有泻下、健胃、清热、解毒等功效。

自古以来，大黄在植物性泻下药中占有重要位置，是一味很早就被各国药典所收载的世界性生药。大黄的种类繁多，优质大黄是蓼科植物掌叶大黄、大黄及唐古特大黄的根茎及根，大黄中含有多种游离的羟基蒽醌类化合物以及它们与糖所形成的苷。已经知道的羟基蒽醌主要有五种。

大黄中蒽醌苷元，其结构不同，因而酸性强弱也不同，如图6-1和表6-1所示。大黄酸连有—COOH，酸性最强；大黄素连有β-OH，酸性第二；芦荟大黄素连有苄醇—OH，酸性第三；大黄素甲醚和大黄酚均具有1,8-二酚羟基，大黄素甲醚连有—OCH₃和—CH₃，大黄酚只连有—CH₃，因而大黄酚酸性排在第四位。

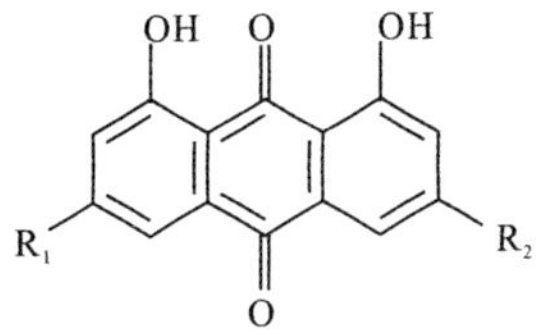

图6-1 大黄羟基蒽醌类化合物骨架

表6-1 五种大黄中的羟基蒽醌类化合物及其物理特性

R₁	R₂	名称	晶形	熔点/℃
—H	—COOH	大黄酸	黄色针晶	318～320
—H	—CH₂OH	芦荟大黄素	橙色细针晶	206～208
—H	—CH₃	大黄酚	金色片状结晶	196
—CH₃	—OH	大黄素	橙色针晶	256～257
—CH₃	—OCH₃	大黄素甲醚	砖红色针晶	207

实验目的

1.学习缓冲纸色谱的基本操作技术，并能根据色谱结果设计液液萃取法分离混合物的实验方案。

2.掌握pH梯度萃取法的原理及操作技术。

3.学习蒽醌类化合物鉴定方法。

实验原理

大黄中的蒽醌类成分大部分与糖结合，以蒽醌的形式存在于植物组织中。所以要用酸水解使其生成苷元。蒽醌苷元可溶于氯仿、苯及乙醚等有机溶剂，用苯时应注意苯蒸气的挥发，严防中毒。

所得的氯仿液中如带有酸水液,应该用分液漏斗分出弃去,并用蒸馏水回洗一次除去酸性,以免影响梯度萃取。氯仿提取液放置中如有沉淀析出,可滤取之,该沉淀多为大黄素,余液进行下一步分离实验用。

仪器和试剂

1.仪器

旋转蒸发仪、超声、水浴锅、加热套、抽滤器。

2.试剂

大黄粗粉、氯仿、浓硫酸、浓盐酸、苯、乙酸乙酯、碳酸钠、碳酸氢钠、氢氧化钠、氢氧化钾、醋酸镁试剂等。

实验步骤

实验步骤如图 6-2 所示。

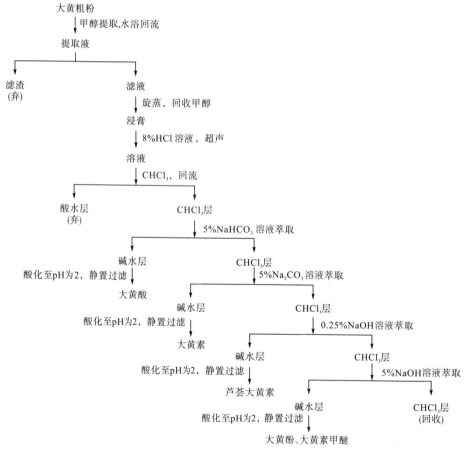

图 6-2　实验步骤

(一)大黄总蒽醌苷元的提取

1.称量大黄粗粉 100 g,放入 500 mL 烧杯中备用。

2.向盛有大黄的烧杯中加入甲醇 500 mL,搅拌混合均匀,水浴回流 1 h(80 ℃)。

3.抽滤(1 层滤纸),回收滤液。

4.滤液用旋转蒸发仪,旋转蒸发回收甲醇[蒸发仪温度为 60 ℃,呈浸膏状(不要蒸干)],回收的甲醇放入试剂瓶中,注明回收甲醇。

5.浸膏中加入 8％盐酸 500 mL,超声处理 5 min,再加 500 mL 氯仿,回流 1 h(80 ℃),分出酸水层,氯仿液为总蒽醌苷元。

6.用分液漏斗分离氯仿液(水在上,氯仿在下),弃去酸水层,氯仿液留作进一步分离精制。

(二)总蒽醌苷元的分离与精制

1.大黄酸的分离与精制

将含有总游离蒽醌的氯仿液 500 mL 移至 1 000 mL 的分液漏斗中,加 5％ NaHCO₃ 溶液萃取(3 次,每次 100 mL),收集碱水层(不要含有氯仿),氯仿液留作大黄素提取;用浓盐酸调节碱水层 pH 为 2。静置过滤,待黄色沉淀析出完全后,抽滤(滤纸)、沉淀水洗至中性,干燥(室温)。

2.大黄素的分离与精制

将提过大黄酸的氯仿液继续移至分液漏斗中,用 5％ Na₂CO₃ 溶液振摇萃取(3 次,每次 100 mL,至碱液无色),收集碱水层至烧杯中,氯仿液留作下一步提取。用浓盐酸调节 pH 为 2。静置过滤,待黄色沉淀析出完全后,抽滤(滤纸)、沉淀水洗至中性,干燥(室温)。

3.芦荟大黄素的分离和精制

将余下氯仿液移至分液漏斗中,用 0.25％ NaOH 溶液振摇萃取(3 次,每次 100 mL,至碱液无色),收集碱水层至烧杯中,氯仿液留作下一步提取。用浓盐酸调节 pH 为 2。静置过滤,待黄色沉淀析出完全后,抽滤(滤纸)、沉淀水洗至中性,干燥(室温)。

4.大黄酚和大黄素甲醚混合物的分离和精制

将余下氯仿液移至分液漏斗中,用 5％ NaOH 溶液振摇萃取(3 次,每次 100 mL,至碱液无色),收集碱水层至烧杯中,氯仿液留作下一步提取。用浓盐酸调节 pH 为 2。静置过滤,待黄色沉淀析出完全后,抽滤(滤纸)、沉淀水洗至中性,干燥(室温)。

(三)鉴定

1.化学检识

分别取总蒽醌提取物少许,用碱液溶解,做如下反应。

(1)碱液实验

取各蒽醌成分(大黄酸、大黄素、芦荟大黄素、大黄酚和大黄素甲醚)1～2 mg 置于试管中,向试管中加入2‰ NaOH 溶液1 mL,观察颜色反应。凡有互成邻位或对位羟基的蒽醌呈蓝色,其他羟基蒽醌呈红色。

(2)醋酸镁反应

取各蒽醌成分(大黄酸、大黄素、芦荟大黄素、大黄酚和大黄素甲醚)1~2 mg 置于试管中,各加乙醇1 mL 使其溶解,滴加0.5‰醋酸镁-乙醇溶液,观察颜色变化。

2.薄层鉴定

吸附剂:硅胶-CMC-Na。

展开剂:环己烷-乙酸乙酯(7∶3)。

显色剂:

(1)先在紫外光灯下观察。

(2)氨蒸气熏。

(3)5‰ KOH 喷雾。

注意事项

1.本实验讲解要点及注意事项

①pH 梯度萃取法的原理及注意事项。

②如何设计萃取分离方案的程序与方法。

③分离萃取时一定注意乳化层的分出,不要混入,并且每步最好用新鲜 $CHCl_3$,回洗碱水液。

④缓冲液的配制和碱液的配制要准确,严格注意检查。

2.实验报告要求

①记录大黄总蒽醌的提取方法及总蒽醌的分离程序(包括溶剂用量)。

②总蒽醌的显色鉴别结果。

③记录大黄素、大黄酸、芦荟大黄素的精制方法及薄层色谱鉴别结果。

思考题

1.如何检识中药中是否存在蒽醌类成分?

2.pH 梯度萃取法的原理是什么?

实验三 槐花米中芦丁的提取、分离(12学时)

前言

芦丁广泛存在于植物界中,现已发现含有芦丁的植物有70种以上,如烟叶、槐花米、荞麦、蒲公英等。尤以槐花米和荞麦中含量最高,可作为大量提取芦丁的原料。槐花米为豆科植物槐花的未开放的花蕾。味苦性凉,具有清热、凉血、止血的功效。槐花米的主要化学成分为芦丁,又名芸香苷,含量为 12%～16%。

芦丁是由槲皮素 3 位上的羟基与芸香糖(葡萄糖与鼠李糖组成的双糖)脱水合成的苷。为浅黄色粉末或极细的针状结晶,含有三分子的结晶水,熔点为 174～178 ℃,无水物为 188～190 ℃。溶解度:冷水中为 1∶100 00;热水中为 1∶200;冷乙醇为 1∶650;热乙醇为 1∶60;冷吡啶为 1∶12。微溶于丙酮、乙酸乙酯,不溶于苯、乙醚、氯仿、石油醚,溶于碱而呈黄色。

芦丁具有维生素 P 样作用。可降低毛细管前壁的脆性和调节渗透性,有助于保持和恢复毛细血管的正常弹性,临床上用作毛细管脆性引起的出血症,并常用作防治高血压病的辅助治疗剂。现在国内也常用芦丁作食品及饮料的染色剂。

实验目的

1.通过芦丁的提取与精制掌握碱-酸法提取黄酮类化合物的原理及操作。

2.掌握芦丁的一种提取、精制方法及提制过程中防止苷水解的方法。

3.掌握黄酮苷水解生成苷元的方法及二者之间的分离。

4.熟悉芦丁、槲皮素的结构性质、检识方法和纸层析鉴定方法。

实验原理

本实验主要是利用芦丁中含有较多的酚羟基,可溶于碱中,加酸酸化后又可析出芦丁结晶的性质,采用碱溶酸沉法提取,并用芦丁对冷水、热水的溶解度相差悬殊的特性进行精制。芦丁可被稀酸水解,生成槲皮素及葡萄糖、鼠李糖,并能通过纸层析鉴定。芦丁及槲皮素还可以通过化学反应及紫外光谱鉴定。

仪器和试剂

1.仪器

加热套、抽滤器、水浴锅等。

2.试剂

槐花米、石灰乳、硫酸、浓盐酸、蒸馏水、乙醇等。

实验步骤

实验步骤如图 6-3 所示。

(一)提取和精制

1.称取槐花米粉末 60 g,加水 500 mL,用石灰乳调节 pH 为 9。

2.加热至微沸,煎煮 40 min,趁热抽滤(用 4 层以上纱布),收集滤液。残渣再加水 500 mL,用石灰乳调节 pH 为 9。加热至微沸,煎煮 40 min,趁热抽滤(用 4 层以上纱布),收集滤液。弃去滤渣,用浓盐酸调节滤液 pH 为 4,静置过滤,析出芦丁粗品。

3.将滤液抽滤(棉花),弃去滤液,收集芦丁粗品,加水 100 mL(棉花可放里)加热煮沸 15 min,使固体物溶解,趁热抽滤,收集滤液,弃去滤渣。滤液静置过滤后抽滤(1 层滤纸),干燥得芦丁精品。称重,计算收率。

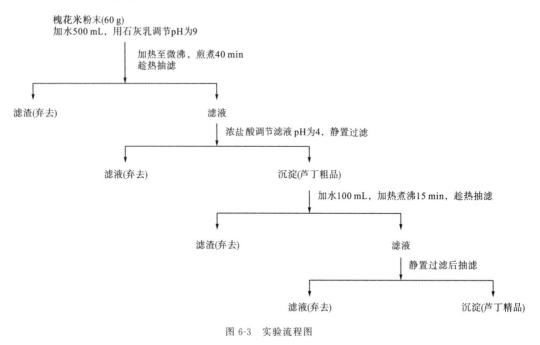

图 6-3 实验流程图

(二)芦丁的水解

1.称取芦丁 1 g,加 1% 硫酸 100 mL,加热 40 min,放冷静置,过滤。所得沉淀用少许水洗出酸,干燥称重,用乙醇(95%,10 mL)进行重结晶,即得苷元。

2.糖的鉴定。

取上述水解母液 10 mL,小心用氢氧化钡(1～1.5 g,并预先用 10 mL 水调成乳液)中和至中性,过滤出生成的硫酸钡沉淀,滤液用热水浴小心浓缩至 1 mL 备用。

取一张圆形滤纸,用铅笔画出通过圆心的三条直线,将滤纸分为 6 等份,对角点样法 2 次,将样品、葡萄糖、鼠李糖标准品点于聚圆心一定处(大于 0.5 mm),并用其他滤纸卷成的滤纸心通过圆滤纸的圆心,借助滤纸心的毛细作用,用正丁醇：醋酸：水(4：1：5)上层溶液作镜像展开。

显色剂:邻苯二甲酸/苯胺,喷洒后在 105 ℃下加热 15 min,观察结果并记录。

显色:喷氨性硝酸银试剂,于 100 ℃左右加热,呈棕褐色斑点。

(三)芦丁、槲皮素

1.取芦丁 1 g,研碎,加 1% 硫酸水溶液 100 mL,小火加热,微沸回流 30～60 min,并及时补充蒸发掉的水分。在加热过程中,开始时溶液呈浑浊状态,约 10 min 后,溶液由浑浊转为澄清,逐渐析出黄色小针状结晶,即水解产物槲皮素,继续加热至结晶物不再增加时为止。抽滤,保留滤液 20 mL,以检查滤液中的单糖。所滤得的槲皮素粗晶水洗至中性,加 70％乙醇 80 mL 加热回流使之溶解,趁热抽滤,放置析晶。抽滤,得精制槲皮素。减压下 110 ℃干燥,可得槲皮素无水物。

2.颜色反应

取芦丁或槲皮素 3～4 mg,加乙醇 5～6 mL,使其溶解。分成 2 份,用于下面实验。

（1）Molisch 实验

取上述溶液 1～2 mL,加入 2 滴 10％ α-萘酚/乙醇溶液,摇匀,沿管壁滴加等体积的浓硫酸,注意观察两液面产生的颜色变化。

出现紫红色环者为阳性反应,表示试样的分子中含有糖的结构,糖和苷类均呈阳性反应,比较芦丁和槲皮素的不同。

（2）三氯化铁实验

取上述溶液 1～2 mL,加入三氯化铁试剂数滴,观察颜色变化。

3.色谱检识

（1）槲皮素和芦丁的薄层鉴定

①硅胶薄层色谱

吸附剂:硅胶 G,105 ℃下活化 2 h。

展开剂:a.氯仿：甲醇：甲酸(15：5：1)。

　　　　b.氯仿：丁酮：甲酸(5：3：1)。

显色剂:1％ $FeCl_3$ 和 1％$K_3[Fe(CN)_6]$水溶液,应用时等体积混合。

（2）芦丁和槲皮素的纸色谱检识

支持剂:新华层析滤纸(中速、20 cm × 7 cm)。

样　　品:自制 1％芦丁乙醇溶液。

对照品:1％槲皮素标准品与 1％芦丁标准品乙醇溶液。

展开剂:a.正丁醇：冰醋酸：水(4：1：5 上层)。

　　　　b.15％醋酸水溶液。

展距:10～15 cm。

显色:a.先在可见光下观察斑点颜色,再在紫外光灯下观察斑点颜色。

　　　b.喷三氯化铝试剂呈黄色斑点。

　　　c.经氨气熏后在可见光下、紫外光灯下观察。

📑 注意事项

1.芦丁粉碎不可过细,以免过滤时速度过慢。

2.pH 过低会使芦丁形成镁盐重新溶解,降低收率。

📑 思考题

1.本实验提取过程中应注意哪些问题？

2.根据芦丁的性质还可以采用哪种方法进行提取？简要说明理由。

实验四 黄连中盐酸小檗碱的提取、精制和鉴定（12学时）

前言

小檗碱又名黄连素，最先是由毛茛科黄连和芸香科黄皮树等植物中提取的一种黄色的生物碱。黄连属植物的根茎、须根、叶等都含有小檗碱、黄连碱、药根碱、巴马汀等生物碱。

小檗碱为黄色长针状结晶，含 5.5 分子结晶水，熔点为 145 ℃，能缓缓溶于冷水中（1∶20），微溶于冷乙醇（1∶100），易溶于热水和热乙醇，微溶或不溶于苯、氯仿和丙酮，与酸结合成盐时失去 1 分子水，其硝酸盐和氢碘酸盐极难溶于水，盐酸盐微溶于冷水，较易溶于沸水，其硫酸盐、枸橼酸盐在水中溶解度较大。盐酸小檗碱为黄色结晶，含 2 分子结晶水，220 ℃左右分解为棕红色小檗红碱，285 ℃左右完全熔融。游离小檗碱易和 1 分子丙酮或 1 分子氯仿或 1.5 分子苯结合成一黄色络合物晶体。

实验目的

1. 掌握盐酸小檗碱的一种提取方法，熟悉盐析法、重结晶法。
2. 掌握小檗碱的结构特点，特殊的理化性质和薄层鉴定方法。
3. 通过实验熟悉和掌握柱层析法的分离原理及操作技能。

实验原理

本实验利用小檗碱与含氧酸（硝酸例外）所成盐在水中溶解度较大的性质，采用稀硫酸将其以硫酸盐形式提取出来，再根据小檗碱与氢卤酸所成盐在水中溶解度较小的特点，在将小檗碱游离后，加入盐酸使其形成盐酸盐，结合成盐析法，使之沉淀析出。

仪器和试剂

1. 仪器

加热套、抽滤器、水浴锅等。

2. 试剂

黄连粗粉、石灰乳、硫酸、浓盐酸、蒸馏水、乙醇等。

实验步骤

实验步骤如图 6-4 所示。

（一）提取

取黄连粗粉 80 g，加入 0.5％ H_2SO_4 溶液 640 mL 使之浸没药面，浸泡 24 h。用脱脂棉过滤,滤液加石灰乳,调节 pH 为 12,静置 30 min。滤出沉淀,滤液用浓盐酸调节 pH 为 2~3。向滤液中加 10%(w/v)NaCl 溶液。搅拌使完全溶解后,继续搅拌使溶液出现浑浊为止,静置 30 min,滤出沉淀。用少量水洗涤沉淀至中性,即盐酸小檗碱粗品。

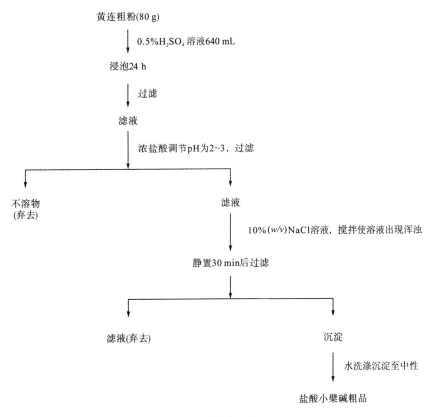

图 6-4　实验流程图

(二)精制

取粗品(未干燥的),放入 20 倍量沸水中,加热溶解,趁热抽滤。滤液滴加 1 滴浓盐酸,静置过滤。滤取结晶,得成品。

(三)盐酸小檗碱的检识

1.取盐酸小檗碱少许,加 10% 稀硫酸适量使之溶解后,加入一点漂白粉,即显樱红色。

2.取盐酸小檗碱少许,加热使其溶于水中,加 10% NaOH 溶液使呈强碱性,然后滴加丙酮数滴,可见有黄色结晶性的小檗碱丙酮加成物生成。

(四)柱层析分离

吸附剂:12 g 氧化铝(80~100 目)。

层析柱:1 cm×40 cm 玻璃柱(也可用碱式滴定管代替)。

洗脱剂:95%乙醇。

1.氧化铝吸附柱的制备(湿法装柱)

取一根 25 cm 碱式滴定管代作层析管用,管的下端套一段 3~4 cm 长的乳胶管,在乳胶管上夹一螺旋夹,以控制洗脱液流出速度。在层析管的下端填一层松紧合适平整的脱脂棉。将此层析管垂直地固定在铁架台上,关闭螺旋夹。

管内先加入一定体积的洗脱剂(此处用 95%乙醇),打开螺旋夹,放出管内乙醇,将层析管下端的脱脂棉内的空气充分赶尽,然后再向层析管中加入一定体积的乙醇。

取中性氧化铝(100~200 目)12 g 于烧杯中,加一定体积的乙醇调成浆状,赶尽其中气泡,然后通过小玻璃漏斗将浆状氧化铝缓缓注入柱中,并同时打开下端螺旋夹,让洗脱剂缓缓流出,不断用手轻轻振动玻璃柱,使氧化铝沉降均匀。当柱内液面接近氧化铝柱面时,关闭螺旋夹。

2.样品的加入

称取 50~100 mg 盐酸小檗碱,加少量 95%乙醇于水浴锅上加热溶解,用滴管沿层析管壁小心加入,勿使氧化铝柱面受到振动。打开螺旋夹,当液体表面下降接触氧化铝时,关闭螺旋夹。

3.洗脱

用滴管吸取 95%乙醇,经管壁缓缓加入柱内,打开螺旋夹,控制流速 20~30 滴/分钟,不断加入洗脱剂,使洗脱剂的液面始终高于氧化铝。待氧化铝柱上呈现数段不同颜色的色带时,继续冲洗,使其彼此分离,并收集鲜黄色带,此段为盐酸小檗碱,其余色带为其他成分。

4.薄层层析鉴定

薄层板:硅胶 G-CMC 板。

样品:实验所得精制盐酸小檗碱的醇溶液。

对照品:1%盐酸小檗碱的醇溶液。

展开剂:氯仿:甲醇=7:2,氨水饱和 20 min。

展距:10 cm。

显色:自然光下观察。

结果:计算 R_f 值。

注意事项

1.整个操作过程,氧化铝柱表面应保持一定高度的溶剂(洗脱剂),不得使柱面溶剂流干。

2.一般采用等量收集洗脱液流份。每份洗脱剂体积的毫升数,一般与吸附剂质量相近。如果洗脱剂极性较大或样品各组分结构相近时,每份收集量要小。

3.洗脱时流速不宜过快,若太快,则柱中交换来不及达到平衡,影响分离效果。

4.由于氧化铝表面活性较大,有时会促使某些成分发生变化,应在短时间内完成一个柱层析的分离,以免样品在柱上起异构化、氧化、皂化、水合以及脱氢形成双键等反应。样品在柱上会扩散也会影响分离效果。

　　5.氧化铝的粒度一般为 100～200 目,用量一般为样品量的 20～50 倍,根据被分离的化合物而定,有时为 100～200 倍。硅胶吸附柱层析粒度一般为 100～160 目或在 160 目以上,用量一般为样品量的 30～60 倍,较难分离的化合物可选用 500～1 000 倍。芦丁粉碎不可过细,以免过滤时速度过慢。

思考题

　　1.采用柱层析分离时应注意哪些方面的问题?

　　2.为什么本实验采用氧化铝而不采用硅胶作吸附剂?

第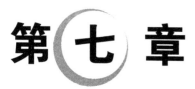章

生药学实验

课程简介

《生药学实验》是与《生药学》理论课程相配套的实验课程,主要内容包括原药材、饮片的性状鉴别、生药的显微鉴定和显微化学反应,生药理化鉴定(定性、定量分析和高效液相指纹图谱分析),等等,其中以生药的性状鉴别,理化鉴别及显微鉴别为重点,培养学生了解和掌握现代生药学的基本理论知识和操作技能,具备综合利用各学科知识鉴别生药品种及品质的初步工作能力。

课程目标

通过对生药学实验的训练,要求学生达到以下教学目标:掌握徒手切片、解离制片、表面制片、粉末制片制作植物组织装片的方法;掌握常用生药的一般性状描述、性状与显微鉴别及化学定性鉴定方法;掌握根、茎、根茎和叶类生药最具鉴别意义的显微特征;掌握细胞壁及细胞后含物的检识方法;熟悉次生分生组织、基本组织和保护组织特征的显微鉴别特征。

实验一 显微标本的制作与植物细胞的显微结构(4学时)

前言

显微标本制作技术是生药学研究观察药物材料细胞和组织生理形态特征,从而鉴别药物材料的一种重要方法,是生药学中基本的操作技术。大多数的药物材料,在自然状态下,不适合显微观察,无法看清其内部结构。因此,需要经过固定、脱水、透明、包埋等手段处理后,切成较薄的片,再用染色的方法,观察细胞的组织形态及其内部某些化学含量变化。

实验目的

1.了解显微镜的构造,掌握使用显微镜的方法。

2.掌握显微标本的制作(临时装片)方法及植物细胞的基本构造。

3.掌握显微绘图的方法。

实验原理

显微标本制作一般分为非切片法与切片法,切片法又包括徒手切片、表面制片、粉末制片等。

仪器、试剂和材料

1.仪器

显微镜、镊子、解剖针、刀片、载玻片、盖玻片、培养皿、吸水纸、酒精灯。

2.试剂

蒸馏水、水合氯醛、稀甘油、乙醇。

3.材料

洋葱、党参、夹竹桃叶、大黄粉末。

实验步骤

(一)显微镜的构造

1.机械部分

镜座:显微镜的基底部分,常为马蹄形,用来固定支持全镜。

镜柱:连于镜座的直立支持部分。

镜臂:装于镜柱上,镜柱与镜臂之间有一倾斜关节,可使镜臂转动,中部稍弯曲,为握取部分,上端与镜筒附着器相连。

调节轮:调节轮是调节镜筒升降的齿轮,分大小两种,装在镜筒附着器两旁较大的一对为大调节轮,顺时针(向内)方向转动。镜筒下降。逆时针(向外)方向转动。镜筒上升,旋转一周,可使镜筒升降 10 mm 的距离。

小调节轮装在大调节轮的下方,旋转一周,可使镜筒升降 0.1 mm 的距离。(注意:小调节轮构造精细。不宜转动过多,操作时先用大调节轮调至看到标本后,再用小调节轮调至正确的焦点。)

转换器:装在镜筒的下方,具有安装接物镜的孔,转动转换器,可以更换接物镜。

载物台:放置标本的方形或圆形平台。中央有一透光孔。台上有压片夹或机械推进器,用来固定和调节玻片的位置。

2.光学部分

镜筒:镜筒为中空的圆筒,以镜筒附着器与镜壁相连,其上端的孔放入接目镜,下端装有转换器。

接目镜:装在镜筒的上端,点上刻有 5×、10×、15× 等字样,表示放大倍数。观察时镜中所见的范围,称为视野。

接物镜:装在转换器上,通常有三种,低倍镜($5\times$、$8\times$、$10\times$、$15\times$),高倍镜($40\times$、$45\times$、$60\times$等),油镜($100\times$)。

放大倍数等于接目镜和接物镜放大倍数的乘积。

聚光器:位于载物台下方,用来聚集来自反光镜的光线,使照射于标本物体上,聚光器常可上下移动,聚光器中装有虹彩光圈操纵杆,可使虹彩光圈口径缩小或扩大,以调节光线,光线强时,降低聚光器或缩小光圈,光线弱时上升聚光器或放大光圈。有些显微镜没有聚光器,只有虹彩光圈或以光圈板代替虹彩光圈。

反光镜:反光镜为一圆形双面镜,有活动关节,能够转动,用来收集来自不同方向的光线,射于聚光器上,在光线强时使用平面镜,在光线弱或用主倍镜时使用凹面镜。

(二)显微镜的使用

1.低倍镜的使用

(1)从镜箱中取出显微镜时,用右手握紧镜壁,左手托住镜座,镜筒直立向上,将显微镜平置于桌上座位的左前方,距桌旁二寸左右。

(2)旋转转换器,将低倍接物镜对准载物台圆孔,用左眼(右眼也张开)在接目镜上观察,将反光镜转向光镜,并调节光圈,使视野清晰、光线明朗,成为均匀的白光。

(3)用肉眼在玻片标本上找到检视物,然后将玻片标本置于载物台上,使检视物对准透光孔,用压片夹将玻片固定。

(4)从侧面观察物镜与玻片之间的距离,顺时针方向转动大调节轮,使低倍镜几乎到达玻片(切勿使接触,以免损坏镜头及玻片)。然后在接目镜上观察,再慢慢逆时针方向转动大调节轮至看到放大的物像,若所观察部分不在视野中心,则移动玻片,使之适中,转动小调节轮,直至物像最明晰为止。

(5)在视野中看到的是检视物的倒像,因此在移动玻片时要向相反的方向移动。

2.高倍镜的使用

(1)在低倍镜找到物像后,将需要放大部位移至视野中央。

(2)从侧面观察。转向转换器。转换高倍镜(若物镜太长,则提主镜筒再转换。以免损坏镜头或压碎玻片)。这时如果已能看到模糊的物像,则微微转动小调节轮,便可看见清晰的物像。

(三)显微标本片的制作

1.徒手切片法

徒手切片法是生药显微鉴定的常用制片方法之一。本法操作简便,节省时间,只需一刀片即可切成薄片,不染色或经简单染色,用水封片后观察,具体方法如下。

取新鲜材料或预先固定好的或软化的材料一段,长约 2 cm;坚硬的材料可用水煮、50%乙醇:甘油(1:1)浸泡,软化后再切片。若材料过软时,则可置 70%~95%乙醇中浸泡 20~30 min。切片时,用左手的拇指和食指夹住材料,中指顶住材料的底部,左臂贴身,左手固定不动,将材料上端露出食指约 2～3 mm,不宜过长,用右手的拇指和食指挟持刀片的两侧,使刀片呈水平方向(与材料横切面平行)移动右臂使刀口向内自左前方向右后方向拉削,便可切成薄片,切勿来回拉锯,要一次切下,中途不能停顿,切时可先在材料切面或刀刃上润湿,切下的薄片用湿毛笔刷下放入有水的培养皿中备用,选取最薄的切片放在载玻片上观察,也可用 0.1% 番红溶液给细胞核及木质化、栓质化的细胞壁染色后,再观察。刀片用后立即擦干水或再涂上液体石蜡,下次备用。

试用党参进行如上实验。

2.表面制片法

本法适用于观察叶片、花萼、花瓣、雄蕊以及浆果、草质茎及根茎等的表皮显微特征。较薄的材料可整体封藏,其他材料可撕取或削取表皮制作。若为干的材料,如较薄的叶(如薄荷叶)、花类生药可用冷水浸泡至能伸展,恢复原样后,用刀片在表面轻轻浅划一刀,用小镊子从切口处撕取表皮,切去带表皮下部组织的那部分表皮。若为较软的浆果类,则可直接削取表皮;若为较硬的浆果类,则需要软化处理。最后用水合氯醛试液透化,加甘油封藏。

试用夹竹桃叶或薄荷叶进行如上实验。

3.粉末制片法

本法用于制备粉末状生药、以生药粉末制备的中成药及其原料药材粉末的显微鉴定制片法,是生药显微鉴别中最常用的制片方法之一。一般是先将药材烘干、粉碎,过 5～6 号筛。取粉末适量(约半粒大米粒大小),加水(不透化,观察淀粉粒),或加水合氯醛试液、加热、透化,再加稀甘油(观察细胞、草酸钙结晶等后含物),或加乙醇(观察橙皮苷或菊糖团块)。

试用大黄粉末进行如上实验。

(四)植物细胞的显微结构

将载玻片和盖玻片用纱布拭净,一般用右手的拇指和食指拿纱布。夹住盖玻片的上、下两面来回擦,因盖玻片薄,容易破损,因此用力要轻、要均匀。

用吸管吸蒸馏水一滴于载玻片上,然后用镊子从洋葱鳞叶的内侧凹面上撕出表皮一小块,平铺水滴中,材料如有卷曲或重叠,可用解剖针摊平,然后盖上盖玻片,盖上盖玻片时,将盖玻片的一边贴着水滴的边缘慢慢放下,避免产生气泡,此时,水液均匀地充满盖玻片下面的面积,如有过多的水液流出,即用吸水纸吸去,如水液太少,不能充满盖玻片下面的面积,可用滴管从盖玻片边缘小心地渗入少量水液。先在低倍镜下检得,并全面观察,可见众多的表皮细胞整齐排列,再将低倍镜下较清晰部分移至视野中央,然后用高倍镜仔细观察表皮细胞的形态结构。

洋葱鳞叶表皮细胞的基本结构:

(1)细胞壁:细胞壁位于细胞的最外圈,由中胶层和初生壁组成。

(2)细胞质:细胞质呈一薄层,位于中央液泡与细胞壁之间,半透明,在一般光学显微镜下不易察见。

(3)细胞核:细胞核位于细胞质内,注意核的数目和形状。核内有一至多个折光性较强的核仁。

(4)液泡:液泡位于细胞的中央,占据细胞腔内较大体积,液泡内充满透明的细胞液,与细胞质难以区分界线。

(五)实验结果

绘洋葱鳞叶表皮细胞三个,示明细胞壁、细胞质、细胞核和液泡。

注意事项

(一)使用显微镜的注意事项

1.携镜时,必须右手握紧镜壁,左手托住镜座,切不可一只手提取。

2.放置显微镜时要轻,勿离桌边太近,镜体的倾斜度不得超过30°,以防止倾倒坠地。

3.勿使污物,水、药品等玷污镜的各部分。保持显微镜的清洁,不得用手或纱布擦镜头,须用擦镜纸细心抹擦。

4.观察新鲜材料时,要盖上盖玻片;加热的玻片,须放冷后再观察。

5.用高倍镜时,用毕后,先转开物镜,然后撤下玻片。

6.显微镜用毕后,撤下玻片。转动转换器,使两物镜呈现"八"字形,然后下降镜筒,使物镜与载物台相接,竖直反光镜,然后放入镜箱。

(二)显微标本片制作的注意事项

制好的临时标本片,要求封藏剂适度,不足时,可用滴管从盖玻片的边缘滴加少许,盖玻片边缘多余的液体,可用吸水纸从玻片的一端吸去。

(三)绘生物图的注意事项

1.绘图前,先将玻片标本观察清楚,根据需要绘图的数量和大小,在图纸上适当安排各图,并留下注字位置,所绘的图不必与所观察的标本大小一致,可视需要,按一定的比例放大或缩小。

2.用削尖的铅笔,在纸上轻轻绘出图形轮廓,长宽比例,然后用清楚的、连续的、光滑均匀的线条绘出详细结构,颜色深浅部分或明暗之处,可用疏密细圆点表示,不要绘上排线或阴影,打圆点必须将铅笔削尖,不能绘成短线或逗点。

3.绘图时注意保持纸面的清洁,尽量少用橡皮,绘图纸只绘一面,不要绘两面。

4.图的各部分名称,一律用铅笔在右方以平行横虚线用正楷字体注明。

5.具体绘图方法与要求参见本书附录。

思考题

1.临时装片有哪几种方法? 透化的目的是什么? 用水合氯醛透化时应注意什么?

2.试述显微绘图的方法与要求。

实验二　细胞壁及细胞后含物的检识(4学时)

前言

对于中药以药材粉末为主要成分的中成药,可用显微鉴定的方法观察细胞、组织及细胞后含物显微特征。在观察生药的细胞后含物的过程中,需要添加一定的稀释剂、崩解剂等辅料进行一些特殊的操作处理和显微特征分析。

实验目的

1.了解植物类生药各种特化细胞壁的检识反应并掌握其鉴别方法。

2.掌握植物类生药细胞后含物(包括主要贮藏物质、草酸钙结晶)的形态特征及检验方法。

实验原理

纤维化学反应是药材中的某些化学成分,能与某些试剂反应,产生不同颜色或沉淀、结晶,在显微镜下观察的一种方法。

仪器、试剂和材料

1.仪器

显微镜、镊子、解剖针、刀片、载玻片、盖玻片、培养皿、吸水纸、酒精灯。

2.试剂

蒸馏水、95%乙醇、稀甘油、稀碘液、1-萘酚、浓硫酸、水合氯醛、盐酸、醋酸、间苯三酚、苏丹Ⅲ试液。

3.材料

党参、桔梗;半夏粉末、川贝粉末、马铃薯块茎、桔梗粉末、大黄粉末、甘草粉末;怀牛膝根横切面永久制片。

实验步骤

(一)细胞壁的检识反应

1.第一步:取党参根横切一薄片,置载玻片上,加间苯三酚1滴,放置片刻,取盐酸1滴,盖上盖玻片,抹去盖玻片周围的试剂,镜检。

2.第二步:取党参根横切一薄片,置载玻片上,加苏丹Ⅲ试液1~2滴,放置5~10 min(此期间加苏丹Ⅲ2次)或微微加热,盖上盖玻片,镜检。

3.第三步:取夹竹桃叶横切一薄片,置载玻片上,加苏丹Ⅲ试液 1～2 滴,放置 5～10 min(此期间加苏丹Ⅲ2 次)或微微加热,盖上盖玻片,镜检。

(二)细胞后含物的检识

1.第一步:取半夏粉末、川贝的粉末少许,分别置载玻片上,用稀甘油或甘油醋酸溶液装片,观察淀粉粒的形状和脐点,并注意辨认单粒、复粒和半复粒。

用刀片刮取马铃薯块茎切口上的少许破碎组织或混浊液汁,放在载玻片上,加稀甘油 1 滴,盖上盖玻片,观察淀粉粒的形状、大小、脐点、层纹、单粒和复粒、滴加稀碘液 1 滴,观察有何变化。

2.第二步:取桔梗粉末或桔梗横切片,用水合氯醛试液装片(不加热),置显微镜下观察,可见薄壁细胞内,靠近细胞壁分布有球形、半球形或扇形的菊糖结晶。再加 10% 1-萘酚乙醇试液 1 滴,浓硫酸 1 滴,稍加热,菊糖显紫色并很快溶解。

3.第三步:分别作半夏粉末与甘草粉末的水合氯醛透化片。

取粉末少许,放在载玻片上,滴加水合氯醛液 2 滴,在酒精灯上徐徐加热到将近沸,加热过程中要避免蒸干,可添加水合氯醛溶液,反复至材料的颜色变得较浅而透明时,停止处理。加稀甘油 1 滴,盖上盖玻片,抹去盖玻片周围的试剂,分别观察并记录粉末中所含的针晶与方晶。

取大黄粉末少许,稀甘油装片,观察并记录其细胞中所含簇晶。加 6% 醋酸溶液 2 滴,观察晶体有何变化。另外装片后加入稀盐酸,观察晶体有何变化。

4.第四步:取怀牛膝根横切片观察薄壁细胞中的砂晶。

(三)实验结果

1.请绘制半夏、川贝、马铃薯的淀粉粒形态图(包括单粒、复粒和半复粒)。
2.请分别绘出半夏、甘草、大黄粉末和怀牛膝根中所含的晶体形态图。

注意事项

所有图片应该主题突出,结构清楚,层次分明,构图合理。

思考题

大黄粉末中的草酸钙簇晶在分别加入 6% 醋酸和稀盐酸溶液后有何变化?

实验三 次生分生组织、基本组织和保护组织特征及相关显微鉴别(4 学时)

前言

同一物种来源的生药,均具有较稳定的组织学特征。用显微镜观察药材切片的组织、细胞特征,鉴别指定的药材。

实验目的

1.了解次生分生组织、基本组织和保护组织的形态特征及其在植物体内存在的部位。

2.学习有关生药的显微鉴别方法。

实验原理

显微镜观察药材切片的组织、细胞特征,根据组织特征鉴别指定的药材。

仪器、试剂和材料

1.仪器

显微镜、镊子、解剖针、刀片、载玻片、盖玻片、培养皿、吸水纸、酒精灯。

2.试剂

蒸馏水、稀甘油、水合氯醛试液。

3.材料

黄连横切制片、马铃薯块茎横切制片、厚朴皮横切制片、石菖蒲根茎横切制片、麻黄茎横切制片、薄荷叶横切制片、女贞叶、石韦、金银花。

实验步骤

(一)次生分生组织

1.木栓形成层

观察黄连横切制片,可见茎的外层染色较深,为木栓层,其内方有2~4层整齐放射排列的细胞(染成橙红色)为木栓形成层区,其中最扁平的一层细胞,细胞壁薄,细胞质浓厚,有的可见细胞核,此为木栓形成层(次生分生组织),它向外分裂产生木栓层,向内分裂产生栓内层(三者合称周皮)。

2.形成层

观察黄连横切制片,可见韧皮部(染成绿色)和木质部(染成红色)之间有2~4层小而扁平的细胞,排列整齐、紧密,细胞壁薄,此为形成层区(次生分生组织),它向外分裂产生次生韧皮部,向内皮裂产生次生木质部。

(二)基本组织

1.贮藏薄壁组织

取马铃薯块茎横切制片,镜检。可见薄壁细胞中含有众多淀粉粒,细胞群为贮藏薄壁组织。

2.同化薄壁组织

取女贞叶徒手切片,镜检。用稀甘油装片,镜检,可见叶肉细胞中含有众多叶绿体,为同化薄壁组织。

3.通气薄壁组织

取石菖蒲根茎横切制片,镜检。可见薄壁细胞作圆链状排列,有大型细胞间隙,为通气薄壁组织。

(三)保护组织

1.表皮组织(初生保护组织)

观察麻黄茎横切制片,可见最外层细胞排列紧密、整齐,即为表皮,在表皮细胞加厚的外切向壁上染成橙红色者为角质层,起保护作用,有时可见气孔的切面观。

2.气孔

取薄荷叶横切制片,镜检,可见气孔。

3.腺毛和非腺毛

取薄荷叶横切制片,镜检。

(1)腺毛

一为单细胞腺头和单细胞柄,或为多细胞腺头或腺柄。

(2)腺鳞

其头大,扁球形,多由6～8个作辐射排列的分泌细胞组成,周围有角质层,其与分泌细胞之间贮有挥发油、柄极短。

取石韦生药,用小刀刮取部分表皮组织,稀甘油装片,镜检,可见星状毛。

取金银花,同法检验,主要为非腺毛。

4.木栓组织和皮孔

观察厚朴皮横切制片,注意区别木栓层,木栓形成层和栓内层,并找出呈裂隙状的皮孔。

(四)实验结果

1.详绘薄荷的气孔图,示明气孔轴式,标出保卫细胞和副卫细胞。观察并绘腺毛、非腺毛和腺鳞。

2.简绘本实验各生药要求观察的组织简图。

注意事项

所有图片应该主题突出,结构清楚,层次分明,构图合理。

思考题

1.木栓化细胞壁和角质化细胞壁均被苏丹Ⅲ试剂染成橙红色,如何区别角质化细胞壁的细胞和木栓细胞?

2.次生分生组织的形态特点是什么?它存在于植物体的哪些部位?分生组织与植物的生长有何关系?

3.如何区分气孔与皮孔、腺毛和非腺毛、表皮与周皮？

实验四　分泌组织、机械组织、输导组织特征及相关显微鉴别(4学时)

前言

同一物种来源的生药,均具有较稳定的组织学特征。用显微镜观察药材切片的组织、细胞特征,鉴别指定的药材。

实验目的

1.掌握分泌组织、机械组织及输导组织的形态特征。

2.了解外韧型、双韧型、周韧型、周木型和辐射型维管束。

3.学习有关生药的显微鉴别方法。

实验原理

显微镜观察药材切片的组织、细胞特征,根据组织特征,鉴别指定的药材。

仪器、试剂和材料

1.仪器

显微镜、放大镜、镊子、解剖针、刀片、载玻片、盖玻片、培养皿、吸水纸、酒精灯。

2.试剂

蒸馏水、稀甘油、水合氯醛、墨汁、间苯三酚、盐酸。

3.材料

生姜、半夏粉末、肉桂粉末、甘草粉末、黄檗粉末;杏仁;陈皮横切片、小茴香果实横切片、广藿香茎横切片、松茎纵向制片、石菖蒲根茎横切片、南瓜茎径向制片、南瓜茎纵切片、南瓜茎横切片、细辛根横切片、人参根横切片。

实验步骤

(一)分泌组织

1.分泌细胞

(1)油细胞

徒手切取生姜一薄片,用蒸馏水装片、镜检。可见有些薄壁细胞中含黄色油滴,此为油细胞。

(2)黏液细胞

取半夏粉末少许,加墨汁1滴,盖上盖玻片,镜检。可见黏液呈无色透明块状。黏液细胞中常含草酸钙针晶。其他细胞和细胞后含物均显黑色。

2.分泌腔(分泌囊)

观察陈皮横切片,可见溶生性分泌腔(油室)。

3.分泌道

(1)油管

小茴香果实由两个分果组成,分果接合面较平坦,有油管2个,分果背面隆起,有脊线(主棱),每两脊线间各有一油管,全部果皮中共有油管6个,油管为椭圆形,其周围被红棕色扁小的分泌细胞所围绕。

(2)树脂道

在陈皮的韧皮部中,有圆形或长圆形树脂道,内含黄色分泌物。

(二)机械组织

1.厚角组织

观察广藿香茎横切片,可见表皮下数层细胞的细胞壁在角隅处增厚,为厚角组织。

2.厚壁组织

纤维:做肉桂粉末的水合氯醛透化片,镜检。其中纤维细胞呈长纺锤形,细胞壁厚,胞腔线形。

晶纤维:做甘草粉末的水合氯醛透化片,镜检。可见纤维成束,其周围的薄壁细胞中有草酸钙方晶,此种纤维称晶纤维或晶鞘纤维。

石细胞:割取杏仁种皮少许,做水合氯醛透化片,镜检。可见石细胞呈圆形、贝壳形、卵形或椭圆形,壁孔明显,或仅部分细胞壁有孔沟。

取黄檗粉末少许,置载玻片上,加间苯三酚1滴,放置片刻,加盐酸1滴,再加甘油1滴,盖上盖玻片,置显微镜下观察。注意有哪些细胞的细胞壁被染成红色。

(三)输导组织

1.管胞与导管

(1)观察松茎纵向制片,可见管胞长管状,两端偏斜,壁上有成行排列的具缘纹孔。

(2)观察南瓜茎横切片,可见维管束呈分离束状,环状排列,木质部位于维管束的中央(染成红色),其外侧为外韧部,内侧为内韧部(均染成蓝色),木质部内有管径大小不等的孔,为导管的横切面观。

(3)观察南瓜茎纵切片,在木质部内可见导管分子的横壁消失,彼此相连成筒状,管壁有环纹、螺纹、孔纹木质化增厚,分别称环纹导管、螺纹导管和孔纹导管。

2.筛管与伴胞

韧皮部中筛管呈长筒形,可见筛板和筛孔,在筛管旁有较小的长形细胞,此为伴胞。

观察南瓜茎横切片,在内、外韧皮部中有多边形的细胞,为筛管的横切面观,其细胞壁薄,有的可见筛板,筛板上有许多小孔为筛孔,在筛管旁边有呈三角形或四边形的小型薄壁细胞,此为伴胞。

(四)维管束类型

1.有限外韧型维管束与周木型维管束

取石菖蒲根茎横切片观察,可见维管束较多、散在,高倍镜下观察1个维管束,有些木质部和韧皮部之间没有形成层,木质部位于内侧,韧皮部位于外侧,此为有限外韧型维管束;有些韧皮部在中间,木质部环绕在韧皮部的周围,此为周木型维管束。

2.无限外韧型

取广藿香茎横切片观察,木质部和韧皮部之间有形成层,木质部位于内侧,韧皮部位于外侧。

3.双韧型维管束

取南瓜茎横切片观察,可见木质部的内外两侧均有韧皮部。

4.辐射型维管束

取细辛根横切片(初生构造)观察,可见木质部分四原型,而韧皮部与木质部相间排列,此为辐射型维管束。

(五)实验要求

1.第一步:详绘陈皮分泌腔图、甘草晶纤维图、杏仁种皮石细胞图。

2.第二步:绘本实验各生药要求观察的组织简图、不同维管束类型简图。

📕 注意事项

所有图片应该主题突出,结构清楚,层次分明,构图合理。

📕 思考题

1.维管束有哪些类型? 如何区分?

2.如何区分管胞和伴胞? 如何区分导管和筛管?

实验五　根组织特征及根类生药鉴别(4学时)

📕 前言

同一物种来源的生药,均具有较稳定的组织学特征。用显微镜观察药材切片的组织、细胞特征,鉴别指定的药材。

实验目的

掌握根的初生与次生构造,学习根类药材的显微鉴别方法。

实验原理

多数双子叶植物根类生药为次生构造,单子叶植物根类生药有根被细胞、皮层、维管柱等结构。根据根组织特征,区别双子叶植物或单子叶植物根类生药。

仪器、试剂和材料

1. 仪器

显微镜、镊子、解剖针、刀片、载玻片、盖玻片、培养皿、吸水纸。

2. 试剂

蒸馏水、稀甘油。

3. 材料

细辛根横切片、射干根横切片、百部根横切片、人参根横切片、何首乌根横切片、怀牛膝根横切片、商陆根横切片。

实验步骤

(一)具初生构造的根

1. 双子叶植物根的初生构造

取细辛根横切片,置显微镜下,从外到内进行观察。

(1)表皮

为最外一层排列较整齐的细胞,在根毛区常有一些表皮细胞向外突出,形成根毛,表皮细胞在根加粗过程中,常被破坏。

(2)皮层

位于表皮内方,占根的大部分。由多层排列疏松的薄壁细胞组成。紧靠表皮内方的一层细胞,排列整齐,并略呈切向延长,称外皮层,皮层最内方一层细胞,排列较紧密,凯氏点明显可见,称内皮层,外皮层和内皮层之间的多列细胞为皮层薄壁细胞,其内充满类球形的淀粉粒。

(3)维管柱

为内皮层以内的所有组织,占根的小部分,包括中柱鞘、木质部和韧皮部。

中柱鞘:为紧贴内皮层的一层薄壁细胞。

木质部和韧皮部:初生木质部有四束(染成红色),为四原型。初生韧皮部位于两初生木质部束之间。与初生木质部相间排列,呈辐射状。

2. 单子叶植物根的初生构造

取直立百部根横切片,置显微镜下观察。

（1）根被

由 3～4 列细胞组成,细胞壁木栓化。

（2）皮层

占根的大部分,由薄壁细胞组成。皮层的最外一列细胞略呈方形,排列整齐,为外皮层,皮层的最内一列细胞较小,扁长形,可见凯氏点,为内皮层。

（3）维管柱

为内皮层以内的所有组织,占根的小部分,包括中柱鞘,木质部,韧皮部和髓。

①中柱鞘

在内皮层内侧,由 1～2 列小型的薄壁细胞组成。

②木质部和韧皮部

木质部和韧皮部束各为 24～27 个。相间排列。为辐射型维管束。

③髓

位于维管柱的中央,由排列疏松的薄壁细胞组成。

另外,观察射干横切片,注意其内皮层与百部根的内皮层有何区别。

（二）具次生构造的根

取人参根横切片,置显微镜下观察。

1.木栓层

由数列排列整齐的长方形的木栓细胞组成。

2.木栓形成层

切片中不易分辨。

3.栓内层

为数列切间延长的大型薄壁细胞。

木栓层、木栓形成层、栓内层三者合称周皮。

4.次生韧皮部

较宽,由筛管和伴胞、韧皮纤维、薄壁细胞等组成,其中散有类圆形的分泌管。韧皮射的线弯曲,易与韧皮部组织分离而出现大型裂隙。

5.形成层(区)

成环状,由数列排列紧密的扁平细胞组成。

6.次生木质部

位于形成层的内方,由导管、木薄壁细胞、木纤维及木射线组成。

韧皮射线与木射线相连接,合称维管射线,多为单列薄壁细胞,与初生木质部辐射棱相连的射线较宽,常由多列薄壁细胞组成。

（三）具异常构造的根

取何首乌根横切片,先对光观察,可见中央的维管柱、皮层较宽,其内散生异常维管束,形成云锦状花纹,然后置显微镜下观察。

1.木栓层:由数列木栓细胞组成。

2.皮层:较宽,占根的较大面积,主要由薄壁细胞组成,薄壁细胞中含淀粉粒和簇晶,皮层内散生单个的和复合的异常维管束,均为外韧型,可见形成层,导管稀少。

3.次生韧皮:狭小。

4.形成层:环明显可见。

5.次生木质部:导管稀少,初生木质部保留的根的中央,四原型。

另外,取怀牛膝根横切片、商陆根横切片进行观察,记录根异常结构。

▼ 注意事项

所有图片应该主题突出,结构清楚,层次分明,构图合理。

▼ 思考题

观察射干根横切制片,注意其内皮层与百部根的内皮层有什么区别?

实验六　茎、根茎和叶组织特征及相关生药显微鉴别(4学时)

▼ 前言

同一物种来源的生药,均具有较稳定的组织学特征。用显微镜观察药材切片的组织、细胞特征,鉴别指定的药材。

▼ 实验目的

掌握茎、根茎和叶组织特征,学习相关生药的显微鉴别方法。

▼ 实验原理

显微镜观察药材切片的组织、细胞特征,根据组织特征,鉴别指定的药材。

▼ 仪器、试剂和材料

1.仪器

显微镜、镊子、解剖针、刀片、载玻片、盖玻片、培养皿、吸水纸。

2.试剂

蒸馏水、稀甘油

3.材料

枫香茎横切制片、广藿香茎横切制片、黄连根茎横切制片、玉米茎横切制片、石菖蒲根茎横切制片、薄荷叶横切制片、淡竹叶横切制片。

 实验步骤

(一)具双子叶植物木质茎和草质茎的构造

1. 双子叶植物木质茎的次生构造

取枫香茎横切制片,置显微镜下观察,首先辨认形成层的位置。形成层以外称树皮,包括周皮、皮层、初生韧皮部、次生韧皮部,最外方有时可见表皮残存,形成层以内称木材,以次生木质部为主,也包括初生木质部和髓。

(1)周皮

为外方数列染成红棕色的,扁平的,辐射排列的细胞,它包括木栓层、木栓形成层和栓内层,有时可见皮孔。

(2)皮层

在周皮内方,其外层为 4～5 列板状厚角组织,内层为薄壁细胞,有些细胞中含有簇晶。

(3)初生韧皮部

在切片中不易察见。

(4)次生韧皮部

由薄壁细胞、筛管和伴胞,韧皮纤维和石细胞组成。

(5)形成层(区)

成环状,由数列排列整齐扁平的细胞组成。

(6)次生木质部

在形成层区的内方,由导管、木纤维、木薄壁细胞组成,注意年轮,区别早材(春材)和晚材(秋材)。

(7)初生木质部

位于生木质部的内方,量少,成束状,细胞小而密集,每束有一分泌道。

(8)髓和射线

髓部位于茎的中央,由薄壁细胞组成。由髓部发出,与皮层相接的射线为髓射线,在木质部和韧皮部中尚有木射线和韧皮射线。

2. 双子叶植物草质茎的构造

取广藿香茎横切制片。置显微镜下观察。

(1)表皮

一列细胞,排列不整齐,有非腺毛,由 1～5 个细胞组成,表皮下有木栓细胞 3～5 列。

(2)皮层

外侧皮层为数列厚角组织,内侧皮层为薄壁组织,有大型细胞间隙,内有间隙腺毛。腺毛常纵向排列。

(3)外韧型维管束

韧皮部狭小,木质部于茎的四角处发达,由导管、木薄壁细胞和木纤维组成,均木化,形成层连接成环状。

（4）髓

细胞较大，有时可见草酸钙针晶。

（二）双子叶植物根茎的构造

取黄连根茎横切制片，置显微镜下观察。

1.木栓层

由数列木栓细胞组成，有的外侧附有鳞叶组织。

2.皮层

为木栓层内方的十余列略呈切向延长的薄壁细胞，内散有染成红色的单个或成群的石细胞，并有根迹维管束和叶迹维管束。

3.维管束

为无限外韧型，相连或分成7～9束环列，射线宽狭不一，韧皮部外侧有韧皮纤维或有少数石细胞，束间形成层不明显。木质部较发达。由导管、管胞、木薄壁细胞及木纤维组成，全部木化，染成红色。

4.髓

位于茎的中央，由薄壁细胞组成，细胞中含淀粉粒。

（三）单子叶植物茎的构造

取玉米茎横切制片，置显微镜下观察。

1.表皮

为最外方一列排列紧密的表皮细胞。有1～3列厚壁细胞，连接成环，为机械组织环。

2.基本组织

机械组织环以内的薄壁组织。

3.维管束

许多维管束散布在基本组织中，近茎边缘的维管束较小，相互距离较近，靠茎中央的维管束较大，相距较远，维管束的韧皮部在外方，由筛管和伴胞、薄壁细胞组成；木质部在内方，由导管和木薄壁细胞组成，有一对并列的大导管。其下方有纵向排列维管束的周围被厚壁细胞组成的维管束鞘围绕。

（四）单子叶植物根茎的构造

取石菖蒲根茎横切制片，置显微镜下观察。

1.表皮

为一列类方形的表皮细胞，外壁稍增厚，有时可见鳞叶组织。

2.皮层

宽广，由薄壁细胞组成，靠表皮处常木栓化，薄壁细胞中含众多淀粉粒，外表层中有油细胞,纤维束和叶迹维管束散生,纤维束周围的薄壁细胞中含有草酸钙方晶,叶迹维管束有限外韧型,内皮层显著,凯氏点明显可见。

3.中柱

为内皮层以内部分,有多数周木型的维管束散生。紧靠内皮层处的维管束相互距离较近,且有少数为外韧型,维管束周围被纤维组成的维管束鞘围绕。

(五)双子叶植物叶的构造

观察薄荷叶横切制片。

1.表皮

上表皮细胞长方形,下表皮细胞细小,扁平,上下表皮均有腺毛,腺鳞和非腺毛,可见气孔的切面观。

2.叶肉

栅栏组织细胞一列,偶有二列,海绵组织由4～5列不规则的排列疏松的薄壁细胞组成,叶肉组织中有簇针状橙皮甙结晶。尤以栅栏组织中多见。

3.叶脉

主脉外韧型维管束,韧皮部(染成蓝色)细胞较小,多角形,木质部(染成红色)导管常2～4排列成行。注意韧皮部与木质部之间有无形成层。主脉处上、下表皮内侧有若干列厚角组织。除主脉外,尚可见侧脉和细脉的横切面或纵切面观,侧脉和细脉的结构较主脉简化。

(六)禾本科植物叶的构造

观察淡竹叶横切制片。

1.表皮

上表皮细胞类方形,大小不一,壁较薄,有大形薄壁细胞,称运动细胞(泡状细胞)。每组运动细胞排列略呈扇形,下表皮细胞较小,排列紧密整齐,壁较厚、上下表皮均可见到气孔。

2.叶肉

由一列短圆柱形薄壁细胞和排列疏松的不规则形薄壁细胞组成,内含众多叶绿体。

3.叶脉

主脉维管束外韧型,木质部下方有1～3列厚壁纤维隔离,维管束有由两列细胞组成的维管束鞘包围、内鞘为厚壁组织,外鞘为薄壁组织。

(七)实验结果

1.详绘黄连根茎、石菖蒲根茎、薄荷叶横切面图。
2.简绘其他生药或植物的横切面图。

📖 注意事项

所有图片应该主题突出,结构清楚,层次分明,构图合理。

实验七 常用生药的一般性状描述(4学时)

■ 前言

同一物种来源的生药,均具有较稳定的组织学特征。

■ 实验目的

识别药材并掌握生药性状的一般描述方法。

■ 实验原理

显微镜观察药材切片的组织、细胞特征,根据组织特征,鉴别指定的药材。

■ 仪器、试剂和材料

1.仪器

显微镜、镊子、解剖针、刀片、载玻片、盖玻片、培养皿、吸水纸、酒精灯。

2.试剂

蒸馏水、稀甘油。

3.材料

黄连、三七、党参;天麻、元胡、麻黄、川木通;黄檗、杜仲、厚朴;番泻叶、石韦、大青叶;金银花、玫瑰花、辛夷花;山楂、马兜铃、枸杞子、女贞子、连翘;车前子、桃仁、苦杏仁;细辛,鱼腥草;茯苓、猪苓、海金沙;水蛭、地龙、全蝎、蜈蚣等。

■ 实验步骤

首先判断和确定该生药属于根、茎、叶、花、果的哪一种,再根据各自的性状特点进行鉴别。

(一)根及根茎类

取黄连*、三七、党参,观察。

1.来源:判断是根、根茎,或既有根又有根茎;属于单子叶植物,还是双子叶植物或蕨类植物。

2.形态:圆柱形,圆锥形,纺锤形或不规则形等,是否去皮、完整,纵切片或横切片;以及分枝情况(纤维状、块状、叉状或束状)。

3.大小:注意长度、直径等。

4.表面特征:表面色泽、叶迹、皮孔、皱纹,以及有无鳞叶等。

5.质地与断面:质地坚或软、断面是否粉质、平坦或纤维状、粗糙或平坦。

6.横断面:色泽,皮层与中柱的比例(根)或皮部、木部及髓部的比例(根茎),射线的分布及排列,形成层明显与否以及排列情况等。

7.气味:气芳香、微弱或特异,味苦、甘、咸、辛、辣、淡等。

(二)茎类

类似根茎。取天麻*、元胡、麻黄、川木通,观察。

(三)皮类

取黄檗、杜仲、厚朴*,观察。

1.来源:判断是茎皮或根皮。

2.形态:板片状、弯曲、槽状、筒状或是双筒状。

3.大小:注意长、宽、厚度。

4.表面特征:观察外、内表面色泽,光滑程度,有无皮孔,凸凹沟纹等,皮孔的分布和形状如何。

5.质地与断面:坚硬、软韧或松脆等;断面粉质,颗粒状、平坦或纤维状,有无丝状牵连、黏性等。

6.横断面　各部组织排列情况,界限是否清楚,比例、色泽。

7.气味　有无特殊臭气或味。

(四)叶类

取番泻叶*、石韦、大青叶,观察。

叶类生药常破碎、皱缩,除了对其描述外,常挑选完整或比较完整的叶片在温水中软化展开后,再观察。

1.来源:判断其为单叶或复叶;是双子叶植物还是单子叶植物的叶。

2.形态:皱缩,破碎或完整,有无叶柄、托叶、叶鞘,以及叶端、叶基、叶缘、叶脉等形态。

3.表面特征:上、下表面色泽;光滑或有无毛茸、腺点等。

4.质地:草质、革质、膜质、肉质等。

5.气味及其他。

(五)花类

取金银花*、玫瑰花、辛夷花,观察。

1.来源:单花、花序或仅花的某一部分;花蕾或已开放的花朵;双子叶植物还是单子叶植物的花。

2.花萼、花冠:整齐或不整齐;离瓣或合瓣,着生情况,色泽等。

3.雄蕊、雌蕊:数目、形状,着生情况,是单性花还是两性花等。

4.以花序入药的,注意花序类型。

5.气味及其他。

(六)果实类

取山楂*、马兜铃、枸杞子、女贞子、连翘,观察。

1. 来源:单果、聚合果或复果,干果或肉果等。

2. 形状:球形、扁球形、卵形、椭圆形等,长度、直径、厚度。

3. 表面特征:色泽、有无缩萼、干缩后的皱纹、毛茸、棱角、肋线、凸凹情况。

4. 质地:脆、坚、干燥或肉质,外果皮、中果皮、内果皮的情况。

5. 断面:子房室数,胎座类型,外果皮、中果皮和内果皮界限明显与否。

6. 种子:有无、数目、形状、大小、色泽等。

7. 气味及其他。

(七)种子类

取车前子、桃仁、苦杏仁*,观察。

1. 形状:圆球形、类球形或扁球形,肾形,心形等,测定长度、直径和厚度。

2. 表面特征:纹理、突起、色泽及毛茸,脐点,合点,种脊,硬度等。

3. 种皮:内、外种皮、色泽、质地等情况。

4. 胚乳:胚乳有无、色泽等。

5. 胚:位置、形状、大小及胚根、子叶等情况。

6. 气味及其他。

(八)全草类

取细辛*,鱼腥草,观察。

(九)动物类

取水蛭*、地龙、全蝎、蜈蚣等。注意是动物的整体,部分或者分泌物等,描述其外形特征,以及大小、色泽、质地、断面和气味等。

(十)其他

取茯苓*、猪苓、海金沙,观察。

(十一)实验结果

对打"＊"的生药的性状全面观察,重点进行描述。

注意事项

所有图片应该主题突出,结构清楚,层次分明,构图合理。

思考题

1. 怎样区别双子叶植物与单子叶植物的根茎?

2. 根与根茎在生药形态上有何异同?

实验八　几种生药的性状与显微鉴别及微量升华实验(4学时)

前言

同一物种来源的生药,均具有较稳定的组织学特征。

实验目的

1.掌握不同药用部位生药的性状及显微鉴别方法。
2.掌握中药特征性成分微量升华的方法,并了解其在中药鉴别上的应用。

实验原理

显微镜观察药材切片的组织、细胞特征,根据组织特征,鉴别指定的药材。

仪器、试剂和材料

1.仪器

显微镜、载玻片、盖玻片、吸水纸、酒精灯、蒸发皿、微量升华器等。

2.试剂

蒸馏水、水合氯醛试液、稀甘油、30%硝酸、乙醇、盐酸、漂白粉、5%没食子酸乙醇溶液、5%硫酸、碘化铋钾、碘化汞钾、乙醚、冰醋酸、浓硫酸、10%氢氧化钾、1%三氯化铁试液、1%氢氧化钠试液、香草醛试剂等。

3.材料

取下列生药的原药材、横切片和粉末:黄连、黄檗、番泻叶、小茴香,取下列药材的干燥粗粉:大黄的根和根茎、牡丹皮的根皮。

实验步骤

(一)几种生药的性状及显微鉴别

1.黄连

(1)性状鉴别

观察黄连的药材标本,注意其形状、大小、表面颜色、有无须根及鳞叶或叶柄残基、节间长短、质地、断面色泽、气味等特征。着重从根茎形状、大小、"过桥"长短等方面比较味连、雅连、云连等黄连商品药材。

①味连:多集聚成簇,形如鸡爪,节密生成结节状隆起,有"过桥",表面黄褐色,断面鲜黄色。

②雅连:单枝,似蚕形,"过桥"较长,表面棕黄色,有的中空。

③云连：单枝，较细小，钩状蝎尾形，有"过桥"，表面棕黄色，断面黄棕色。

（2）显微鉴别

镜检味连根茎横切片，自外向内观察下列组织。

①木栓层，为数列扁平细胞，外侧有时可见鳞叶组织。②皮层，较宽，薄壁组织中有石细胞散在，单个或成群；常可见根迹维管束和叶迹维管束。③中柱鞘纤维，成束存在，或伴有少数石细胞。④维管束，外韧型，断续环列；韧皮部狭窄；形成层细胞扁平，射线明显，束间形成层不明显；木质部均木化，木纤维较发达。⑤髓部，由薄壁细胞组成，无石细胞。⑥薄壁细胞均含淀粉粒。

雅连与味连相似，但髓部尚有多数石细胞群。云连的皮层、中柱鞘及髓部均无石细胞。

取黄连粉末，先后以蒸馏水和水合氯醛试液透化后装片观察，注意下列特征。

①淀粉粒多单粒，类圆形、肾形或卵圆形，直径为 $2\sim10~\mu m$，少数可见脐点；复粒较少，由 $2\sim4$ 分粒组成。②石细胞鲜黄色，类圆形、类方形或不规则形，直径为 $25\sim64~\mu m$，壁厚，孔沟及纹孔明显。③韧皮纤维鲜黄色，多成束，纺锤形或长梭形，较粗短，壁厚末端尖，壁孔明显。④木纤维鲜黄色，成束，较细长，壁稍厚，具裂隙状纹孔。⑤导管主要为孔纹导管，少数为具缘纹孔、螺纹、网纹导管。⑥鳞叶表皮细胞绿黄色或黄棕色，略呈长方形或类方形，壁呈微波状弯曲或作连珠状增厚。

2.黄檗

（1）性状鉴别

取黄檗药材标本进行观察。

川黄檗：呈板片状或浅槽状，长宽不一，厚为 $0.3\sim0.6~cm$，表面黄褐色或黄棕色，内表面暗黄色或淡棕色。质硬，断面纤维性，呈裂片状分层，深黄色。气微，味苦，嚼之有黏性。

关黄檗：皮片较川黄檗薄，厚为 $0.2\sim0.4~cm$，外表面黄棕色或棕黄色，具不规则纵裂纹，内表面黄绿色或黄棕色。质较硬，断面鲜黄色或黄绿色。气微，味苦，嚼之有黏性。

（2）显微鉴别

镜检黄檗横切面组织切片。

川黄檗：①木栓层，由多列长方形细胞组成，内含棕色物质（去掉外皮者，无木栓层）。②皮层，狭窄，散有众多石细胞群及纤维束，石细胞大多分枝状，壁甚厚，木化。③韧皮部，外侧有多数石细胞，纤维束切向排列呈断续的层带，并形成晶纤维。④射线宽 $2\sim4$ 列细胞。⑤黏液细胞随处可见。

关黄檗：与川黄檗不同点是木栓细胞呈方形，皮层较宽广，石细胞略少，射线较平直。

取黄檗粉末，分别用醋酸甘油和水合氯醛液透化后装片，镜检。

川黄檗：①石细胞大多分枝状，呈圆形者直径为 $40\sim128~\mu m$，壁厚，层纹明显。②纤维鲜黄色，常成束，周围细胞含草酸钙方晶，形成晶纤维。③草酸钙方晶众多；④木栓细胞淡黄棕色，表面观多角形；⑤黏液细胞可见，类球形，直径可至 $85~\mu m$。其他：淀粉粒呈球形,直径不超过 10 μm。

关黄檗不同于川黄檗的特征是:石细胞呈长圆形,纺锤形、长条形或不规则分枝状,长径为 35～80 μm。

3.番泻叶

(1)性状鉴别

狭叶番泻叶,小叶片多完整平坦,呈长卵形、卵状披针形或披针形。长为 2～6 cm,宽为 0.4～1.5 cm,全缘,叶端尖或有尖刺。叶基略不对称。上面黄绿色,下面浅黄绿色,两面均有稀毛茸,叶脉略突起。有叶脉及叶片压迭线纹(加压打包时造成)。气微而特异,味苦,稍有黏性。

尖叶番泻叶,叶片呈披针形或卵形,略卷曲,长为 2～4 cm,宽为 0.7～1.2 cm,叶端尖或微凸。叶基不对称,表面绿色,下面灰绿色,微有短毛,无压叠纹,质地较薄脆,微呈革质状。气微而特异,味苦。

(2)显微鉴别

镜检番泻叶横切面,两种叶的横切面构造大致相同。

①表面细胞中常含大量黏液质,上下表皮均有气孔。②叶肉组织为等面型,上下均有一列栅栏细胞。上面栅栏细胞较长,长约 150 μm,下面栅栏细胞较短,长为 50～80 μm,海绵组织细胞中含草酸钙簇晶。③主脉维管束的上下两侧,有微木化的中柱鞘长纤维层,外有含草酸钙棱晶的薄壁细胞,形成晶纤维。

取番泻叶粉末,用醋酸甘油水装片和水合氯醛液透化后装片,镜检下列特征。

①表皮细胞表面观呈多角形,垂周壁平直,气孔平轴式,副卫细胞多为 2 个(狭叶番泻叶气孔副卫细胞多为 3 个)。②非腺毛,单细胞,长为 100～350 μm,壁厚,多疣状突起,基部稍弯曲,尖叶番泻叶的毛较多。③晶纤维较多,草酸钙方晶直径为 12～15 μm。④草酸钙簇晶较多,直径为 8～20 μm,存在于海绵组织中,棱角尖锐。

4.小茴香

(1)性状鉴别

长圆柱形,两端稍尖,顶端残留化桩基,基部带果柄。分果背面有 5 条纵棱隆起,气特异芳香,具甜香气,压碎时更显著,味微甜。

(2)显微鉴别

(1)小茴香分果横切面观察

①外果皮:一列扁平细胞。②中果皮:接合 2 个油管,背面每二棱线间各 1 个,共有油管 6 个,棱线处有维管柱。维管柱的内外两侧围有特异的木化网纹细胞。③内果皮:一列扁平细胞,细胞长短不一。④种皮细胞扁长,含棕色特质。⑤内胚乳细胞含众多细小糊粉粒,其中包有草酸小簇晶。⑥有种脊维管束。

(2)小茴香粉末制片并观察

①镶嵌细胞(内果皮细胞),每组 5～8 个狭长细胞,组间不规则。②油管碎片,少见,分泌细胞多角形。③网纹细胞壁厚,具大型网孔,木化。④糊粉粒细小,内含草酸钙小簇

晶,散在,分布于多角形的内胚乳细胞中。

(二)微量升华实验

微量升华是利用中药中所含的某些化学成分,如咖啡因、牡丹酚、薄荷脑、蒽醌类化合物等,在一定温度下能升华的性质,获得升华物,在显微镜下观察其形状、颜色以及化学反应。

其方法是取金属片(长宽同载玻片),安放在有圆孔的石棉网上,金属片上放一小金属圈(直径约 1.5 cm,高度约 0.8 cm)对准石棉板上的圆孔,圈内加入中药粉末适量,圈上放一载玻片。在石棉网下圆孔处用酒精灯徐徐加热数分钟,至粉末开始变焦,去火待冷,则有结晶状升化物附着于上面的玻片。将玻片取下反转,升华物向上,在显微镜下观察结晶形状,并可加化学试液,观察其反应。必要时可用显微熔点测定器测定结晶的熔点。

1. 取大黄粉末少量,置微量升华器金属圈中,上面覆盖一载玻片,徐徐加热,至载玻片上有淡黄色物质出现时,将玻片取下,调换另一载玻片,随着温度的不断升高,如此连续调换载玻片,并记录温度至中药粉末开始变焦为止。在显微镜下观察各载玻片上微量升华结晶的颜色和形状,注意结晶形状随温度升高有何变化? 在各升华物上加 1% 氢氧化钠试液 1 滴,颜色有何变化? 说明什么?

2. 取牡丹皮粉末少量,同上法收集微量升华物,显微镜下观察结晶颜色和形状,于结晶上加 1% 三氯化铁试液 1 滴,注意显色情况。

(三)实验结果

1. 绘制各生药横切面、粉末简图。
2. 总结各生药微量升华物的特征及化学反应结果。

▧ 注意事项

所有图片应该主题突出,结构清楚,层次分明,构图合理。

▧ 思考题

1. 黄连与黄檗石细胞有何特点?
2. 微量升华用于生药鉴别有何特点?
3. 大黄升华物结晶可呈现几种形状? 羽毛状结晶出现在何时?

实验九 生药的化学定性鉴定(4 学时)

▧ 实验目的

1. 掌握生药中糖类、苷类成分与氰苷、酚苷、蒽苷的理化性质和定性反应。
2. 熟悉生药鉴别反应的原理。

实验原理

化学定性分析是指利用某些化学试剂能与中药中的某种或某类化学成分产生特殊的气味、颜色、沉淀或结晶等反应,作为鉴定中药品种的手段。优质中药的专属性成分,也可作为质量评价的特征之一。在对中药进行化学定性分析时,可用其提取液、粉末或切片等。

仪器、试剂材料

1.仪器

试管架、试管、量筒、具塞试管、烧杯、三角烧瓶、水浴锅、吸管、滤纸、小漏斗、天平、坩埚、干燥皿。

2.试剂

Fehling 试剂、α-萘酚试剂、10％的盐酸试液、10％氢氧化钠试液、苦味酸钠试纸、氢氧化钾试液、硫酸亚铁试液、稀盐酸试液、1％三氯化铁、5％三氯化铁试液、醋酸镁甲醇溶液、浓硫酸、乙醇、1％盐酸、三氯化铁试剂、醋酸铅试剂、茚三酮试剂、10％氢氧化钠溶液、0.5％硫酸铜试剂、镁粉、1％三氯化铝甲醇液、10％盐酸试液、0.9％氯化钠溶液、醋酐、浓硫酸、冰醋酸、三氯化铁-冰醋酸试剂、Keller-Kiliani 试剂、3,5-二硝基苯甲酸乙醇试液、乙醚。

3.材料

党参、苦杏仁、牡丹皮、大黄、槐米、桔梗、柴胡、夹竹桃。

实验步骤

(一)单糖、多糖与苷类成分的鉴别

取党参 0.5 g,剪碎,置 50 mL 三角烧瓶中,加蒸馏水 10 mL,瓶口放一小漏斗(空气冷凝,防止水分蒸发太多),水浴温热 10 min,滤过药渣加适量水,再滤过,合并滤液至 10 mL,备用。

1.斐林(Fehling)实验

取滤液 1 mL 于 50 mL 烧杯中,加碱性酒石酸铜试剂(Fehling)8 mL[临用时由甲液与乙液等量混合而成,置沸水浴锅中加热 5 min,观察有无砖红色沉淀产生(尤其要观察瓶壁处)]。在整个反应过程中,反应液应保持蓝色,否则应适当添加 Fehling 试剂至蓝色不褪,继续加热 5 min,放冷,滤过,滤液加 10％氢氧化钠试液,中性,再加斐林试剂 8 mL,沸水浴锅中加热数分钟,观察有无沉淀。记录水解前后的沉淀量("＋＋＋"表示很多,"＋＋"表示较多,"＋－"表示很少)。

2.α-萘酚(Molish)实验

取滤液 1 mL 于大试管中,加 α-萘酚试剂 2～3 滴,摇匀,沿管壁,缓慢加入浓硫酸 1 mL,轻放试管架上,保留二层液面,观察二液面交界处有无形成紫红色环。

(二)氰苷的鉴别

1.苦味酸钠实验

取苦杏仁粗粉约 0.5 g,置具塞试管中,加水数滴湿润,管口悬挂苦味酸钠试纸,密塞,将试管置 60 ℃ 水浴锅中温热,观察试纸逐步由黄色变为砖红色。

2.普鲁士蓝实验

取苦杏仁粗粉约 0.5 g,加水数滴湿润,立即用滤纸包扎管口,并加 1~2 滴氢氧化钾试液使湿润,将试管置 60 ℃ 水浴锅温热约 10 min 后,于试纸上加硫酸亚铁溶液 1 滴,并加稀盐酸和 5% 三氯化铁试液各 1 滴,滤纸即显蓝色。

(三)酚苷的鉴别

取牡丹皮粗粉 0.5 g,加乙醇 5 mL,水浴温热 5 min,取上清液 2 mL 于试管中,滴加 1% 三氯化铁试剂 1 滴,即呈紫红色。

(四)蒽苷的鉴别

1.保恩特来格(Borntrager)反应

取大黄粉 0.1 g 置小试管中,加 10% 氢氧化钠试液,振摇,即呈红色,过滤,滤液加 10% 盐酸使中和,溶液变黄色,加入乙醚 2 mL,振摇使之分层,醚液呈黄色,吸取醚液至另一试管中,加氢氧化钠试液 1 mL,振摇后碱液又显红色。

2.醋酸镁反应

取大黄粉末约 0.2 g 置试管中,加乙醇 3 mL,水浴温热 5 min,滤过,得滤液,加 1% 醋酸镁甲醇溶液 2 滴,振摇后观察,溶液渐呈橙红色。

(五)黄酮苷的鉴别

取槐花米粗粉约 0.5 g,加乙醇 10 mL,水浴温热 5 min,滤过,得滤液。

1.盐酸-镁粉还原反应

取上述滤液 2 mL 置大试管中,加镁粉少许,振摇,滴加浓盐酸数滴,观察到产生许多泡沫,同时溶液渐变樱红色。

2.三氯化铝反应

取上述滤液 2 mL 置试管中,加 1% 三氯化铝甲醇溶液 1 mL,振摇,可见溶液渐变鲜黄色。

(六)皂苷的鉴别

取桔梗粗粉 1 g,置 50 mL 三角烧瓶中,加生理盐水 15 mL,水浴加热 20 min,滤过,滤液备用。

1.泡沫实验

取上述滤液 2 mL,置试管中,密塞或以手指压住管口,强烈振摇数分钟,观察是否产生大量泡沫,放置 10 min 后,再记录泡沫的高度。

2.libermann 反应

取柴胡粗粉 1 g,置锥形瓶中,加 70% 乙醇 10 mL,置水浴锅中温热数分钟,滤过,滤液置蒸发皿中,水浴蒸干,放冷,加醋酸酐 1 mL 使溶解,并转入小试管中,沿管壁加浓硫酸 1 mL,两液面的交界处显紫红色环。

(七)强心苷的鉴别

分别取夹竹桃粗粉 2 g,各置 50 mL 三角烧瓶中,加 70%乙醇 15 mL,再加 10%醋酸铅 2 mL,在水浴锅中煮沸 5 min,滤过,得滤液,备用。

1.α-去氧糖(Keller-Kiliani)反应

取夹竹桃滤液 2 mL 置蒸发皿中,水浴蒸干,加三氯化铁-冰醋酸试液 l mL 使残渣溶解,并转入小试管中,沿管壁缓缓滴加浓硫酸 1 mL,观察两液层交界处有无棕色环产生,上层冰醋酸液呈何颜色。

2.3,5-二硝基苯甲酸(Kadde)反应

取滤液 5 mL 置试管中,滤液中加新配制的 3,5-二硝基苯甲酸乙醇溶液 1 mL,观察溶液显示。

(八)实验结果

记录各鉴别反应的步骤与结果,并说明反应原理。(可用化学式表示)

思考题

1.斐林反应中,水解前后产生 Cu_2O 沉淀的主要成分是什么?

2.具有什么基团的蒽醌类成分与氢氧化钠溶液反应才显红色? 为什么?

3.试述 Keller-Kiliani 反应的原理。

第八章

生物药剂学与药物动力学实验

课程简介

《生物药剂学与药物动力学》是药学专业的一门专业课程,其原理和方法在药物制剂设计、药物制剂质量评价及临床合理用药等方面具有重要作用。作为配套课程,《生物药剂学与药物动力学实验》主要研究药物及其剂型在体内的吸收、分布、代谢与排泄过程,阐明药物的剂型因素、机体生物因素和药物疗效之间相互关系的科学。本课程以实验动物为对象,设置了综合性实验和验证性实验,加强了实验教学体系的理论和实际操作教学内容。由浅入深,循序渐进,逐步形成了动脑和动手相结合的实验教学体系,培养了学生的科学素养和分析、解决问题的能力。

课程要求

学习和研究药物代谢动力学的目的在于研究机体对药物的处置,阐明药物作用和毒副作用的机理。通过本实验课程的学习,让学生掌握生物药剂学与药物动力学实验的设计和数据的处理方法,熟悉生物样品处理与检测的方法,能进行临床药代动力学实验的设计及数据的处理,掌握实验方法在临床合理用药方案设计中的应用,掌握专业实验技能,培养学生独立思考的能力及科学的工作态度和习惯。

实验一 在体小肠吸收实验(12学时)

前言

本实验为研究口服吸收药物的在体动物实验研究方法——小肠循环灌流法,实验之前需要对消化道的解剖学知识有一定了解,并知道小肠插管的操作方法。

实验目的

1.掌握大鼠在体肠管循环灌流法研究药物吸收的实验方法。

2.通过药物的大鼠在体肠管回流法实验,求出药物的吸收速率常数(K)、半衰期($t_{1/2}$)以及每小时吸收率等。

实验原理

消化道主要包括胃、小肠和大肠(结肠),小肠又包括十二指肠、空肠和回肠。小肠最为突出的结构特点是它具有非常巨大的上皮表面积,药物通过上皮吸收。小肠表面有环轮状黏膜皱襞和绒毛突起,绒毛上还有许多微绒毛,大大增加了有效吸收表面积。由于被动转运速度与表面积成正比,故小肠既是药物吸收的主要部位(尤其是十二指肠),又是药物主动吸收的特殊部位。

根据 pH 分配学说,对于以被动扩散机制吸收的药物,未解离型(分子型,非离子型)的有机弱酸和有机弱碱易吸收,离子型则难以吸收。理论上弱酸性药物从酸性溶液中(pH<pKa)的吸收好;而碱性药物从碱性溶液中(pH>pKa)的吸收好。尽管如此,大多数药物仍可被小肠迅速吸收,这说明有效吸收表面积是决定吸收速度的主导因素。

药物消化道吸收实验方法可分为体外法、在体法和体内法等。在体法由于不切断血管和神经,药物透过上皮细胞后即被血液运走,能避免胃内容物排出及消化道固有运动等的生理影响,对溶解药物是一种较好的研究吸收的方法。但本法一般只限于溶解状态药物,并有可能将其他因素引起药物浓度的变化误作为吸收。由于肠道能吸收或排泄水分,导致供试液体积变化,可加入不被吸收的标记物(如酚红)来分析校正小肠水转运对药物浓度的影响。

消化道药物吸收的主要方式为被动扩散。其透过速度与膜两侧的浓度差成正比,可表示为

$$-\frac{\mathrm{d}C}{\mathrm{d}t}=DkS\,\frac{C_{GI}-C_P}{h} \tag{8-1}$$

式中,$\frac{\mathrm{d}C}{\mathrm{d}t}$ 为分子型药物的透过速度($\mathrm{mol \cdot m^{-3} \cdot s^{-1}}$);$D$ 为药物在膜内的扩散系数($\mathrm{m^2/s}$);k 为药物在膜/水溶液中的分配系数;S 为药物扩散的表面积($\mathrm{m^2}$);C_{GI} 为消化道内药物浓度($\mathrm{mol/m^3}$);C_P 为血液中药物浓度($\mathrm{mol/m^3}$);h 为膜的厚度(m)。

一般药物进入循环系统后立即转运至全身各个部位,故药物在吸收部位循环液中的浓度相当低,与胃肠液中药物浓度相比,可忽略不计,即 C_P 相对于 C_{GI} 可忽略不计,若设 $DkS/h=k'$,式(8-1)可简化为式(8-2),说明药物膜透过速度属于表观一级速度过程。

$$-\frac{\mathrm{d}C}{\mathrm{d}t}=k'C \tag{8-2}$$

以消化液中药物的量的变化率 $\mathrm{d}X/\mathrm{d}t$ 表示透过速度,则得

$$-\frac{\mathrm{d}X}{\mathrm{d}t}=k_a X \tag{8-3}$$

积分后为

$$\lg X=\lg X_0-\frac{k_a}{2.303}t \tag{8-4}$$

以小肠内剩余药量的对数 $\log X$ 对取样时间 t 作图,可得一条直线,从直线的斜率可求得吸收速度常数 k_a,其吸收半衰期 $t_{1/2}$ 表示为

$$t_{1/2} = 0.693/k_a \tag{8-5}$$

X_n 的求算为

$$X_n = C_n \times V_n \tag{8-6}$$

在小肠吸收过程中,药物被吸收的同时水分也被吸收,使供试液体积 V_n 不断减少,所以不能用直接测定药物浓度的方法计算剩余药量。由于酚红不能被小肠吸收,因此可向供试液中加入一定量的酚红,在间隔一定时间测定药物浓度的同时,也测定酚红的浓度,由酚红浓度先计算出不同时间供试液的体积,再根据测定药物的浓度,就可以求出不同时间小肠中剩余的药量或被吸收的药量。

仪器、试剂、试剂配制方法、样品的配剂、实验动物

1.仪器

微量输液器(蠕动泵)、752 型紫外-可见分光光度计、恒温水浴锅、红外灯、搪瓷盘、10 mL 离心管、50 mL 量筒、移液器(1 mL,200 μL,50 μL)、100 mL 锥形瓶、烧杯(100 mL 和 50 mL)、注射器(20 mL 和 2 mL)、眼科剪刀、眼科镊子、普通中号镊子、小剪刀、手术刀片等。

2.试剂

0.2%亚硝酸钠溶液、1%氨基磺酸铵溶液、0.2%二盐酸萘基乙二胺溶液(以上溶液置冰箱中保存)、1 mol/L 盐酸、0.2 mol/L 氢氧化钠溶液、生理盐水;Krebs-Ringer 试剂(pH 为 7.4):每 1 000 mL 内含 7.8 g 氯化钠、0.35 g 氯化钾、0.37 g 氯化钙、1.37 g 碳酸氢钠、0.22 g 磷酸二氢钠、0.22 g 氯化镁、1.4 g 葡萄糖;乌拉坦溶液(20%,大鼠每 100 g 腹腔注射 0.6 mL 麻醉)或戊巴比妥钠溶液(10 mg/mL,大鼠每 100 g 腹腔注射 0.4 mL 麻醉)。

3.试剂配制方法

(1)0.2%亚硝酸钠溶液:称取亚硝酸钠 0.2 g 置 100 mL 容量瓶中,加蒸馏水定容,摇匀。

(2)1%氨基磺酸铵溶液:称取氨基磺酸铵 1.0 g 置 100 mL 容量瓶中,加蒸馏水定容,摇匀。

(3)0.2%二盐酸萘基乙二胺溶液:称取二盐酸萘基乙二胺 0.2 g 置 100 mL 容量瓶中,加乙醇适量溶解,并用乙醇定容,摇匀。

(4)1 mol/L 盐酸:取浓盐酸 9 mL,置 100 mL 容量瓶中,加蒸馏水定容,摇匀。

(5)0.2 mol/L 氢氧化钠溶液:称取氢氧化钠 0.8 g 加蒸馏水适量溶解后,转移至 100 mL 容量瓶内定容。

(6)生理盐水:称取氯化钠 0.9 g 置 100 mL 容量瓶中,加蒸馏水定容,摇匀。

(7)Krebs-Ringer 试剂(pH 为 7.4):称取氯化钠 7.8 g、氯化钾 0.35 g、氯化钙 0.37 g、碳酸氢钠 1.37 g、磷酸二氢钠 0.22 g、氯化镁 0.22 g、葡萄糖 1.4 g,加蒸馏水适量使成 1 000 mL。

(8)1%戊巴比妥钠溶液:称取戊巴比妥钠 1 g 置 100 mL 容量瓶中,加蒸馏水定容,摇匀。

4.样品的配制

(1)供试液[10 μg/mL 磺胺甲噁唑(SMZ)]

精密称取磺胺甲噁唑 10 mg、酚红 20 mg 置 1 000 mL 容量瓶中，加 Krebs-Ringer 试剂定容，摇匀。

(2)酚红液(20 μg/mL)

精密称取酚红 20 mg 置 1 000 mL 容量瓶中，加 Krebs-Ringer 试剂定容，摇匀。

5.实验动物

大鼠(雄性,体重 200 g 左右)。

实验步骤

1.蠕动泵流速的调节

打开蠕动泵，调节液体流动方向，用量筒接流出液(蒸馏水)的方式确定流速，调节流速为 5 mL/min 和 2.5 mL/min。调节水浴温度为 37 ℃。

2.大鼠称重，计算给药量，按剂量麻醉

将实验前一夜绝食的大鼠，按 1.2 g/kg(0.6 mL/100 g)20%乌拉坦或 40 mg/kg(0.4 mL/100 g)戊巴比妥钠量作腹腔注射麻醉(翻正反射消失)，并背位固定于固定台上。

3.小肠两端插管

将腹部毛刮除或剪除，沿腹部正中线(腹白线)切开腹部(3~4 cm)，在十二指肠上部(先找到胃)和回肠下部(先找到盲肠)各插入细玻璃管并用线扎紧，缝合切口(不缝合，上覆浸有生理盐水的纱布)。

4.洗涤肠管

用 37 ℃缓冲液(或生理盐水)，缓缓注入肠管，洗去肠管内容物。充分洗净后送入空气使洗涤液尽量流尽。小肠很细，小肠两端插上玻璃管后再洗涤非常容易堵塞，应先将十二指肠端插上玻璃管，回肠端找好后先用线扎紧，然后在扎线处切个小口。生理盐水从十二指肠端插管处注入，洗涤内容物至净，再在回场切口处插管。

5.作成回路

吸取供试液80 mL，从十二指肠上部进入肠管并流入贮液瓶中，作成回路。开动蠕动泵(流速为 5 mL/min)记录开始回流时间。

6.取样

回流开始 10 min 后，将流速调节为 2.5 mL/min，立即取样两份，一份 1 mL，另一份 0.5 mL，分别作为药物和酚红的零时间样品。其后每隔 10 min 亦同样取样两份。

注意:每次取样后应立即补充酚红溶液(20 μg/mL)1.5 mL，取样至 60 min 后停止回流。

7.标准曲线的制备

(1)SMZ标准曲线的制备

取供试液 2 mL、4 mL、6 mL、8 mL、10 mL 分别置 10 mL 容量瓶中，加蒸馏水定容作为 SMZ 标准曲线工作液。

各取 1.0 mL $\xrightarrow[\text{摇匀,置冰水浴锅}]{+1\text{ mol/L HCl 5 mL}}$ $\xrightarrow[\text{摇匀,置冰水浴锅}]{+0.2\%\text{NaNO}_2 0.5\text{ mL}}$ 放置 3 min $\xrightarrow[\text{摇匀}]{+1\%\text{NH}_2\text{SO}_3\text{NH}_4 0.5\text{ mL}}$

187

放置 3 min $\xrightarrow[\text{摇匀}]{+0.2\% \text{萘乙二胺} 0.3 \text{ mL}}$ 放置 20 min $\longrightarrow$ 在波长 550 nm 处测定吸光度

比色空白液:用供试液(或实验结束后的循环液)1.0 mL,按上法操作,但不加萘乙二胺显色剂。(注意:加入氨基磺酸盐后要充分振摇至无气泡发生。)

(2)酚红标准曲线的制备

精密称取酚红约 25 mg 置 250 mL 容量瓶中,加蒸馏水定容作为酚红储备液,分别精密吸取 1 mL、2 mL、3 mL、4 mL、5 mL、6 mL 置 10 mL 容量瓶中,加蒸馏水定容作为标准曲线工作液。

再分别吸取 0.5 mL 置 10 mL 离心管中,加 0.2 mol/L 氢氧化钠溶液 5 mL。在波长 555 nm 处测定吸光度,以吸光度对浓度回归,得到酚红标准曲线方程。

比色空白液:0.2 mol/L 氢氧化钠溶液。

8.含量测定

(1)SMZ 含量测定

取样品 1 mL 置 10 mL EP 管中,加入 1 mol/L 盐酸 5 mL,摇匀,以下步骤按标准曲线方法操作,在 550 nm 波长处测吸光度。

(2)酚红含量测定

样品 0.5 mL $\xrightarrow[\text{摇匀}]{+0.2 \text{ mol/L NaOH 溶液 } 5 \text{ mL}}$ 在波长 555 nm 处测定吸光度

比色空白液:0.2 mol/L 氢氧化钠溶液。

实验结果及分析

1.分别写出 SMZ 和酚红的标准曲线方程和相关系数。

2.根据 SMZ 和酚红的标准曲线方程,分别计算出 SMZ 和酚红样品的浓度,并填于表 8-1 中。

每小时吸收率(%)=(零时间剩余药量-1 h 的剩余药量)/零时间剩余药量×100%

3.不同时间 SMZ 剩余量的计算

按表 8-1 中公式计算出不同时间的剩余药量,并求剩余药量的对数值。

4.k_a 和 $t_{1/2(a)}$ 的计算

以剩余药量的对数对相应的时间作图,可得一条直线,由直线的斜率求出 k_a,并计算 $t_{1/2(a)}$,每小时吸收率。

表 8-1   SMZ 和酚红样品的浓度计算方法

取样时间 /h	SMZ A	SMZ 浓度	酚红 A	酚红 浓度	供试液体积	剩余药量
循环前	A_0	C_0	A_0'	C_0'	$V_0 = 80$ mL	$P_0 = 50C_0$
0	A_1	C_1	A_1'	C_1'	$V_1 = C_1'V_0/C_1'$	$P_1 = C_1V_1$
0.167	A_2	C_2	A_2'	C_2'	$V_2 = [(V_1-1.5)C_1' + 1.5C_{酚}]/C_2'$	$P_2 = C_2V_2 + 1.5C_1$
0.330	A_3	C_3	A_3'	C_3'	$V_3 = [(V_2-1.5)C_2' + 1.5C_{酚}]/C_3'$	$P_3 = C_3V_3 + 1.5(C_1 + C_2)$
...	...	...	...	...	...	...
t_n	A_n	C_n	A_n'	C_n'	$V_n = [(V_{n-1}-1.5)C_{n-1}' + 1.5C_{酚}]/C_n'$	

注意事项

1. 在大鼠麻醉前应做好一切准备工作。如手术器械、水浴温度的调节,试药配制并放在近处,蠕动泵流速调节等。

2. 插管前先将肠管捋顺,确保无死结;用生理盐水冲洗时不要太快,以免胀破肠管;充分洗净后送入空气使洗涤液尽量流尽。

思考题

1. 在体吸收实验法的特点是什么?

2. 影响实验结果的主要因素有哪些?

3. 供试液中为什么要加酚红?

4. 简述 SMZ 和酚红测定吸光度的反应原理。

实验二　阿卡波糖对 α-葡萄糖苷酶的酶抑制动力学实验(4 学时)

前言

葡萄糖苷酶是糖苷水解酶大家族中的一大类酶,主要功能为水解葡萄糖苷键,释放出葡萄糖作为产物,是生物体糖代谢途径中不可或缺的一类酶。

实验目的

1. 掌握酶活性测定方法及相关动力学参数的计算方法。

2. 掌握酶抑制动力学实验的设计思路。

实验原理

食物中的淀粉(多糖)经口腔唾液、胰淀粉酶消化成含少数葡萄糖分子的低聚糖以及双糖与三糖,进入小肠,经 α-葡萄糖苷酶作用,分解为单个葡萄糖,被小肠吸收。而 α-葡萄糖苷酶抑制剂能够通过抑制 α-葡萄糖苷酶的活性来延缓小肠上皮细胞上葡萄糖释放和吸收进程,进而减少葡萄糖进入血液循环的量,从而达到有效控制血糖的目的。

α-葡萄糖苷酶活性检测方法为 PNPG 法。

α-葡萄糖苷酶水解对硝基苯-α-D-葡萄糖苷 (P-Nitrophenyl-α-D-Glucopyranoside, PNPG)释放出对硝基苯酚(PNP),PNP 在 405 nm 处有吸收峰,因此,可通过检测 PNP 的量,来测定 α-葡萄糖苷酶活性的变化,从而筛选抑制剂。

阿卡波糖是 α-葡萄糖苷酶的阳性抑制剂药物,通过检测它对酶的抑制活性,获得相应的半数抑制浓度 IC_{50}。

📖 仪器和试剂

1. 仪器

酶标仪、涡旋仪、1.5 mL EP管、96孔板、0.2 μm滤膜。

2. 试剂

磷酸盐缓冲液（PBS）干粉、对硝基苯酚（PNP）、对硝基苯-α-D-葡萄糖苷（PNPG）、α-葡萄糖苷酶、阿卡波糖。

📖 实验步骤

1. 溶液的配制

（1）磷酸盐缓冲液的配制

将2包PBS干粉溶于400 mL三蒸水中，用pH计调节pH为6.8后，用0.2 μm的滤膜过滤除去杂质后，置于4 ℃冰箱备用。

（2）对硝基苯酚储备液的配制

称取0.001 2 g对硝基苯酚溶于8.63 mL 100 mM的PBS中，得到终浓度为1 mM的PNP储备液，分装1 mL/管，置于−20 ℃冰箱可长期保存。

（3）对硝基苯-α-D-葡萄糖苷储备液的配制

称取0.016 23 g对硝基苯-α-D-葡萄糖苷溶于5.388 mL 100 mM的PBS中，得到终浓度为10 mM的PNPG储备液，分装1 mL/管，置于−20 ℃冰箱可长期保存。对硝基苯-α-D葡萄糖苷溶液的配制见表8-2。

表8-2　　对硝基苯-α-D葡萄糖苷溶液的配制

对硝基苯酚初始浓度	PBS体积/μL	稀释后浓度
1 mM	—	1 mM(400 μL)
1 mM(360 μL)	40	0.9 mM(400 μL)
1 mM(320 μL)	80	0.8 mM(400 μL)
1 mM(280 μL)	120	0.7 mM(400 μL)
1 mM(240 μL)	160	0.6 mM(400 μL)
1 mM(200 μL)	200	0.5 mM(400 μL)
1 mM(160 μL)	240	0.4 mM(400 μL)
1 mM(120 μL)	280	0.3 mM(400 μL)
1 mM(80 μL)	320	0.2 mM(400 μL)
1 mM(40 μL)	360	0.1 mM(400 μL)
0.1 mM (40 μL)	360	0.01 mM (400 μL)

(4)阿卡波糖储备液的配制

称取 0.029 1 g 的阿卡波糖粉末溶于 721.19 μL 的 100 mM 的 PBS 中,得到最终浓度为 62.5 mM 的阿卡波糖储备液,置于−20 ℃冰箱中保存。

(5)α-葡萄糖苷酶溶液的配制

称取 0.002 49 g α-葡萄糖苷酶的冻干粉溶于 6.267 mL 100 mM 的 PBS 中,得到终浓度为 20 U/mL 的 α-葡萄糖苷酶储备液,每管分装 1 mL,置于−20 ℃冰箱中保存。

(6)对硝基苯酚标准溶液的配制及标准曲线的测定

在 1.5 mL EP 管中按表 8-2 的体积稀释对硝基苯酚,然后加到 96 孔板中,每个浓度至少 3 个平行样,用酶标仪检测吸光度值,并记录到表 8-3 中。酶标仪检测参数设置:温度 37 ℃,振板 3 min,动力学检测 10 min,每次 2 min。在波长 405 nm 处测定 OD 值并记录吸光度值填于表 8-3 中,绘制标准曲线(浓度为横坐标,吸光度为纵坐标)。

表 8-3	对硝基苯酚浓度测定
对硝基苯酚浓度/mM	吸光度值（OD 值）
0.01	
0.10	
0.20	
0.30	
0.40	
0.50	
0.60	
0.70	
0.80	
0.90	
1.00	

2.酶的 K_m 与 V_{max} 测定

K_m 与 V_{max} 的测定用双-倒数作图法(Double-reciprocal plot),又称为林-贝氏(Lineweaver-Burk)作图法(图 8-1):

$$\frac{1}{v}=\frac{K_m}{V_{max}} \cdot \frac{1}{[S]}+\frac{1}{V_{max}} \tag{8-7}$$

按照表 8-4 的参考浓度和表 8-5 的反应体系组成,在 96 孔板中加入底物、酶及缓冲液,每个浓度至少 3 个平行样,一次加入上述反应体系中的溶液,然后用酶标仪检测吸光度值。酶标仪检测参数设置:温度 37 ℃,振板 3 min,动力学检测 10 min,每次 2 min。在波长 405 nm 处测定 OD 值并记录吸光度值。

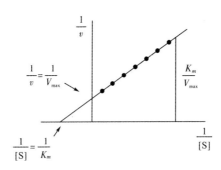

图 8-1 双-倒数作图法

表 8-4　　　　　酶的 K_m 与 V_{max} 测定底物浓度设置参考

初始浓度	PBS 体积/μL	稀释后浓度 P- NPG/mM	体系内最终浓度 P-NPG/mM
80 μL-0.1 mM P-NPG	240	0.025	0.02
200 μL- 0.1 mM P-NPG	120	0.062 5	0.05
40 μL- 1 mM P-NPG	280	0.125	0.1
80 μL- 1 mM P-NPG	240	0.25	0.2
40 μL - 5 mM P-NPG	280	0.625	0.5
80 μL- 5 mM P-NPG	240	1.25	1
160 μL- 5 mM P-NPG	160	2.5	2
200 μL- 10 mM P-NPG	120	6.25	5

表 8-5　　　　反应体系液体组成及体积

名称	体积/μL
底物 PNPG	80
α-葡萄糖苷酶(2 U/mL)	20

3.酶的抑制动力学研究

表 8-6　　　　　阿卡波糖浓度配制参考

初始浓度	PBS 体积/μL	稀释后浓度	体系内最终浓度
62.5 mM(192 μL)	768	12.5 mM(960 μL)	10 mM
12.5 mM(450 μL)	450	6.25 mM(900 μL)	5 mM
6.25 mM(392 μL)	588	2.5 μM(980 μL)	2 mM
2.5 mM(470 μL)	470	1.25 μM(940 μL)	1 mM
1.25 mM(435 μL)	435	625 μM(870 μL)	500 μM
625 μM(368 μL)	552	250 μM(920 μL)	200 μM
250 μM(410 μL)	410	125 μM(820 μL)	100 μM
125 μM(310 μL)	310	62.5 μM(620 μL)	50 μM
62.5 μM(112 μL)	448	12.5 μM(560 μL)	10 μM
12.5 μM(50 μL)	450	1.25 μM (500 μL)	1 μM

按照表 8-6 在 1.5 mL EP 管中稀释阿卡波糖,按表 8-7 在 96 孔板中加入酶抑制动力学反应体系。设置一组对照组,对照组不加酶,可以设置为 PBS 80 μL＋底物 PNPG(6 mM)10 μL＋α-葡萄糖苷酶(4U)10 μL。每个浓度至少 3 个平行样,一次加入上述反应体系中的溶液,然后用酶标仪检测吸光度值。酶标仪检测参数设置:温度 37 ℃,振板 3 min,动力学检测 10 min,每次 2 min。在波长 405 nm 处测定 OD 值并记录吸光度值。计算抑制率,并用 Graphpad 作图绘制 IC_{50} 曲线,抑制率的计算公式为

$$抑制率(\%)=A_i/A_0\times100\%\tag{8-8}$$

式中,A_i 为有抑制剂阿卡波糖存在时的吸光度值;A_0 为对照组,没有抑制剂阿卡波糖存在时的吸光度值。

表 8-7　　　　酶抑制动力学反应体系

实验组	体积/μL
抑制剂阿卡波糖	80
底物 PNPG(6 mM)	10
α-葡萄糖苷酶(4 U/mL)	10

注意事项

1. 葡萄糖苷酶易失活,应提前配制并分装,置于－20 ℃冰箱中冷冻保存,待加样时取出。

2. 酶标仪需带温孵功能,或者用专业的温孵仪器孵育后再测定相关 OD 值,确保酶解效率。

思考题

如果是未知药物的抑制率测定,实验步骤有什么区别,或者有什么需要改进的地方?

实验三　血浆蛋白结合率测定(4 学时)

前言

血浆蛋白结合率(binding rate of plasma protein,BRPP),是指药物进入血液以后,与血浆蛋白结合的药量占血液药物总量的比率,血浆蛋白结合率越高,说明药物在血液中可以被充分地转运,在血液中能够持续地释放,药物浓度较稳定,能够发挥较好的治疗效果,血浆蛋白结合率低,药物代谢较快,浓度不稳定,会影响治疗效果。正常情况下,各种药物以一定的比率与血浆蛋白结合,在血浆中常同时存在结合型与游离型。而只有游离型药物才具有药物活性。当两种药物联合应用时蛋白结合能力较强的药物分子占领结合部

位,使其他药物不能得到充分的结合,以致后者的游离部分增多,药效增强。这种相互作用对某些蛋白结合率较高的药物具有重要意义。因此,要注意药效较强或毒性较大的药物,防止药物自结合位点的替换,提高药物疗效,这往往有一定的风险。

实验目的

1. 掌握平衡透析法测定血浆蛋白结合率的原理和方法。
2. 掌握血浆蛋白结合率在临床药物动力学中的意义。

实验原理

药物进入循环后,有两种形式,一种形式是结合型药物:药物与血浆蛋白结合;另一种形式是游离型药物:未被血浆蛋白结合的药物。通常结合型与游离型处于动态平衡状态。药物与血浆蛋白结合符合质量作用定律,所以由式(8-9)可得到式(8-10),即

$$D+P \underset{k_2}{\overset{k_1}{\rightleftharpoons}} PD \tag{8-9}$$

$$K=\frac{k_1}{k_2}=\frac{[PD]}{[D][P]} \tag{8-10}$$

式中,$[D]$为游离药物浓度,$\mu g \cdot mL^{-1}$;$[P]$为血浆蛋白浓度,$\mu g \cdot mL^{-1}$;$[PD]$为结合型药物浓度,$\mu g \cdot mL^{-1}$;k_1和k_2分别表示结合常数和解离常数。K为平衡时的亲和力常数。

在实际工作中通常用血浆蛋白结合率来反映药物与血浆蛋白亲和力的大小,即

$$血浆蛋白结合率=\frac{[PD]}{[D]+[PD]}\times 100\% \tag{8-11}$$

血浆蛋白结合率是反映药物分布的重要参数。常用的测定方法有平衡透析法和超滤法等。

平衡透析方法是利用药物与血浆蛋白结合的半透膜特性。该方法包括将血浆蛋白放置在一个由半透膜隔开的隔间中,另一个隔间为缓冲溶液。这种半透膜可以让系统中的游离药物自然通过,但不能让蛋白质等大分子通过(图8-2)。

平衡时,两室的游离药物浓度相等。测定两室药物浓度,就可以计算相应的血浆蛋白结合率,计算公式为

$$血浆蛋白结合率=\frac{C_2-C_1}{C_2}\times 100\% \tag{8-12}$$

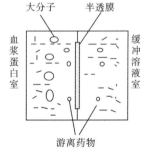

图8-2 平衡透析法的原理示意图

式中,C_1和C_2分别为血浆蛋白室和缓冲溶液室中药物浓度,$\mu g \cdot mL^{-1}$,其中血浆蛋白室药物浓度也可通过加入药物浓度与游离药物浓度换算得到。

仪器、材料、试剂和实验动物

1. 仪器

离心机、紫外分光光度计、分析天平、移液管、锥形瓶、烧杯、注射器、剪刀、玻璃毛细管、烧杯、1.5 mL EP管、20 mL试管、带摇床的水浴锅(或带温控的磁力搅拌器和转子)。

2.材料

EQ-D005 透析袋,$D=50$ mm,截留范围为 8 000～14 000 Da;棉线。

3.试剂

透析液为 Krebs-Ringer 磷酸盐缓冲溶液,pH 为 7.4,每 1 000 mL 内含氯化钠 7.8 g、氯化钾 0.35 g、氯化钙 0.37 g、碳酸氢钠 1.37 g、磷酸二氢钠 0.22 g、氯化镁 0.22 g、葡萄糖 1.4 g,肝素,50% 乙醇,3% 三氯醋酸。

4.实验动物

大鼠 2 只。

实验步骤

1.半透膜处理

用 50% 乙醇将醋酸纤维膜加热煮沸 1 h,再用 50% 乙醇加热煮沸 1 h 后,用 0.01 mol/L 碳酸氢钠溶液煮沸 1 h,加热水洗 3 次,用水浸泡过夜。

2.大鼠血浆的采集

采集大鼠新鲜全血于肝素化 EP 管中,迅速于 4 ℃下 15 000 r/min 离心 15 min 制备大鼠新鲜血浆。

3.透析实验

将水杨酸标准品加入空白血浆中,使水杨酸血浆浓度分别为 100 μg/mL、200 μg/mL、400 μg/mL、600 μg/mL,每个浓度 5 份。将浸泡过的管状透析袋内外水分清除,一端用钢丝扎紧,确保无渗漏。加入配制的水杨酸血浆 2 mL,折扎袋口,保持袋内少许空气,使透析袋悬浮在缓冲溶液中,不下沉至底部。把透析袋两端的结扎成 20 mL 包含 8 mL 透析液的试管中,调整内外液体袋的残余线段两端保持同一水平,并消除液体流动引起的液面不同。试管置于摇床上进行平衡透析 24 h,整个系统在 37 ℃恒温水浴锅中进行。达到平衡后,从袋外吸出少量透析液,加入等量 3% 三氯醋酸试剂,检查血浆蛋白是否渗漏。如果渗漏,样品将被丢弃。取袋外溶液,测定水杨酸浓度,计算血浆蛋白结合率。

4.水杨酸浓度测定

(1)标准曲线制备

精密称取于 105 ℃干燥至恒重的水杨酸对照品 20 mg,用蒸馏水溶解、稀释并定容于 100 mL 量瓶中作为储备液,精密量取适量,用透析液稀释至浓度分别为 5 μg/mL、10 μg/mL、25 μg/mL、50 μg/mL、100 μg/mL、200 μg/mL 标准系列溶液,用透析液作空白,在波长 296 nm 处测定水杨酸的吸光度。以吸光度 A 为纵坐标、水杨酸浓度 C 为横坐标,进行线性回归,求回归方程。

(2)样品浓度测定

以不加药物血浆的透析液作为空白,测定不同浓度药物血浆透析液中水杨酸的吸光度,代入标准曲线计算游离药物浓度。

实验结果

1.将水杨酸标准曲线数据列入表 8-8 中,并求出回归方程。

表 8-8			水杨酸标准曲线			
水杨酸浓度/($\mu g \cdot mL^{-1}$)	5	10	25	50	100	200
吸光度 A						
回归方程						

2.将水杨酸血浆蛋白结合率测定填入表 8-9 中。

表 8-9		水杨酸血浆蛋白结合率		
加入的血浆浓度/($\mu g \cdot mL^{-1}$)	透析液 A	游离药物浓度/($\mu g \cdot mL^{-1}$)	结合药物浓度/($\mu g \cdot mL^{-1}$)	血浆蛋白结合率/%
100				
200				
400				
600				

注意事项

1.透析袋使用前需按实验操作处理好,充分洗涤,以免使蛋白变性失活。

2.实验结束后,透析袋仍需按操作方法处理充分洗涤,置于 4 ℃保存。

思考题

1.测定血浆蛋白结合率有何意义?

2.本实验有何不足,可如何改进?

实验四 尿药法测定核黄素片剂消除速度常数(12 学时)

前言

维生素 B_2,又称核黄素,是一种 B 族维生素,微溶于水,在中性或酸性溶液中加热时稳定。它是体内黄酶辅助基团的组成部分(黄酶在生物氧化还原中起着传递氢的作用)。缺乏时,会影响机体的生物氧化,引起代谢紊乱。其病变主要表现为口腔、眼睛及外生殖器部位的炎症,如口腔炎、唇炎、舌炎、眼结膜炎、阴囊炎等,故本品可用于防治上述疾病。人体储存的维生素 B_2 是有限的,所以必须每天从饮食中摄取。

实验目的

1.熟悉尿药法在生物药剂实验中的应用。

2.掌握尿药法在计算消除速度常数等动力学参数的方法。

实验原理

药物在体内的吸收、分布、代谢等过程既不同又相关。观察一个方面的变化,往往可以间接地了解另一个方面的情况。因此,可用血药法或尿药法来估计体内药速过程的变化规律。

多数情况下,尿液药物浓度高于血液药物浓度,定量分析准确,测定方法易于建立,取样方便,受试者可避免多次抽血的痛苦。因此,当体内大部分药物以原始形态从尿液中排出时,可采用尿药法估算其消除速率常数和生物半衰期等动力学参数。尿中原形药物的瞬时排泄速度可表示为

$$\frac{\mathrm{d}X_u}{\mathrm{d}t} = K_e X \tag{8-13}$$

式中,K_e 为表观一级排泄速率常数(s^{-1});X_u 为 t 时间尿中原形药物的累计排泄量(mg);X 为 t 时间体内存有的药量(mg)。

在静脉给药时,体内药量经时过程可表示为

$$X = X_o e^{-Kt} \tag{8-14}$$

式中,X_o 为给药剂量(mg);K 为表观一级消除速率常数(s^{-1})。

将式(8-14)X 值代入式(8-13),得

$$\frac{\mathrm{d}X_u}{\mathrm{d}t} = K_e X_o e^{-Kt} \tag{8-15}$$

两边取对数得

$$\log \frac{\mathrm{d}X_u}{\mathrm{d}t} = \log K_e X_o - \frac{Kt}{2.303} \tag{8-16}$$

由式(8-16)可见,原形药物排泄速率的对数对时间作图为一直线,其斜率为 $-\dfrac{K}{2.303}$。

与血药浓度的对数对时间作图所求的斜率相同。式(8-16)适用于静脉给药后求算消除速率常数。

若口服给药,则体内药量经时过程可表示为

$$X = \frac{K_a X_o F}{K_a - K}(e^{-Kt} - e^{-K_a t}) \tag{8-17}$$

式中,K_a 为表观一级吸收速率常数(s^{-1})。

尿中原形药物的瞬时排泄速率可用式(8-17)代入式(8-13)得

$$\frac{\mathrm{d}X_u}{\mathrm{d}t} = \frac{K_e K_a F X_o}{K_a - K}(e^{-Kt} - e^{-K_a t}) \tag{8-18}$$

当 $K_a > K$,t 充分大时,则 $e^{-K_a t} \to 0$,式(8-18)简化为

$$\frac{\mathrm{d}X_u}{\mathrm{d}t} = \frac{K_e K_a F X_o}{K_a - K} e^{-Kt} \tag{8-19}$$

两边取对数得

$$\log \frac{\mathrm{d}X_u}{\mathrm{d}t} = \log \frac{K_e K_a F X_o}{K_a - K} - \frac{Kt}{2.303} \tag{8-20}$$

由上述关系式可见,若以 $\log \dfrac{\mathrm{d}X_u}{\mathrm{d}t}$ 对 t 作图,可得到一条二项指数曲线,从其后段直线的斜率可求出一级消除速率常数 K。

由于尿中原形药物排泄速率的瞬时变化率是不可能用实验方法求算的,通过实验只可求出平均排泄速度,设在一段时间间隔 Δt 内药物的排泄量为 ΔX_u,则平均排泄速度为 $\dfrac{\Delta X_u}{\Delta t}$,这样式(8-16)或式(8-20)可分别改写为

$$\log \frac{\Delta X_u}{\Delta t} = \log K_e X_o - \frac{K t_中}{2.303} \tag{8-21}$$

$$\log \frac{\Delta X_u}{\Delta t} = \log \frac{K_e K_a F X_o}{K_a - K} - \frac{K t_中}{2.303} \tag{8-22}$$

由于实验中采取平均排泄速度代替瞬时排泄速度,求得的消除速率常数 K 会出现一些误差。但若以恒定的时间间隔集尿,其时间间隔不大于一个药物的半衰期时,则仅发生较小偏差。

实验步骤

(一)服药及尿样收集

1.临服药前收集尿液作为空白基质(至少 100 mL)。

2.全班同学分 4 组,第 1 组口服核黄素片 1 片(5 mg/片),第 2 组、第 3 组口服核黄素片 2 片(5 mg/片),第 4 组口服核黄素片 3 片(5 mg/片)。早餐后立即服用核黄素(维生素 B_2),用 250 mL 温水服下,吞下不咀嚼并记录服用时间。

3.按服下药片后的第 0.5 h、1 h、1.5 h、2 h、2.5 h、3 h、4 h、5 h、6 h、8 h、10 h 收集尿液,记录尿液质量(按密度为 1 折算药液体积),然后,将尿液倒入盛有 0.1 mL 冰醋酸的刻度试管内至 10 mL,摇匀,置阴凉避光处保存。

注意:

(1)每次收集尿液后饮 150~200 mL 水以维持尿量。

(2)大便时收集小便,切勿损失。

(3)在实验期间控制饮食(包括服药前一天),不吃含核黄素的食物,如鸡蛋、牛奶、麦乳精、太妃糖等。不要服用含有 B 族维生素的药物。建议在服药的前一天中午开始吃馒头、白米饭和粥,因为这些食物中的维生素含量较低。

(二)尿液中核黄素含量的测定

1.原理

核黄素的异咯嗪环上具有活泼的双键,可以接受和释放氢原子,在保险粉(连二亚硫酸钠)中,可以还原为无色的双氢核黄素,利用这一特性,可以通过加入保险粉前后两次测定吸光度(核黄素在波长 444 nm 处吸收)的差值,来计算尿中核黄素的含量,反应原理如图 8-3 所示。

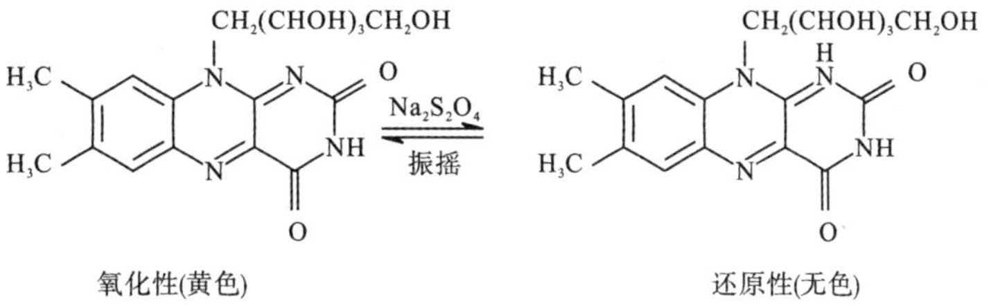

图 8-3　核黄素含量测定原理

2.方法

（1）标准曲线的制备

精密称取 105 ℃干燥 2 h 的核黄素对照品 25 mg 置于 250 mL 量瓶中，加 0.02 mol/L 醋酸液稀释 250 mL，置水浴锅中加热溶解后，放冷至室温，用 0.02 mol/L 醋酸液稀释至刻度，摇匀，即得，每 1 mL 中含核黄素 100 μg，置阴凉避光处保存。

将标准液 0.1 mL、0.3 mL、0.5 mL、1.0 mL、2.0 mL、3.0 mL 分别置于 10 mL 量瓶中，用酸化的空白尿液（每 100 mL 尿含有 1 mL 冰醋酸）稀释至刻度，摇匀。以酸化的空白尿液作为空白，在 444 nm 波长处测定吸光度。然后，在每个试管中加入约 3 mg 保险粉，并摇匀。1 min 后再次测量吸光度。二者的差值即核黄素的吸光度，以此值为纵坐标，以浓度为横坐标，绘制标准曲线。

（2）尿样中核黄素含量测定

取尿液置于盛有 0.1 mL 冰醋酸的刻度试管内至 10 mL，摇匀。按照标准曲线制备项目下的方法，按"酸化的空白尿液作为空白"的规律测定吸光度，并根据两个实测值的差值从标准曲线计算出尿液中的核黄素含量。

以上操作步骤，均须注意避光。

实验结果与讨论

1.服药后尿液收集与测定数据填在表 8-10～表 8-12 中。

表 8-10　　　　　　　　　　　　　尿液的原始记录

试管号	集尿时间/hr	集尿时间间隔/hr	尿量/mL
1			
2			
3			
4			
5			
6			
7			
8			
9			
10			
11			

表 8-11 尿液测定记录

试管号	A_1	A_2	A_2-A_1	$C(\mu g/mL)$	$\Delta X_u(mg)$	$\Delta X_{uo}-\Delta X_u(mg)$
1						
2						
3						
4						
5						
6						
7						
8						
9						
10						
11						

表 8-12 尿药法动力分析记录

试管号	集尿时间 (hr)	集尿时间间隔 (Δt)	中点时间 ($t_{中}$)	$\Delta X_u/mg$	平均排泄速度 ($\Delta X_u/\Delta t$)	$\log\dfrac{\Delta X_u}{\Delta t}$
1						
2						
3						
4						
5						
6						
7						

2.绘制尿药排泄速率二项指数曲线。

3.从二项指数曲线后段直线部分计算斜率,从而计算消除速率常数 K 及生物半衰期。

4.计算总排泄量(mg),排泄百分率。

5.统计分析四组间尿药排泄是否符合线性药物动力学特征。

思考题

1.以尿液数据法计算动力学参数和生物利用度与血药浓度法相比,有何优缺点?

2.尿药数据法计算生物利用度误差的主要来源有哪些?

实验五　药物代谢体外研究(12学时)

前言

体外代谢的研究方法可以消除体内因素的干扰,为整个实验提供可靠的理论依据。对于代谢率低、毒性大、缺乏灵敏检测方法的药物,体外代谢研究是一种很好的研究方法。目前研究药物代谢的体外模型有微粒体模型、基因重组酶模型、肝细胞模型、肝-肠灌注模型和肝组织切片模型。

实验目的

1.掌握大鼠肝微粒体法进行体外代谢研究的基本操作和方法。
2.掌握通过肝微粒体法估算 V_m 及 K_m。
3.了解代谢抑制剂对药物代谢参数 V_m 及 K_m 的影响。

实验原理

药物进入人体后,主要通过两种方式排出:一种是作为原形药物直接排出体外,无须代谢;另一种是部分药物经过代谢后再以原形药物和代谢物排出体外。当药物主要通过代谢途径清除时,药物代谢可显著影响药物的疗效、安全性和给药途径。因此,研究药物的代谢途径、代谢机制及代谢产物,对合理、有效、安全用药具有重要意义。在体内,药物代谢主要通过Ⅰ相反应和Ⅱ相反应来完成。Ⅰ相反应主要包括氧化、还原和水解;Ⅱ相反应主要是结合反应;Ⅰ相反应主要由肝微粒体中的细胞色素 P450 酶催化。葡萄糖醛酸转移酶、乙酰转移酶和谷胱甘肽-S-转移酶催化Ⅱ相反应。药物经Ⅰ相反应,大部分极性增加,有利于药物排泄,药物Ⅱ相反应一般进一步增加药物极性,最终导致药物排泄。在这些代谢反应中,P450 酶催化的Ⅰ相反应是体内药物代谢的关键步骤,也是药物从体内消除的限速步骤。它可以影响药物的许多重要药物代谢动力学参数,如药物半衰期、消除率、生物利用度等。

近年来,通过高通量筛选和超高通量筛选产生了许多新的化学实体(New Chemical Entities,NCEs),但通过临床前实验的药物不足 40%,进入临床研究的药物不足 10%。因此,尽早确定这些 NCEs 是否具有临床开发价值至关重要。不理想的药物代谢动力学特征是 NCEs 淘汰的主要原因之一。因此,在药物开发的早期阶段,通过体外实验研究和预测药物在体内的药动学特征和性质是非常重要的。通过这些研究,可以初步确定是否有进一步研究的价值,避免经济损失。

体外代谢研究的优势在于可以排除体内因素的干扰,直接观察代谢酶对底物的选择性代谢,为整个实验提供可靠的理论依据。可用于体内代谢率低、缺乏灵敏检测方法的药物研究。快速简单,适合大批量药物筛选;它不需要大量的样本和动物,而且研究成本相对较低。目前体外代谢模型主要有肝微粒体模型、基因重组酶模型、肝细胞模型、肝-肠灌注模型和肝组织切片模型。

从肝脏中提取肝微粒体,加入还原型辅酶Ⅱ(NADPH)再生系统,在体外模拟生理环境下进行代谢。采用高效液相色谱-质谱联用仪等方法对原形药及其代谢物进行测定。肝微粒体代谢研究的优点是制备方便、重现性好、酶混合体易于保存和培养条件的优化、亚酶底物和抑制剂的识别、检测方法灵敏有效。其缺点为:(1)由于在制备过程中破坏了完整的结构,更容易在体外孵育系中引起非特异性反应;(2)缺乏代谢所需的完整酶反应体系,需要添加适量的辅酶因子 NADPH;(3)部分代谢酶,如位于细胞质中的代谢酶,在制备过程中被去除。该模型主要用于药物清除、高通量药物筛选、药物相互作用预测等。预测体内药物代谢清除率的步骤是通过测量药物代谢酶的动力学参数,得到 V_m 和 K_m,然后使用一个合理的动力学模型来预测药物代谢清除率。

基因重组酶模型是利用基因工程和细胞工程,调控 P450s 或其他酶基因的表达,质粒体整合到哺乳动物细胞、大肠杆菌或昆虫动物细胞中,通过细胞培养表达较高水平的酶,纯化为单一同工酶,采用液相色谱-质谱法检测体外药物代谢产物,采用整体归一化率(TNR)评价 P450 各亚型参与代谢的作用,并初步探讨 P450 各亚型的主要代谢动力学。基因重组 P450s 酶系统在体外研究药物诱导酶的特异性和选择性优于其他方法,适用于代谢领域细节化、微观化问题的研究,与肝微粒体抑制实验有很好的相关性,它为进一步研究药物相互作用提供了方向,并为底物和酶结合位点的研究提供了丰富的信息。这有助于高通量筛选、分析和鉴定选择性代谢物。其缺点为:(1)成本高;(2)由于肝微粒体和肝脏中同工酶的丰度差异较大,在相同蛋白水平下用纯酶得到的同工酶的代谢程度不能代表肝微粒体或肝脏中各酶的代谢程度;(3)重组酶的体外实验条件与 P450 的体内环境有很大的不同,单独应用模型的比较少。

肝细胞模型是将获得的肝细胞用培养基稀释到一定浓度接种后,置于带有摇床的 CO_2 孵箱中进行短时间的孵育进行代谢研究。目前应用最广泛的肝细胞分离技术是 Seden 的两步灌洗法,最常用的培养方法是三明治构型的原代肝细胞培养法。该模型可提供细胞水平上吸收、代谢和转运的全面信息,为药物安全性评价和临床合理用药提供了理想的体外模型和有效的体外分析手段,已成为体外药物实验的"金标准"。这种方法保持药物代谢Ⅰ相酶和Ⅱ相酶的代谢活性及其有关生理辅助因子的浓度,在药物的代谢途径和消除速率方面与在体内实验具有可比性。同时,随着低温复苏技术的发展,肝细胞来源的不足在一定程度上得到了解决,个体差异无疑得到了最大程度的克服。其主要缺点是丧失某些细胞间连接和正常的空间结构。

肝-肠灌注模型是将肝脏(或肠)完全切开置于体外,采用人工灌注的方法来维持肝脏(或肠)的生理功能和组织结构。在严格的控制条件下,将肝脏与受试物接触,以确定受试物在肝脏(或肠)的变化及对肝脏的影响。该模型包括肝灌流模型、肠灌流模型和肝-肠灌流模型。1855 年,Claude 首次采用体外肝灌流法观察糖原转化为糖的过程。经过多年的发展,实验的各个关键点逐渐完善和规范,体外肝脏模型作为一种成熟的代谢模型被广泛应用。1985 年,van Midwoud 等人建立了大鼠原位肝肠灌流模型,近年来该模型得到了很好的优化,这无疑是肝灌流方法的扩展。肠灌注模型可用于研究 P-gp 的转运和肠吸收代谢。肝-肠灌流技术是一种体外系统,与体内肝脏最具可比性。其优点为:(1)保持完整的器官和细胞结构、肝脏的生理生化特性和位于不同亚细胞空间的代谢途径;(2)可在接近生理环境的条件下研究肝功能,尽量减少因血流量、血压或激素水平波动而引起的数据变化;(3)易于采集血液样本或灌注液,对研究对象及其代谢物进行动态定量分析和结构鉴定。其缺点为:(1)灌流实验只能在有限的时间内进行,肝功能是受许多因素和实验条件影响,如手术操作、灌流液组成、流速等;(2)手术和插管技术非常复杂。

肝组织切片模型用切片机对肝脏进行切片,建立培养体系,研究药物代谢。van Midwoud 等人建立了一种新的精确肝切片在线高效液相色谱分析系统,用于代谢和抑制研究。肝组织切片模型的特点为:(1)肝药物酶和细胞器的活性、细胞间联系和某些细胞间基质的活性较为完整保留;(2)能在较长的孵育时间内维持代谢;(3)新型精密肝脏切片技术可获得组织功能的直观信息。它可以通过在单个切片上依赖药物之间的关系来评价浓度和确定不稳定代谢物。它可以在不储存样品的情况下快速分析,并允许同时分析多种代谢物。肝组织切片模型用于代谢研究相对较少。

典型的 P450 酶介导的酶促反应动力学符合米氏方程特征,拟合动力学曲线,计算酶促动力学参数 V_m(mol·L^{-1}·s^{-1})及 K_m(mol/L)。

$$K_m = K_1 + K_2/K_1 \tag{8-23}$$

$$E+S \underset{K_2}{\overset{K_1}{\rightleftharpoons}} E-S \overset{K_2}{\longrightarrow} E+P \tag{8-24}$$

$$v = \frac{V_m \times [S]}{K_m + [S]} \tag{8-25}$$

式中,v 是反应速度;$[S]$ 是底物浓度(mol/L);V_m 是最大反应速度;K_m 是米氏常数,表示达到最大反应速度一半时的底物浓度。从式(8-23)~式(8-25)得出的 K_m 是反应速度的常数。

通过拟合动力学曲线,可以快速求出参数值,而且可以初步判断有无酶抑制现象或者是不是非典型酶促动力学。

1. Lineweaver-Burk 作图

以 $1/V$ 为纵坐标、$1/[S]$ 为横坐标绘制一条直线,直线的斜率是 K_m/V_m,截距是 $1/V_m$。这种作图法是计算酶动力学参数最常用的方法,但当底物浓度较低时,这种方法会增加误差,因此常用于初始参数评估,而不用于最终参数确定。

2. Hanes-Woolf 作图

以 $[S]/v$ 为纵坐标、$[S]$ 为横坐标绘制一条直线,直线的斜率是 $1/V_m$,截距是 K_m/V_m。与前种方法比较,此作图法错误概率小且恒定,是确定酶促动力学参数更好的选择。

3. Eadie-Hofstee 作图

以 v 为纵坐标、$v/[S]$ 为横坐标绘制一条直线。直线的斜率是 $-K_m$,截距是 V_m。由于横坐标速度是一个变量,会引起更多的实验误差。值得注意的是,这种作图法所拟合的曲线形状可用于确定非典型酶动力学的类型。

本实验通过在新鲜分离的大鼠肝微粒体中添加 NADPH 再生系统启动依普黄酮代谢,并在体外添加代谢抑制剂研究依普黄酮的代谢抑制作用。

仪器、试剂和实验动物

1. 仪器

高速冷冻离心机、普通离心机、内切式组织匀浆器、C18 色谱柱、Agilent 高效液相色谱仪、可见紫外检测器。

2. 试剂

(1)依普黄酮。

(2)地塞米松。

(3)NADPH 再生系统的配制:枸橼酸 28.5 mg,枸橼酸脱氢酶 5.5 mg,0.5 mol/L 烟酰胺 1.0 mL,0.15 mol/L $MgCl_2$ 溶液 1.0 mL,加 0.1 mol/L pH 7.4 Tris-HCl 缓冲液到 10.0 mL。

3. 实验动物

大鼠[体重约 200 g,禁食一夜(自由饮水)]。

实验步骤

1. 大鼠肝微粒体制备

采用 $CaCl_2$ 沉淀法制备大鼠肝微粒体。具体步骤如下:大鼠禁食 16 h 后,采用断颈处死后剖腹,取冰浴冷却的生理盐水,经胸动脉或门静脉注入肝直至除去肝中血液,取出肝,滤纸吸干水分,称重,并加入 4 倍于肝重的蔗糖溶液(0.25 mol/L),用内切式组织匀浆器制成匀浆,用高速冷冻离心机分离匀浆,先于 10 000 g 离心 15 min,分离上清液,向其中加入相当于 1/10 上清液体积的 88 mmol/L $CaCl_2$ 溶液,置冰浴中放置 5 min 并轻摇数次,然后于 27 000 g 离心 15 min,弃去上清液,得粉红色沉淀,最后将其悬浮于含 20% 甘油的 0.1 mol/L PBS(pH 7.4)中,准备使用或于 −70 ℃ 冰箱中保存。

2. 依普黄酮体外代谢研究

取大鼠肝微粒体 100 μL,加入新鲜配制并预先通氧气 1 min 的 NADPH 再生系统,稀释至蛋白质浓度约为 1.0 mg/mL 的混悬液,再加入一定浓度的依普黄酮甲醇溶液 10 μL(依普黄酮溶液浓度 0.5 mg/mL、1.0 mg/mL、2.0 mg/mL、5.0 mg/mL、10.0 mg/mL),混匀,37 ℃ 预孵育 5 min,加入 NADP/NADPH 的 1% $NaHCO_3$ 溶液 10 μL(NADP 的最终浓度为 170 mmol/L,NADPH 的最终浓度为 50 mmol/L)启动反应,反应终体积 1 mL,于 37 ℃ 孵育 20 min,加入 1.0 mL 氯仿终止反应,并沉淀蛋白质,涡旋提取 1 min 后,于 3 000 g 离心 20 min,取有机层 0.5 mL,于空气流下挥干氯仿,加流动相 100 μL 溶解残渣,取 20 μL 进样,进行 HPLC 分析。

3.依普黄酮体外代谢抑制研究

取大鼠肝微粒体 100 μL,加入新鲜配制并预先通氧气 1 min 的 NADPH 再生系统,稀释至蛋白质浓度约为 1.0 mg/mL 的混悬液,再加入一定浓度的依普黄酮甲醇溶液 10 μL(依普黄酮溶液浓度 0.5 mg/mL、1.0 mg/mL、2.0 mg/mL、5.0 mg/mL、10.0 mg/mL),混匀,37 ℃ 预孵育 5 min,加入 10 μL 地塞米松溶液(500 μmol/L)和 NADP/NADPH 的 1% NaHCO$_3$ 溶液 10 μL(NADP 的最终浓度为 170 mmol/L,NADPH 的最终浓度为 50 mmol/L)启动反应,反应终体积 1 mL 于 37 ℃ 孵育 20 min,加入 1.0 mL 氯仿终止反应,并沉淀蛋白质,涡旋提取 1 min 后,于 3 000 g 离心 20 min,取有机层 0.5 mL,于空气流下挥干氯仿,加流动相 100 μL 溶解残渣,取 20 μL 进样,进行 HPLC 分析。

4.依普黄酮含量的测定

(1)依普黄酮含量的测定采用高效液相色谱法,色谱条件如下:

分析柱:Nova-park C18(20 cm × 4.6 mm, 4 μm)。

流动相:乙腈-0.1% 乙酸溶液(60:40,V/V)。

流速:1.0 mL/min。检测波长:250 nm。

进样量:20 μL。

(2)标准曲线的制作:取大鼠肝微粒体,加入再生系统制成混悬液,通氧 1 min,再加入依普黄酮甲醇溶液(对应的依普黄酮孵育液的最终浓度是 1.0 μg/mL、2.5 μg/mL、5.0 μg/mL、10.0 μg/mL、25.0 μg/mL、50.0 μg/mL、100.0 μg/mL),37 ℃ 预孵育 5 min 后,加入 PBS 使反应终体积 1 mL。于 37 ℃ 孵育 20 min,加入 1.0 mL 氯仿终止反应,涡旋提取 1 min 后,离心,取有机层 0.5 mL,于空气流下挥干氯仿,加流动相 100 μL 溶解残渣,取 20 μL 进样,进行 HPLC 分析,以峰面积(A)对依普黄酮浓度(C)做线性回归,即得标准曲线。

实验结果与讨论

1.依普黄酮标准曲线

将测得的孵育液中依普黄酮的峰面积填入表 8-13 中。以峰面积(A)对依普黄酮浓度(C)做线性回归,求出标准曲线。

表 8-13　　　　　　　　　　　依普黄酮的标准溶液的浓度和峰面积

C/(μg · mL^{-1})	1.0	2.5	5.0	10.0	25.0	50.0	100.0
峰面积(A)							

2.依普黄酮的体外代谢和抑制

通过式(8-26)求酶促反应速度,

$$v = \frac{(C_0 - C_t) \times V}{t} \tag{8-26}$$

式中,C_0 和 C_t 分别是孵育前和孵育代谢后测得的孵育液中依普黄酮浓度 μg · mL^{-1};V 是孵育代谢液终体积(1 mL);t 是孵育代谢进行时间(20 min);将测得的孵育代谢后依普黄酮的浓度填入表 8-14 中。

表 8-14		大鼠肝微粒体孵育系统中依普黄酮的体外代谢和抑制			
$C_0/(\mu g \cdot mL^{-1})$	C_t(不含抑制剂)	v	$C_0/(\mu g \cdot mL^{-1})$	C_t(含抑制剂)	v
5			5		
10			10		
20			20		
50			50		
100			100		

3.依普黄酮经肝微粒体代谢的 V_m 及 K_m 估算

(1)将测得的 C_t 和求得的 v 代入式(8-26)中,求 V_m 及 K_m。

(2)根据 Lineweaver-Burk 作图,由斜率和截距求得 V_m 及 K_m。

注意事项

1.体外孵育条件

缓冲体系的选择、缓冲体系的离子强度、孵育环境 pH、孵育时间和微粒体蛋白浓度都会影响酶促反应的代谢速度。底物浓度应当过量,大于酶最适底物浓度约 10 倍,且反应消耗量应当 <20%。

2.有机溶剂的影响

由于许多 P450 酶底物和抑制剂都是高度疏水的化合物,不可避免地使用甲醇、乙醇、乙腈和二甲基亚砜(DMSO)等有机溶剂来建立水性反应体系。然而,有机溶剂会影响天然酶的反应环境和酶的活性,从而改变酶-底物的相互作用。因此,有机溶剂的浓度要求 <1%(V/V),最好 <0.1%。

3.非特异性微粒体结合

由于大多数药物是脂溶性有机化合物,它们与微粒体膜上的脂质蛋白非特异性结合,导致游离底物浓度低于添加浓度。以添加浓度为基础的表观 K_m 值高于实际 K_m 值,但不影响 V_m 值,导致体内 K_m 值高估,药物清除率(CL)低估。因此,应优化微粒体蛋白浓度,选择可量化代谢物的最低蛋白浓度,以尽量减少非特异性蛋白结合。

思考题

1.为精确估算 V_m 及 K_m,对微粒体孵育液中加入的系列药物浓度安排有何要求?

2.在本实验中,地塞米松如何影响了 V_m 及 K_m?

实验六 缓控释制剂体内外相关性实验(12 学时)

前言

所谓缓控释制剂(sustained-release preparations),系指用药后能在长时间内持续放药以达到长效作用的制剂,其药物释放主要是一级速率过程。而控释制剂(controlled release preparations)系指药物能在预定的时间内自动以预定的速度释放,使血药浓度长时间恒定维持在有效浓度范围之内的制剂,其药物释放主要是在预定的时间内以零级或接近零级速率释放。

目前缓控释制剂的发展现状是缓控释制剂具有一些普通片不可比拟的优点,近些年缓控释制剂的品种显著增加,而口服渗透泵制剂因其特殊的结构和释药原理,研究极其突出。如美国科学家研究了安替比林,甲基芬耐宁口服渗透泵片与速释片的比较。研究结果表明,口服渗透泵制剂的零级释药过程不受释药环境 pH 和胃肠道内其他因素变化的影响,并能在较长时间内维持控速释放,增加药物作用的选择性,减少了用药次数和血药浓度的波动。

📖 实验目的

1.熟悉缓控释制剂体内外相关性研究的实验方法设计。

2.熟悉体内外相关性评价的方法。

📖 仪器、药品与试剂、实验动物

1.仪器

高效液相色谱仪、紫外-可见分光光度计、离心机、旋涡混合器、电子天平、C18 液相色谱柱、循环水式真空泵、家兔固定器、灌胃器、刀片、移液枪、溶剂过滤器、比色皿、进样针及常用玻璃仪器。

2.药品与试剂

布洛芬缓释胶囊(规格:0.3 g)、双氯芬酸钠缓释片(规格:0.1 g)、硝苯地平缓释片(20 mg)、茶碱缓释片(规格:0.1 g)、1%肝素钠溶液、色谱级甲醇、色谱级乙腈、甲醇、乙醇、盐酸、冰醋酸、乙酸钠、十二烷基硫酸钠、氢氧化钠、磷酸氢二钠、磷酸二氢钾等。

3.实验动物

家兔(体重 2.5 kg)、SD 大鼠(体重 200 g ± 20 g)。

📖 实验步骤

1.自行设计测定布洛芬缓释胶囊、双氯芬酸钠缓释片、硝苯地平缓释片、茶碱缓释片的体内外相关性研究的实验方案。

2.通过查阅文献资料,写出实验设计的理论依据、体外释放与血浆样品的测定方法、体外释放与体内采血时间点的设计、实验所需仪器、药品、试剂以及实验动物。

3.根据实验室现有的仪器、试剂,进行药物制剂的体内外相关性研究实验(包括实验仪器的准备及试剂的配制等)。

4.完成实验后写出设计性实验报告,包括实验原理、实验方案、检测结果及体内外相关性评价。

5.对实验结果进行分析和讨论。

设计提示

1.首先复习《生物药剂学与药物动力学》一书中缓控释制剂体内外质量评价的内容及方法。

2.查阅动物实验相关书籍,熟练掌握动物灌胃及采血的操作技术。

3.查阅药典及相关文献,确定各种药品的体外释放度考察及体内生物样品的含量测定方法。

第九章

药学综合大实验

简介

《药学综合大实验》内容涵盖药物化学、药理学、药物剂学、药物分析和生物药剂学与药物动力学等相关课程内容。本部分内容旨在让药学专业学生对各门药学专业课程的理论知识融会贯通，提升学生的综合素质，锻炼学生综合实验能力，使学生切实体会新药研发的具体过程。

前言

呋塞米(furosemide)，又名速尿，是一种有效的循环利尿剂。呋塞米是 1963 年由德国赫司特开发的利尿剂，其利尿作用迅速、强大。主要用于治疗成人和儿童充血性心力衰竭、肝硬化和肾病(包括肾病综合征)相关的水肿。从化学结构上看，它属于邻氨基苯甲酸衍生物，还包含磺酰胺基团、氯原子和呋喃杂环等结构(图 9-1)。它主要通过抑制肾脏电解质的再吸收和增强体内水的排泄来起作用。呋塞米起效快，作用时间短，在儿童和成人患者中都得到了安全有效的使用。呋塞米常用为口服制剂，另外还有静脉和肌肉注射的注射剂，但通常仅限于无法口服药物的患者或急诊临床情况下的患者。

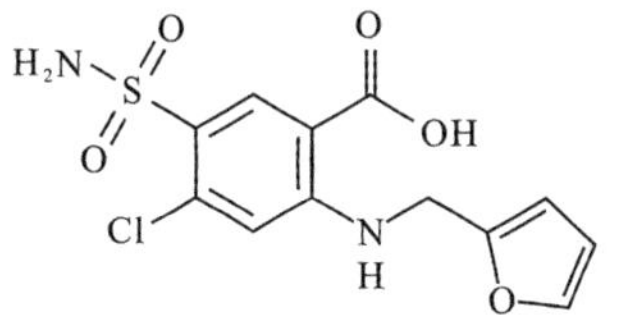

图 9-1　呋塞米的结构式

实验一　呋塞米的化学合成 (16 学时)

实验目的

1. 掌握呋塞米的制备方法。
2. 掌握呋塞米精制过程中的重结晶操作。

实验原理

德国专利 DE1806581 中以 2-氟-4-氯-5-磺酰胺基苯甲酸和糠胺为原料反应得到呋塞米。此类工艺路线反应条件温和,在 90 ℃反应,收率高(90%左右),但反应原料不易得。

德国专利 DE1277860 中以 2-氨基-4-氯-5-磺酰胺基苯甲酸和 2-氯甲基呋喃为原料反应得到呋塞米,反应收率为 90%,但反应原料不易得,合成困难。

更多的专利(如英国专利 GB1306574,美国专利 US3780067 和中国专利 CN106117168 等)中 2,4-二氯-5-磺酰胺基苯甲酸和糠胺为原料反应得到呋塞米。反应原料易得,但收率较低。

《全国原料药工艺汇编》中收录了一条以 2,4-二氨基甲苯为起始原料,经重氮化、置换、氧化、氯磺化、氨化、酸化和缩合七步反应的反应路线,得到目标产物呋塞米。

本实验以 2,4-二氯-5-磺酰胺基苯甲酸为原料合成呋塞米,并通过核磁共振波谱仪进行表征。合成路线如图 9-2 所示。

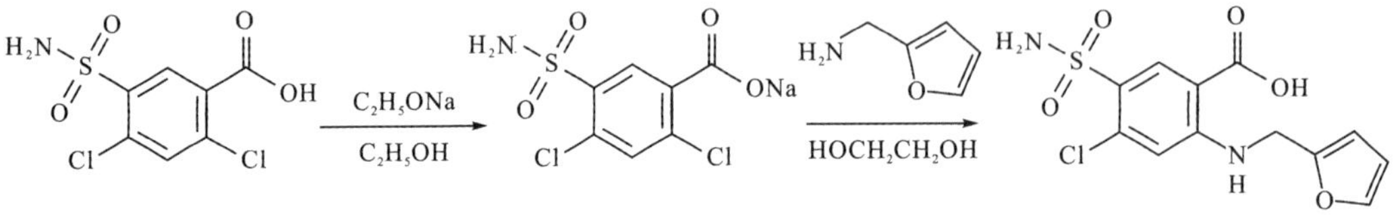

图 9-2 呋塞米的合成路线

仪器和试剂

1.仪器

三颈瓶、球形冷凝管、烧杯、圆底烧瓶、布氏漏斗、抽滤瓶、油泵、pH 试纸。

2.试剂

2,4-二氯-5-磺酰胺基苯甲酸、乙醇钠、无水乙醇、乙二醇、糠胺、冰醋酸。

实验步骤

1.2,4-二氯-5-磺酰胺基苯甲酸钠盐的制备

向带有温度计的三颈瓶中加入 200 mL 无水乙醇和 5.14 g(0.105 mol)乙醇钠,搅拌溶解后加入 27 g(0.1 mol)2,4-二氯-5-磺酰胺基苯甲酸。加热升温至 60 ℃,继续搅拌反应 2 h。将反应液温度降到 20～30 ℃继续搅拌 0.5 h,抽滤,用 30 mL 无水乙醇洗涤滤饼,干燥,得到 2,4-二氯-5-磺酰胺基苯甲酸钠盐。

2.呋塞米钠盐的制备

向 100 mL 三颈瓶中加入 29.2 g(0.1 mol)2,4-二氯-5-磺酰胺基苯甲酸钠盐、5 mL 乙二醇、30 g(0.3 mol)糠胺,加热到 130～135 ℃继续搅拌 3 h。反应完毕后利用油泵减压蒸除溶剂和糠胺,反应液导入 500 mL 烧杯中,加入 200 mL 异丙醇,搅拌 30 min,0～5 ℃析晶 5 h,抽滤,得到呋塞米钠盐湿品。

3.呋塞米的制备

向 250 mL 圆底烧瓶中加入呋塞米钠盐湿品,再加入 200 mL 65 ℃的水,搅拌全溶后稍冷加入 0.5 g 活性炭,继续搅拌 30 min。过滤,用 50 mL 65 ℃的水洗滤饼,滤液转移至 500 mL 烧杯中,用冰醋酸调 pH 为 3.5～4。将烧杯放置到冰浴中,温度降到 0～5 ℃后搅拌 3 h,过滤,水洗,干燥得到呋塞米成品。

4.呋塞米的检测与分析

将 10 mg 呋塞米成品溶解在氘代 DMSO 溶剂中,并送样进行核磁共振检测,并完成谱图分析。

📖 注意事项

1.糠胺沸点为 146 ℃,乙二醇沸点为 197.3 ℃,减压蒸馏装置搭建过程中需要涂抹凡士林以保证高真空度。

2.冰醋酸具有刺激性,请务必在通风橱中操作,必要时佩戴口罩和护目镜。

3.用试纸测试 pH 前需要充分搅拌溶液,以免因为溶液不均匀导致测量不准确。

4.氘代 DMSO 为 NMR 测试溶剂时,溶剂峰在 2.50 ppm 附近,水峰在 3.33 ppm 附近。

📖 思考题

根据呋塞米的化学结构对 NMR 谱图进行核磁信号的归属。

📖 附录

呋塞米的 H-NMR 参考谱图如图 9-3 所示。

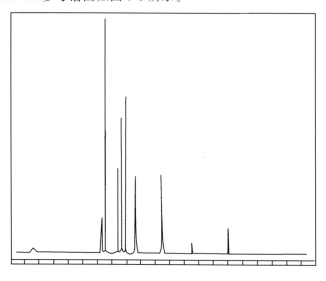

图 9-3　呋塞米的 H-NMR 参考谱图(来源:Sigma-Aldrich)

实验二 呋塞米注射剂的制备(8学时)

实验目的

1.掌握呋塞米注射剂生产的工艺过程和操作要点。

2.熟悉呋塞米注射剂成品检查的标准和方法。

实验原理

注射剂是指将药物制成供注入人体内的灭菌溶液、乳状液和混悬液以及供临床用前配成溶液或混悬液的灭菌粉末。由于注射剂是直接注入人体内,且吸收迅速,起效快,因此对注射剂的生产和质量要求极其严格,以保证用药安全、有效。

对注射剂的基本要求是无菌、无热原、含量合格、pH合格、澄明度合格、稳定无毒性、等渗等。为达到上述要求,在制备时必须严格遵守注射剂生产的操作规程,严格控制产品质量。

呋塞米利尿作用强而短,为强效利尿药,用于治疗心、肝、肾等疾病引起的水肿,特别是对其他利尿药无效的病例。可用于治急性肺水肿、脑水肿、急性肾功能衰竭和高血压等疾病。配合补液该品可促进毒物排泄。

仪器和试剂

1.仪器

pH计、分装注射器、恒温水浴箱、量筒、安瓿(2 mL)、酒精喷灯等。

2.试剂

呋塞米、氢氧化钠溶液、氯化钠、注射用水、盐酸等。

实验方法

1.处方

呋塞米	1 g
10%氢氧化钠溶液	1.5 mL
氯化钠	0.75 g
盐酸(1 mol/L)	适量
注射用水	加至100 mL

2.操作

(1)空安瓿的处理

先将安瓿中灌入自来水甩洗2次,再灌入蒸馏水甩洗2次。如安瓿清洁程度差,可用0.1%盐酸灌入安瓿,100 ℃,30 min热处理后再洗涤。洗净的安瓿倒放在烧杯内,

120～140 ℃烘干备用。

（2）药液的配制

取处方配制量80％的注射用水，分别加入呋塞米、氢氧化钠溶液、氯化钠，用玻璃棒搅拌溶解，待完全溶解后，定容。最终加盐酸调节药液 pH 为 8.5～9.5。

（3）灌封

按《中华人民共和国药典》规定调节灌装注器装量，以保证注射用量不少于标示量2.0 mL，调节酒精喷灯的火焰，然后将药液灌装于 2 mL 安瓿中，随灌随封口。

（4）性状为无色或者近乎无色的澄明液体，pH 为 8.5～9.5。

（5）质量检查

按《中华人民共和国药典》规定的项目与指标进行检查，应全部符合要求。将检漏与澄明度检查结果记录在表 9-1 中。

表 9-1　　　　检漏与澄明度检查结果记录表

检查总支数	不合格支数						合格支数	合格率
	漏气	玻屑	纤维	白点	焦头	总数		

💡 **思考题**

关于呋塞米注射剂，还可以进行哪些质量检查的实验？

实验三　呋塞米原料药及其注射剂的质量分析（16学时）

实验目的

1. 掌握呋塞米原料药及其注射剂的一般杂质检查的基本原理和操作方法。
2. 熟悉呋塞米原料药及其注射剂的鉴别和含量测定的原理与操作。
3. 了解呋塞米原料药及其注射剂分析的全过程及一般杂质检查的目的和意义。

实验原理

1. 呋塞米属于磺胺类药物，可以与硫酸铜发生成盐反应，生成绿色沉淀。

具体操作：取呋塞米约 25 mg，加水 5 mL，滴加氢氧化钠试液使溶解，加硫酸铜试液1～2滴，即生成绿色沉淀。

2. 呋塞米的杂质检查方法

（1）氯化物检查法（通则 0801）

药物中微量氯化物在硝酸酸性溶液中与硝酸银试液作用，生成氯化银的白色浑浊液，与一定量标准氯化钠溶液在相同条件下生成的氯化银浑浊液比较，以判断药物中氯化物的限量。

$$Ag^+ + Cl^- \longrightarrow AgCl \downarrow \tag{9-1}$$

(2)硫酸盐检查法(通则 0802)

药物中微量硫酸盐与氯化钡酸性溶液作用,生成硫酸钡白色浑浊液,与一定量标准硫酸钾溶液与氯化钡在相同条件下生成的浑浊液比较,以判断药物中硫酸盐的限量式。

$$Ba^{2+} + SO_4^{2-} \longrightarrow BaSO_4 \downarrow \qquad (9-2)$$

(3)重金属检查法(通则 0821)

硫代乙酰胺在弱酸性(pH 为 3.5 的醋酸盐缓冲液)溶液中水解,产生硫化氢,与微量重金属离子作用,生成黄色到棕黑色的硫化物均混悬液,与一定量标准铅溶液经同法处理后所呈颜色比较,可判定药物中重金属的限量式。

$$CH_3CSNH_2 + H_2O \longrightarrow CH_3CONH_2 + H_2S$$
$$Pb^{2+} + S^{2-} \longrightarrow PbS \downarrow \qquad (9-3)$$

(4)砷盐检查法(通则 0822)

取本品 1.0 g,加氢氧化钙 1 g 混合,加水少量,搅拌均匀,先以小火加热,再烧灼至完全灰化,放冷,加盐酸 5 mL 与水 23 mL,依法检查,应符合规定(不得超过 0.000 2%)。

(5)炽灼残渣检查法(通则 0841)

有机药物经烧灼炭化,再加硫酸湿润、低温加热至硫酸蒸气除尽后,于高温(700~800 ℃)烧灼至完全灰化,使有机物质破坏分解变为挥发性物质逸出,残留的非挥发性无机杂质(多为金属的氧化物或无机盐类)成为硫酸盐,为炽灼残渣。如炽灼残渣需留作重金属检查,则控制烧灼温度为 500~600 ℃,否则将使重金属检查结果偏低。

仪器和试剂

1.仪器

紫外-可见分光光度计、旋光仪、检砷瓶、纳氏比色管、水浴锅、烘箱。

2.试剂

葡萄糖原料、葡萄糖注射剂;酚酞指示液、氢氧化钠滴定液(0.02 mol/L)、氨试液、碱性酒石酸铜试液、比色用氯化钴液、比色用重铬酸钾液、比色用硫酸铜液、标准氯化钠溶液、硝酸银试液、标准硫酸钾溶液、25%氯化钡溶液、磺基水杨酸溶液、碘试液、草酸铵试液、标准钙溶液,硫氰酸铵溶液、标准铁溶液、标准铅溶液、醋酸盐缓冲液(pH 为 3.5 的硫代乙酰胺试液)、标准砷溶液、溴化汞试纸、醋酸铅棉花、溴化钾溴试液、碘化钾试液、酸性氯化亚锡试液、锌粒、无菌氯化钠-蛋白胨缓冲液、稀硝酸、稀硫酸、盐酸、乙醇、氯化钾。

实验步骤

(一)呋塞米原料药的质量分析

1.性状

呋塞米为白色或类白色的结晶性粉末,无臭。本品在丙酮中溶解,在乙醇中略溶,在水中不溶。

吸收系数测定:取本品,精密称定,加 0.4%氢氧化钠溶液溶解并定量稀释成每 1 mL

中含 10 μg 的溶液,按照紫外-可见分光光度法(通则 0401)测定,在波长 271 nm 处测定吸光度,吸收系数为 565～595。

2.鉴别

取呋塞米约 25 mg,加水 5 mL,滴加氢氧化钠试液使其溶解,加硫酸铜试液 1～2 滴,即生成绿色沉淀。

3.检查

(1)碱性溶液的澄清度与颜色

取本品 0.50 g,加氢氧化钠试液 5 mL 溶解后,加水 5 mL,溶液应澄清无色;如显浑浊,与 2 号浊度标准液(通则 0902 第一法)比较,不得更浓;如显色,与黄色 3 号标准比色液(通则 0902 第一法)比较,不得更深。

(2)氯化物

取本品 2.0 g,加水 100 mL,充分振摇后,滤过;取滤液 25 mL,依法检查(通则 0801),与标准氯化钠溶液 7.0 mL 制成的对照液比较,不得更浓(不得超过 0.014%)。

(3)硫酸盐

取(2)中剩余的滤液 25 mL,依法检查(通则 0802),与标准硫酸钾溶液 2.0 mL 制成的对照液比较,不得更浓(不得超过 0.04%)。

(4)干燥失重

取本品,在 105 ℃干燥至恒重,减失质量不得超过 0.5%(通则 0831)。

(5)炽灼残渣

不得超过 0.1%(通则 0841)。

(6)重金属

取本品 0.50 g,依法检查(通则 0821 第三法),含重金属不得超过百万分之二十。

(7)砷盐

取本品 1.0 g,加氢氧化钙 1 g 混合,加水少量,搅拌均匀,先以小火加热,再烧灼至完全灰化,放冷,加盐酸 5 mL 与水 23 mL,依法检查(通则 0822 第一法),应符合规定(不得超过 0.000 2%)。

(8)含量测定

取本品 0.5 g,精密称定,加乙醇 30 mL,微温使溶解,放冷,加甲酚红指示液 4 滴与麝香草酚蓝指示液 1 滴,用氢氧化钠滴定液(0.1 mol/L)滴定至溶液显紫红色,并将滴定的结果用空白实验校正。每 1 mL 氢氧化钠滴定液(0.1 mol/L)相当于 33.07 mg 的呋塞米。

(二)呋塞米注射剂的质量分析

1.鉴别

参照呋塞米原料药鉴别。

2.检查

(1)pH

取本品,依法检查(通则 0631),pH 为 8.5～9.5。

（2）有关物质

按照高效液相色谱法（通则0512）测定。避光操作。

混合溶剂:取冰醋酸22 mL。加乙腈-水(1:1)至1 000 mL,混匀。

供试溶液:取本品适量,用混合溶剂稀释制成每1 mL中含呋塞米1 mg的溶液。

对照溶液:精密量取供试品溶液适量,用混合溶剂定量稀释制成1 mL中含呋塞米10 μg的溶液。

色谱条件:用十八烷基硅烷键合硅胶为填充剂;以水-四氢呋喃-冰醋酸(70:30:1)为流动相;检测波长为272 nm;进样体积为20 μL。

系统适用性要求:理论板数按呋塞米计算不低于4 000。

测定法:精密量取供试品溶液与对照溶液,分别注入液相色谱仪中,记录色谱图至主成分峰保留时间的3倍。

限度:供试品溶液色谱图中如有杂质峰,单个杂质峰面积不得大于对照溶液主峰面积的0.2倍(0.2%),各杂质峰面积的和不得大于对照溶液的主峰面积(1.0%)。

（3）重金属

取本品适量(通则0821第三法),含重金属不得超过百万分之二十。

（4）细菌内毒素

取本品,依法检查(通则1143),应符合规定。

（5）无菌

取本品,依法检查(通则1101),应符合规定。

（6）其他

应符合注射剂项下有关的各项规定(通则0102)。

3.含量测定

按照高效液相色谱法（通则0512）测定。

供试溶液:取本品适量,用混合溶剂稀释制成每1 mL中含呋塞米0.1 mg的溶液。

对照溶液:精密量取呋塞米对照品适量,用混合溶剂定量稀释制成1 mL中含呋塞米0.1 mg的溶液。

混合溶剂、色谱条件与系统适用性要求,见上面有关物质项下。

测定法:精密量取供试品溶液与对照溶液,分别注入液相色谱仪中,记录色谱图。按外标法以峰面积计算。

注意事项

1.对照法进行杂质的限量检查应遵循平行原则,即仪器的配对性和供试品与对照品的同步操作。供试品与对照品所加入试剂的反应温度、反应时间等均应完全相同。采用纳氏比色管时,加入液体后体积应一致。

2.比色、比浊操作,一般均在纳氏比色管中进行。在选用比色管时,必须注意使样品管与标准管的体积相等,玻璃色泽一致,最好不带任何颜色,管上的刻度均匀,如有差别,不得相差超过2 mm。比色、比浊前应采用手腕转动360°旋摇的操作使比色管内液体充分混匀,不可以颠倒振摇。比色在白色背景上观察,比浊在黑色背景上观察,从比色管上方向下透视。使用过的比色管应及时清洗,比色管可用铬酸洗液浸泡洗涤,不能用毛刷刷洗,以免管壁划出条痕影响比色或比浊。

3.砷盐检查时要注意:

(1)供试品与对照品所用检砷器导气管的长短、内径一定要相同,以免生成的砷斑大小不同,影响砷斑的比较。

(2)在酸性溶液中加溴化钾溴试液进行有机破坏使砷游离,破坏过程中要保持稍过量的溴存在,使破坏完全。标准砷溶液同法处理后,依法制备砷斑。

(3)砷斑遇光、热、湿气即变浅或褪色,因此砷斑制成后应立即观察比较。

思考题

比色或比浊操作应遵循的原则是什么? 比浊检查时为什么将反应液稀释后再加沉淀剂?

实验四　呋塞米对家兔的利尿作用(8学时)

实验目的

1.观察利尿药对水及电解质排泄的影响。
2.掌握利尿药动物实验方法。

实验原理

1.利尿药

(1)定义:利尿药是直接作用于肾脏,抑制肾小管对水和电解质的重吸收,增加水和电解质的排泄,产生利尿、消肿、降压作用的药物。

(2)临床应用:用于治疗各种原因引起的水肿,也可用于某些非水肿性疾病,如高血压、心衰、肾结石等。

(3)分类:根据利尿药的作用部位,可分为高效、中效和低效利尿药。

(4)呋塞米可通过抑制髓袢升支粗段髓质和皮质部的钠、钾、氯等离子的重吸收产生强大利尿作用。

2.利尿药的实验方法

(1)代谢笼实验法:适用于大白鼠、小白鼠。

(2)直接自输尿管或膀胱收集尿液:适用于较大动物(家兔、猫、狗)。通过对排尿量及尿中电解质(Cl^-,Na^+,K^+)含量测定和分析,判断利尿作用强弱与电解质平衡的关系。

实验对象

家兔(体重2 kg以上)。

仪器与试剂

1. 仪器

手术器械一套、玻璃膀胱套管、注射器(1 mL、20 mL)、烧杯(50 mL)、离心管。

2. 试剂

3% 戊巴比妥钠或 25% 氨基甲酸乙酯(乌拉坦)-1% 呋塞米、生理盐水(NS)。

实验步骤

1. 麻醉

称重,25% 氨基甲酸乙酯 4 mL/kg 耳缘静脉麻醉。

2. 固定

仰卧位固定于兔手术台上。

3. 水饱和 37 ℃ 的生理盐水 20 mL(耳缘静脉注射),或者于麻醉前生理盐水 50 mL/kg 灌胃。

4. 手术

下腹部剪毛,由趾骨联合上缘向上,沿腹中线作约 4 cm 长的皮肤切口,沿腹白线切开腹壁和腹膜,找出膀胱。将膀胱上翻,先用丝线结扎尿道出口,以阻断其与尿道的通路,然后用止血钳将膀胱底部轻轻提起,用手术剪在膀胱顶部血管较少的部位纵向剪一小口,将蕈状膀胱插管(套管内应充满液体)插入膀胱,蕈状头对准输尿管口,再将膀胱顶部与插管一起用丝线结扎固定。此时可见尿液经套管口流出。将膀胱与膀胱套壁一起回纳腹腔,用生理盐水纱布敷盖切口。

5. 记录

将最初 5 min 排出的尿液弃之不计。然后每 5 min 收集和记录正常尿液滴数、尿量和 30 min 总尿量。耳缘静脉注射 1% 呋塞米 5 mg/kg,观察给药后每 5 min 尿液滴数。

收集尿量,记录 30 min 总尿量。最后将给药前后收集的尿液用比浊法(或用火焰光度法)测 Na^+、K^+。用滴定法测 Cl^-。

结果与讨论

汇总结果,计算不同时间尿量的均值,以尿量毫升数($mL \cdot min^{-1}$)为纵坐标,以给药后不同时间为横坐标作直方图。比较给药前后尿量及离子排出的变化及各组间尿量及离子排出的变化。绘制表格总结实验结果(表 9-2)。

表 9-2		实验结果		
动物	体重/kg	药物与剂量	给药前	给药后
每分钟滴数及 30 min 总尿量	每分钟滴数及 30 min 总尿量			

注意事项

1.氨基甲酸乙酯麻醉不宜注射过快。

2.水饱和时,自耳缘静脉迅速注射 38 ℃的生理盐水 20 mL(1 min 内注射完),灌胃时,将胃管另一侧放在水盆里,如有气泡,说明插入气道,退出重插。

3.膀胱套管应对准输尿管口,不应扭曲,亦不应填塞输尿管口。插管应顺尿道方向,以利于尿液的收集。

4.本实验也可用家兔输尿管插管法收集尿液。该法要点如下:取家兔一只,麻醉,输液及手术步骤同上法。暴露膀胱,在膀胱底部找出双侧输尿管,轻轻分离一侧输尿管,穿过两根线。在输尿管近膀胱处用一根线结扎,用另一根线轻轻提起输尿管,在管壁上剪一小口,然后经此口向肾脏方向插入一细塑料管,用线结扎固定。此时可见少量尿液经管口流出,用量筒收集尿液。观察记录正常尿量 15 min(每 5 min 一次)。然后由耳缘静脉注射 1%呋塞米 5 mg/kg,记录给药后尿量。测定分析尿中离子含量。结果处理同前法。

思考题

1.呋塞米的利尿作用机制是什么? 呋塞米为何有较强的利尿作用?

2.常用利尿药的作用部位和作用机制是什么?

3.呋塞米有何临床用途?

4.比较各类利尿药对尿电解质排泄影响的区别。

参考文献

[1] 孙铁民. 药物化学实验(第二版)[M]. 北京:中国医药科技出版社,2014.

[2] 孙上明,宁文瑾,叶青,麦志周,朱晓霞,符云浪,林伟杰. 三棱针刺血治疗慢性痛风对内源性肾上腺糖皮质激素水平影响的研究[J]. 中国实用医药,2021,16(03):1-5.

[3] 王琪珊,王婷玉. 糖皮质激素在类风湿性关节炎中的作用研究进展[J]. 中国药理学通报,2018,34(12):1647-1651.

[4] 孙瑜,韩姝,王俊杰,夏照帆. siRNA 沉默 MIF 基因对糖皮质激素抑制脂质炎症介质释放的影响及其机制[J]. 中国病理生理杂志,2013,29(10):1803-1808.

[5] 陈娟,罗健东,李冰,邹东霆,冉丕鑫. 生理浓度的糖皮质激素对大鼠肺泡上皮细胞炎症因子生成的抑制作用[J]. 中国药理学通报,2007,1073-1076.

[6] 韩芬茹,王根旺,姜双林. 几种药物对家兔在体小肠平滑肌电活动的影响[J]. 现代电生理学杂志,2004,11(4):211-214.

[7] 吕锦芳. 不同处理因素对离体兔小肠平滑肌运动的影响[J]. 安徽技术师范学院院报,2002,16(1):17-22.

[8] 彭红. 吴虹. 药物分析实验[M]. 北京:中国医药科技出版社,2015.

[9] 范国荣. 药物分析实验指导[M]. 北京:人民卫生出版社,2011.

[10] 裴月湖. 天然药物化学实验指导(第四版)[M]. 北京:人民卫生出版社,2020.

[11] 吴立军. 天然药物化学实验指导(第三版)[M]. 北京:人民卫生出版社,2014.

[12] 张东方. 生药学实验指导[M]. 北京:中国医药科技出版社,2016.

[13] 楼之岑. 中草药性状和显微鉴定法[M]. 北京:北京医科大学、中国协和医科大学联合出版社,2005.

[14] 汤俊,罗毅,刘一品. 生药学实验指导[M]. 武汉大学药学院,2014.

[15] 刘塔斯. 生药学实验指导[M]. 北京:人民卫生出版社,2016.

[16] 郑俊华. 生药学实验指导[M]. 北京:北京医科大学出版社,2001.

[17] 刘建平. 生物药剂学实验与指导[M]. 北京:中国医药科技出版社,2007.

[18] 胡巧红. 生物药剂学与药物动力学实验[M]. 北京:科学出版社,2019.

[19] 鲁卫东. 药剂学和生物药剂学与药物动力学实验及学习指导[M]. 北京:科学出版社.

[20] 胡晓渝. 鼠肝微粒体中依普黄酮浓度的测定及药物体外代谢研究. 杭州:浙江大学,2002.

[21] 刘建平. 生物药剂学与药物动力学(第五版)[M]. 北京:人民卫生出版社,2016.

[22] 杨本坤. 药物代谢体外模型的研究进展[J]. 广东药学院学报,2011,27(6):649.

[23] 印晓星,杨帆. 生物药剂学与药物动力学(案例版)[M]. 2版. 北京:科学出版社,2017.

[24] 于敏,张双庆,闻镍,等. 细胞色素 P450 酶系体外药物代谢研究方法进展[J]. 中国药事,2013,27(1):81.

[25] 国家药典委员. 中国药典二部(2020 年版)[M]. 中国医药科技出版社,2020.

[26] 李好枝. 体内药物分析[M]. 2版. 北京:中国医药科技出版社,2011.

[27] 刘建平. 生物药剂学实验与指导[M]. 北京:中国医药科技出版社,2007.

[28] 刘建平. 生物药剂学与药物动力学[M]. 5版. 北京:人民卫生出版社,2016.

[29] 秦川. 实验动物学[M]. 北京:中国协和医科大学出版社,2016.

[30] 印晓星,杨帆. 生物药剂学与药物动力学(案例版)(第二版)[M]. 北京:科学出版社,2017.

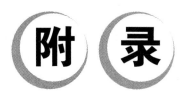

附 录

附录一 药理学实验相关知识

一、药理学实验设计的基本原则

在进行药理学实验时,为保证实验结果的客观性和可信性必须遵循以下基本原则。

1. 对照原则

进行实验时必须设置对照组。设置对照组是为了使观察指标通过对比而发现其在处理因素(如药物等)的作用下而表现出的某种特异性变化,消除各种无关因素的影响。这就要求在比较的各组实验对象之间除了处理因素不同外,所有非处理因素应尽量保持相同,从而根据处理与不处理之间的差异,了解处理因素带来的特殊效应。对照有多种形式,如空白对照(又称正常对照),即对照组不施加处理因素,但给予同容积的溶剂;模型对照,即造成疾病模型,但不给予药物处理,给予同容积的溶剂;阳性对照,即给予相同适应证的市售药物,以监控实验条件;假手术对照,即除造成某种疾病模型的关键步骤外,所有手术操作均同模型对照组。自身对照,对照与实验均在同一实验对象进行,即同一个体处理前后的对照,如给药前后的对比等。若观察给药前后的指标变化,此种对照必须以指标本身对时间变化相对稳定为首要前提。

2. 随机原则

随机是指对实验对象的实验顺序和分组进行随机处理。在分组时,对实验对象进行随机抽取可保证被研究的样本能代表总体,从而减少抽样误差;在施加多个处理因素时采用随机原则,可保证各组样本的条件基本一致,可减少组间人为的误差。

3. 重复原则

"重复"在这里有两方面的含义,一方面是指实验结果的可再现性,另一方面是指实验结果应该来自足够大的样本。样本越大,重复的次数越多,实验结果的误差越小,可信度越高。

二、药理学实验中分组方法

药理学实验一般应当设有正常对照组、模型对照组、阳性药对照组及受试药2个以上剂量组(新药研发时要求至少设立3个给药剂量组,以考察量效关系)等,如需手术造成疾病模型,还应设假手术对照组。学生在上药理学实验课时,由于时间等条件的限制,可酌情减少实验分组,只设正常对照组或模型对照组及受试药一个剂量组。

1.动物分组的一般原则

实验时,要遵循受试药组与对照组一致性原则,即两组只允许在被实验因素方面有所不同,在其他方面(包括实验对象、实验者、实验条件、环境、时间以及仪器等)应力求一致。除了被实验因素外,如果两组还有不一致的地方,则对照组的存在就失去其应有的意义。两组之例数应相等或相似,认为对照组只有少数几例即可,是不正确的。

分组时,为了满足以上要求,避免主观因素需要采取随机抽样的方法。所谓随机抽样就是指按机会的安排来抽取样本,换言之,任何被实验的对象都有相等的机会被抽出。随机抽样的方法很多,如应用骰子法、单双号法、卡片法以及随机数表等。

必须指出,随机抽样比较适宜大样本时的分组,而小样本时随机抽样不能保证各组的一致性,故小样本时必须用人为的方法来保证各组的一致性,其目的是更好地贯彻随机抽样原则,与主观选择有本质上的区别。

2.小样本的分组法

主要有分群法和配对(群)法。分群法是按某几个因素将对象先分为数群,而后再按随机抽样法将每群中的对象分到各组中去。有时先分为几个大群,而后每个大群再分为数个小群,最后将每个小群中的对象再随机抽样地分到各组中去。分群可按性别、体重或血压等生理或病理因素进行,一般应以观测指标或对观测指标有主要影响的因素为准来分群,如降压实验,应以血压为准来分群;豚鼠的平喘实验,须对豚鼠进行初筛,分组时,应以哮喘潜伏期来分群;降血脂实验,应以血脂水平为准来分群。而多数是按性别、体重分群。

配对(群)法是把各方面相似的对象配成多数的对或群(二组则二个一对,三组则三个一群),然后每对(群)中的对象按随机抽样原则分到各组中去。

▶▶ 举例

以最常用的分群法为例,说明如下。

由实验动物中心取来同种属并且出生日期相近似的小白鼠36只,按性别及体重将其分为实验及对照两组,可进行如下分组:

首先按性别将动物分为雌雄两大群,每群再按体重分为数小群(以1 g为组距),假定其性别及体重分布情况见附表1-1,则可按随机抽样原则将各小群的动物分到两组中去。如果有的小群动物数是奇数时,则应尽力照顾到两组的均衡来分配,最终的分组情况见附表1-1。

附表 1-1		分组法		
性别	分布情况		分组情况	
	体重/g	动物数/只	实验组	对照组
雌	18～19	6	3	3
	19～20	6	3	3
	20～21	3	2	1
	21～22	3	1	2
	∑	18	9	9
雄	18～19	5	3	2
	19～20	3	1	2 3
	20～21	6	3	
	21～22	4	2	2
	∑	18	9	9

三、药理学实验数据的分析处理

1. 实验结果的记录及表示方法

实验过程中,要对实验数据进行及时、客观的记录。凡是属于量反应资料(又称计量资料,即药物作用可以用数值的变化来表示,如血压的高低、时间的长短、心率的快慢、肿瘤的轻重、心排血量的多少等)均应以正确的单位和数值标定。凡是由曲线记录测量指标的实验,应尽量用曲线记录实验结果,在所记录的曲线中应标注有给药或刺激记号、时间记号等。为便于对实验结果进行分析、比较,多以各组数据的均值加减标准差来制表或绘图来表示实验结果,表格要有表题,图要有图题。制作表格及作图时,应注意以下几点:

(1)表格应制三线表,表格中不用纵向线。一般按照组别、剂量、动物数、观测指标的顺序在表内由左至右填写。

(2)作图时,通常是以实验观察指标的变化为纵坐标,以时间或给药剂量为横坐标,例如呼吸曲线、肌肉收缩曲线等;横坐标轴、纵坐标轴均应加以标注,如药物剂量、时间单位、测量指标及单位等。

(3)实验数据若呈连续性变化,则以曲线形式体现实验结果,绘制经过各点的曲线或折线应光滑;实验数据若不呈连续性变化,则不宜用曲线表示,可采用直方图的形式表示。

(4)表及图应有必要的说明,如统计学显著性的表示等。

2. 差值的显著性检验

实验结束后,实验者必须对所获得的实验结果进行统计学分析处理,才能发现问题,得出结论。药理学实验往往要在两组或两组以上实验对象上进行,如一组为实验组,另一组为对照组,然后就两组所获得的实验数据进行比较,判断二者有无差异,从而确定被实验因素是否对实验对象确实具有某种影响,例如药物疗效的观察等。但药理学研究的实验对象大都是各种动物(临床药理学研究的对象是人),所以实验中生物个体差异所造成的误差是不可避免的,此外也还有一些其他性质的误差,可统称为实验误差。从而两组实验获得数据的差异就有可能是实验误差造成的,而在被实验对象的数目很少时(小样本),

此种可能性更大。两组数据的差值究竟是实验因素所致,还是实验误差影响所致,这不能主观决定,而一定要通过生物统计学的客观方法来判断,以确定此差值是否有意义。此种方法就称为差值的显著性检验。

如果检验的结果是两组之间差异"显著",则提示两组之间的差异可能是因处理因素(如药物)造成的;如果检验的结果是两组之间差异"不显著",就说明此差值很可能是实验误差所造成的,没有实际意义。但不应只根据一次的结果而轻率地下结论,在动物数少时尤其如此。应视具体情况,进行重复实验。需要指出的是,统计学方法的运用需建立在对实验对象客观的、科学的分组和正确的实验资料的基础之上。不当的实验设计与错误的实验资料,即使经过统计处理,其结论仍然是不可靠的。因实验指标有量反应指标和质反应指标的不同,其统计处理方法也不同。

(1)量反应指标的差值显著性检验法

差值显著性检验最常应用的方法为"t 检验法"。t 值即差值的绝对值与差值标准误之比。即用误差单位来衡量差值的大小,视其有无意义。根据实验数据计算出者称实验 t 值,t_0 为由 t 值表查出者,称标准 t 值。

基本公式为

$$\overline{X} = \frac{\sum X}{N}$$

$$S_{\overline{x}_1 - \overline{x}_2} = \sqrt{S_{\overline{x}_1^2} + S_{\overline{x}_2^2}} \cdots \cdots (只适用于两组例数相等或相似的情况)$$

$$t_s = \frac{|\overline{x}_1 - \overline{x}_2|}{S_{\overline{x}_1 - \overline{x}_2}}$$

式中,X 为被实验个体实验观察指标量的大小。

N 为该组被实验的对象数。

$\overline{X}$ 为该组 X 的均值,为测量指标最常应用的综合指标。

S 为标准差,用来估计原始数据(X)的分散程度或原始数据的实验误差程度的人为单位。

$S_{\overline{x}}$ 为标准误,用来估计均值(X)的可靠程度或均值的实验误差程度的人为单位。

$S_{\overline{x}_1 - \overline{x}_2}$ 为差值标准误,用来估计差值的可靠程度或差值的实验误差程度的人为单位。

$|\overline{x}_1 - \overline{x}_2|$ 为两组均值数据差(差值)的绝对值。

自由度为统计学的一个专业术语。只关系到一组时为例数减1,即 $n-1$,若关系两组时则为总例数减 2,即 $n_1 + n_2 - 2$。

$\sum$ 为总和。

无效假设及结果判定:

首先假设两组的差异是由实验误差所致,处理因素对实验结果没有影响。然后将实验数据带入公式计算 t 值。将实验 t 值(t_s)与标准 t 值(t_0)相比较,判定标准如下:

$t_0(1\%) > t_s > t_0(5\%)$,则 $0.01 < P < 0.05$,即无效假设成立的可能性小于 5%,换言之,组间差异是因处理因素(如药物)所致的可能性大于 95%,组间差异有显著意义。

$t_s > t_0(1\%)$，则 $P < 0.01$，即无效假设成立的可能性小于 1%，换言之，组间差异是因处理因素（如药物）所致的可能性大于 99%，差异非常显著。

$t_s > t_0(5\%)$，则 $P > 0.05$，即无效假设成立的可能性大于 5%，差异不显著。P 值为概率或危险率。

标准 t 值可根据 t 值表查出，由该表有关自由度及特点危险率（5% 或 1%）而找出该标准 t 值（附表 1-2）。

附表 1-2　　　　　　　　　标准 t 值

自由度	概率		自由度	概率	
	5%	1%		5%	1%
1	12.706	63.657	13	2.160	3.012
2	4.303	9.925	14	2.145	2.977
3	3.182	5.841	15	2.131	2.947
4	2.776	4.604	16	2.120	2.921
5	2.571	4.032	17	2.110	2.898
6	2.447	3.707	18	2.101	2.878
7	2.365	3.499	19	2.093	2.861
8	2.306	3.355	20	2.083	2.845
9	2.262	3.250	30	2.042	2.750
10	2.228	3.196	100	1.984	2.626
11	2.201	3.106	1 000	1.962	2.581
12	2.179	3.055	X	1.960	2.576

（2）质反应指标的显著性检验法

计数资料显著性检验最常用的是 χ^2（卡方）检验法，它可以用来检验两个或多个百分比（率）之间的差异。计算方法和步骤如下：

①首先假设两组的差异是由机会所致，即两组的阳性是相同的。

②将数据带入四格表（附表 1-3），并根据 χ^2 计算公式算出 χ^2 值。

③判断无效假设是否成立。

附表 1-3　　　　　　　　四格表

组别	阳性	阴性	合计
用药组	a	b	$a+b$
对照组	c	d	$c+d$
合计	$a+c$	$b+d$	$a+b+c+d=n$

χ^2 检验的公式为

$$\chi^2 = \frac{n \cdot (ad-bc)^2}{(a+b)(c+d)(a+c)(b+d)}$$

根据自由度查 χ^2 值表，自由度的计算公式为：n（自由度）＝（行－1）（列－1），故四格表法的自由度为 1。查 χ^2 值表可知，求得的 χ^2 值若大于 3.84，则 P 值小于 0.05，有显著差异；若求得的 χ^2 值大于 6.63，则 P 值小于 0.01，有非常显著差异。即求得的 χ^2 值越大，否定假设情况的可能性就越大，差值是由处理因素所致的可能性越大；反之，χ^2 值越小,否定假设情况的可能性越小,即差值是由实验误差所致的可能性越大。

注意:数据中无0或1时才可以用上述公式计算 χ^2 值(附表1-4)。如果数据中出现了0或1,则要用简化值直接概率法计算。实验动物数必须大于40。

附表 1-4 χ^2 值

自由度	大于此值之概率 P								
	0.900	0.750	0.500	0.250	0.100	0.050	0.025	0.010	0.005
1	0.02	0.10	0.45	1.32	2.71	3.84	5.02	6.63	7.88

附录二 药物分析实验相关知识

一、实验基本知识

电子天平(electronic balance)一般都是利用电磁力或电磁力矩平衡原理进行称量,其特点是称量准确可靠、显示快速清晰并且具有自动检测系统、简便的自动校准装置以及超载保护等装置,是人们在实际分析中不可缺少的测量仪器。

电子天平按称量范围和精度可分为超微量天平、微量天平、半微量天平、常量天平。常用的电子天平精度为 0.1 mg 和 0.01 mg。

(一)电子天平的使用

1.调节水平

电子天平开机前,应观察天平后部水平仪内的水泡是否位于圆环的中央,通过天平的地脚螺栓进行调节。

2.预热

电子天平在初次接通电源或长时间断电后开机时,至少需要 30 min 的预热时间。因此,在通常情况下,实验室电子天平不要经常切断电源。

3.称量

放置称量纸,按显示屏两侧的 Tare 键去皮,待显示器显示为零时,在称量纸上加所要称量的试剂进行称量。

(二)电子天平使用注意事项

1.将电子天平置于稳定的工作台上,避免震动、气流及阳光照射,防止腐蚀性气体侵蚀。

2.称量易挥发和具有腐蚀性的物品时,要盛放在密闭的容器中,以免腐蚀和损坏电子天平。

3.防止超载,注意被称物体的质量应在天平的最大载量以内。

4.勿把待称量样品洒落在天平内,若不慎洒落,要用干净柔软的刷子扫出。称量瓶外和称量盘上不能沾有粉末,以免影响称量的准确性并污染天平。

5.定期对电子天平进行自校,保证其处于最佳状态。

(三)有效数字的处理

有效数字是指在分析工作中实际上能测量到的数字。保留有效数字的原则如下:

1.在记录测量数据时,只允许保留 1 位可疑数(欠准数),其误差是末位数的 ± 1 个单位。

2.在数据中数字 1 至 9 均为有效数字,但数字 0 则有可能不是有效数字。0 在数字前面时,是定位用的无效数字,其余都是有效数字。当数据首位为 8 或 9 时,要多计 1 位有效数字。

3.常量分析结果一般要求要达到千分之一的准确度,需保留 4 位有效数字,以表明分析结果的准确度是 1‰。

4.pH、lg K 等对数值,小数点后的位数为有效数字。pH 等对数值,其有效位数是由其小数点后的位数决定的,其整数部分只表明其真数的乘方次数。

pH=11.26([H^+]=55×10^{-12} mol/L),其有效位数只有 2 位。

(四)数字修约规则

1.采用“四舍六入五留双”规则,即当多余尾数的首位≤ 4 时舍去;多余尾数的首位 ≥ 6 时进位;多余尾数的首位等于 5 时,若 5 后数字不为 0,则进位,若 5 后数字为 0,则视 5 前数字是奇数还是偶数,采用“奇进偶舍”的方式进行修约。例如将下列数字修约为 4 位有效数字:14.144 7→14.14,14.486 3→14.49,14.025 0→14.02,14.015 0→14.02,14.025 1→14.03。

2.禁止分次修约。例如将数据 1.245 6 修约为 2 位有效数字,应该是 1.245 6→1.2,不可以是 1.245 6→1.246→1.25→1.3。

3.运算中可多保留 1 位有效数字,算出结果后再按规定修约。在运算过程中,为减少舍入误差,其他数值的修约可以暂时多保留 1 位,等运算得到结果时,再根据有效位数弃去多余的数字,特别是在运算步骤长、涉及数据多的情况下。

4.修约标准偏差值或其他表示不确定时,只要有效数字后面还有数字,都进位。

(五)运算法则

1.加减运算。多个数值相加减时,所得和或差的绝对误差必较任何一个数值的绝对误差大,因此相加减时应以各数值中绝对误差最大的数值为准,确定其他数值在运算中保留的位数和决定计算结果的有效位数。即按小数点后位数最少的数保留。

2.乘除运算。多个数值相乘除时,所得积或商的相对误差必较任何一个数值的相对误差大,因此相乘除时应以各数值中相对误差最大的数值为准,确定其他数值在运算中保留的位数和决定计算结果的有效位数。即按有效数字位数最少的数保留。

(六)注意事项

1.根据样品称量的要求,选择相应的量具,“精密称定”系指称取质量应准确至所取质量的千分之一;“称定”系指称取质量应准确至所取质量的百分之一;“精密量取”系指量取体积的准确度应符合国家标准中对该体积移液管的精密度要求;“约”系指取用量不得超过规定量的±10%。取样量的精度未做特殊规定时,应根据其数值的有效位数选用与之相应的量具。如规定量取 5 mL 时应选用 5～10 mL 的量筒,量取 5 mL 时应选用 5 mL 的移液管进行量取。

2.正确记录数值应根据取样量、量具的精度、检测方法的允许误差和标准中的限度规定,确定数字的有效位数,记录全部准确数字和 1 位欠准数字。

3.数值计算时必须执行修约规则和运算规则,在判定药品质量是否符合规定之前,应将全部数据根据有效数字和数值修约规则进行运算,并将计算结果修约到标准中所规定的有效位数,而后进行判定。

二、注意事项

本实验指导中所采用的方法,如在括号内注明"通则××××",即表示出自《中华人民共和国药典》2020 年版四部中。本实验指导中所用的实验试剂,除色谱分析中使用"色谱纯"试剂外,无特殊说明均为"分析纯"试剂;实验用水,除色谱分析中使用"去离子水"外,无特殊说明均为蒸馏水。

附录三 生药学实验相关知识

一、常用试剂的配制和使用

1.蒸馏水

一般观察细胞、淀粉粒等及洗涤、切片。

2.70%乙醇

不能溶解菊糖,而能使之形成球形结晶析出,对黏液、树脂等也不溶解,对水溶性物质的观察,常用 70%乙醇装置,对菌类和密生毛茸的材料,可先用乙醇透入,再用其他试剂装置,方不致蕴藏气泡。

3.甘油醋酸试液(斯氏溶液)

甘油醋酸液可防止淀粉粒崩裂,用于鉴定淀粉粒的装片,因蒸馏水的穿透力较弱,不易透过细胞壁,且装片较长时间后有崩裂现象,因此观察淀粉粒装片时,采用本液,其配方为甘油、50%醋酸、蒸馏水各等量。

4.稀甘油

能稍使细胞透明及溶解某些水溶性的细胞后含物,并使材料保持温润和软化,稀甘油常和水合氯醛同时作临时封藏剂,可防止水合氯醛晶体析出,其配方为甘油 1 份,加蒸馏水 2 份混合,加少许苯甲酸或酚作防腐剂。

5.水合氯醛液

水合氯醛液为最常见的透明剂,能迅速透入组织使干燥而收缩的细胞膨胀,细胞组织透明清晰,并能溶解淀粉粒、树脂、蛋白质和挥发油等,其配方为水合氯醛 50 g 溶于

25 mL 蒸馏水中。

6. 氯化锌碘试剂

氯化锌 20 g 溶于 10 mL 水中,加碘化钾 2 g,溶解后加适量碘不断振摇至饱和(没有碘的沉淀出现为止),置棕色玻璃瓶内保存。此试剂可使纤维素细胞壁呈蓝色或蓝紫色,木化细胞壁呈黄色或棕色。

7. 间苯三酚试液

间苯三酚 1 g 溶于 90% 乙醇 10 mL 中,用来鉴别木化细胞壁,应用时先加 1~2 滴于检体,放置约 1 min,加盐酸 1 滴,木化细胞壁即显红色,纤维素细胞壁则无反应。

8. 稀碘液

碘化钾 1 g 溶于 100 mL 水中,再加碘 0.3 g,置棕色瓶中,此液可使淀粉粒显蓝色,糊粉粒呈黄色。

9. 苏丹Ⅲ(苏丹红)试液

苏丹Ⅲ 0.01 g 溶于 90% 乙醇 50 mL 中,加甘油 5 mL,置棕色瓶内保存,此试剂能使角质及木栓质细胞壁显红或橙红色,油滴呈红色。

10. 紫草试剂

紫草根粗粉 10 g 用 90% 乙醇 100 mL 浸渍 24 h,过滤滤液加等量甘油混匀,再过滤,贮棕色瓶,可使油滴显红色。

11. α-萘酚试液

α-萘酚 10 g 溶于 95% 乙醇 100 mL,应用时先滴加本试液 1~2 滴,1~2 min 后,再加硫酸 1 滴,可使菊糖显紫红色,并很快溶解。

12. 麝香草酚试液

麝香草酚 1 g 溶于 95% 乙醇 10 mL,应用时先滴加本试液,1~2 min 后,再加 80% 硫酸 2 滴,可使菊糖显红色。

13. 钌红试液

取钌红 80 mg,加 10% 醋酸溶液 100 mL 使溶解,即得。一般在用前配制,避光保存。

二、生药的显微化学反应

生药的显微化学反应是利用生药的细胞壁、细胞内含物和某些化学成分的不同性质,与某些化学试剂作用,在显微镜下观察可能产生的颜色、沉淀、结晶、气泡或变形、溶解等现象。从而检查生药细胞壁及细胞内含物的性质,以及某些成分在生药组织中的存在和分布情况。通常通过徒手切片,或少许粉末或经简单提取后,将提取物置载玻片上,滴加适当试剂,盖上盖玻片,临时装片,镜检。

1. 细胞壁的显微化学反应

(1)纤维素细胞壁

氯化锌-碘液法:取新鲜百部块根徒手切取薄片,置载玻片上,加氯化锌-碘试液 1~2 滴,盖上盖玻片后镜检,可见纤维素细胞染成蓝紫色。

（2）木质化细胞壁

间苯三酚反应法：取甘草徒手切片或粉末少许置载玻片上，加间苯三酚试液和浓盐酸各1滴，装片（可稍加热），镜检，可见木质化细胞壁（包括木化纤维、导管及木化的木薄壁细胞等）染成樱红色或紫红色。如果材料用硝酸及氯酸钾混合液或硝酸-铬酸进行过解离，则上述试液失去作用。

（3）木栓化或角质化细胞壁

苏丹Ⅲ（或Ⅳ）染色法：取厚朴徒手切取横切片，或取粉末少量置载玻片上，加苏丹Ⅲ试液1滴，盖上盖玻片，镜检，木栓化细胞壁显橘红色、红色或紫红色。

另取橘叶或夹竹桃叶徒手切取横切面薄片，置载玻片上，加苏丹Ⅲ试液1滴，稍加热，角质化细胞壁显红色。

（4）黏液化细胞壁

钌红染色法：切取芥子或亚麻种子薄片置载玻片上，加钌红试液，黏液化细胞壁可染成红色。

2.细胞内含物的显微化学反应

（1）淀粉粒

①取山药粉末少许，水装片后镜检，可见淀粉粒呈圆球形、长卵形、三角状卵形等，层纹及脐点均较明显。改用稀碘液装片，可见淀粉粒染成蓝色。

②取半夏粉末少量，用水或甘油醋酸试液装片，在偏光显微镜下观察，可见未糊化的淀粉粒呈偏光现象，已糊化的淀粉粒无偏光现象。

（2）菊糖

①取桔梗新鲜根，浸于乙醇中，一周后，取出徒手切片，乙醇装片，可见细胞内出现大量扇形或半球形的菊糖结晶。

②取白术粉末少许，或上述的桔梗切片，加10% α-萘酚乙醇试液和硫酸各1滴，镜检，可见菊糖溶解，并显紫红色。

（3）黏液

取白及或牵牛子徒手切片或粉末，用10%墨汁装片，镜检，黏液细胞和黏液腔呈无色透明状，而其他细胞和内含物均染成黑色。

（4）糊粉粒

取除去种皮的蓖麻子胚乳切成薄片，碘试液装片，镜检，可见糊粉粒显棕色或黄棕色，遇米隆试液显砖红色。材料如含有大量油脂，宜先用石油醚脱脂后再进行实验。

（5）挥发油和脂肪油

①取生姜（新鲜者更好）徒手切片后，水装片，镜检，可见含挥发油细胞及油滴呈黄色，吸去水液，改用苏丹Ⅲ试液装片，稍加热，可见挥发油滴染成红色。另取一徒手切片，加90%乙醇，油滴溶解。

②取苦杏仁徒手切片，加苏丹Ⅲ试液，稍加热，镜检，可见脂肪油滴染成红色。另取一徒手切片，加90%乙醇，油滴不溶解。

（6）草酸钙结晶

① 取大黄粉末，水装片后镜检，可见大型簇针状灰白色草酸钙晶体，沿盖玻片一边吸

去液体,于另一边加入稀醋酸,结晶不溶解,如改用稀盐酸试液,则结晶溶解,无气泡产生。

②同上取大黄粉末,用20%硫酸试液装片,镜检可见簇晶逐渐溶解,片刻后,析出硫酸钙针晶。

(7)碳酸钙结晶

取桑叶(或穿心莲叶、马蓝叶)徒手切片,水装片镜检,表皮细胞内含有碳酸钙晶体(钟乳体),用滤纸吸去液体,沿一边滴加稀醋酸试液,可见钟乳体逐渐溶解,同时放出气体;改用硫酸试液,转变为硫酸钙针晶,同时放出二氧化碳气泡。

3.主要化学成分的显微化学反应

(1)小檗碱

取黄连(或黄檗)粉末少许,置载玻片上,加95%乙醇润湿片刻,再加30%硝酸试液1滴,盖上盖玻片,镜检,可见黄色针状或簇针状小檗碱硝酸盐结晶出现,放置稍久显红色,仍可见结晶,但放置过久或微热后,结晶消失并显红色。

(2)胡椒碱

取胡椒粉末少许,加乙醇1滴,润湿片刻,加蒸馏水1滴装片,镜检。盖玻片边缘可见针状胡椒碱结晶析出。

(3)槟榔碱

取槟榔徒手切片,加10%盐酸试液1滴,充分湿润后,滴加碘化铋钾试液,稍放置,装片,镜检可见一些细胞中有石榴红色球形或方形结晶产生。

(4)丁香酚

取丁香花托徒手切片或取粉末少许,加3%氢氧化钠的氯化钠饱和溶液1~2滴,装片,放置片刻后镜检,可见油室内有众多的丁香酚钠针状结晶析出。

(5)穿心莲内酯

取穿心莲叶作横切片,加95%乙醇湿润,再加2‰3,5-二硝基苯甲酸试液1~2滴,装片,镜检,叶肉组织显紫红色。

(6)桂皮醛

取肉桂粉末约0.1 g,置小试管中,加氯仿1~2 mL浸渍数分钟,吸取氯仿液2滴置载玻片,待氯仿挥发干后,速加1%盐酸苯肼试液1~2滴,装片镜检,可见桂皮醛苯胺杆状结晶。

(7)柴胡皂苷

取柴胡根横切面薄片,滴加无水乙醇和浓硫酸的等量混合液,装片,镜检。可见皮层和韧皮部含有柴胡皂苷的部位,最初呈黄绿色至绿色,5~10 min后,由蓝绿色变成蓝色,此蓝色可持续1 h以上,最后变为浊蓝色而消失。

三、若干中药微量升华物特征比较

若干中药微量升华物特征比较,见附表3-1。

附表 3-1　　　　　　　　　　若干中药微量升华物特征比较

药材	升华性成分	升华物形态特征	化学反应结果
大黄	蒽醌类	黄色梭针状结晶(120 ℃) 黄色树枝状结晶(150 ℃) 黄色羽毛状结晶(180 ℃)	遇碱溶解 并显红色
牡丹皮	牡丹酚	长柱状针状羽状结晶	遇三氯化铁溶液则结晶溶解而显暗紫色
薄荷	薄荷脑	油状物	加硫酸 2 滴及香草醛结晶适量,初显黄色, 再加水 1 滴即变紫红色
儿茶	儿茶素	无色树枝状结晶	
斑蝥	斑蝥素	白色柱状或小片状结晶	滴加氢氧化钡溶液形成簇状排列的针晶族
茶叶	咖啡因	白色针状结晶	

四、植物细胞壁的特化

细胞壁主要是由纤维素构成的,遇氧化铜氨液能溶解,加氯化锌碘液,呈蓝色或紫红色,由于环境的影响和生理机能的不同,常发生各种不同的特化,在由纤维素形成的细胞壁的框架内填充其他物质,从而改变细胞壁的理化性质,以完成一定的生理机能,常见的植物细胞壁的特化见附表 3-2。

附表 3-2　　　　　　　　　　植物细胞壁的特化

特征变化	添加物质	作用	细胞情况	细胞类型	鉴别反应
木质化	木质素	增强细胞壁的硬度,提高机械力	程度高时,细胞壁很厚,成为死细胞	导管,管胞,木纤维,石细胞	1.加间苯三酚、浓盐酸,呈红色或紫红色 2.加氯化锌碘液呈黄色、棕色
木栓化	木栓质(脂类)使细胞变为褐色或黄棕色	不透气,不透水,保护作用	死细胞	木栓细胞	1.加苏丹Ⅲ呈红色或橘红色 2.遇苛性钾加热,木栓质溶解成黄色油滴状
角质化	角质(脂类)常渗透聚于细胞壁外层成一层透明薄层(角质层)	防止水分过度蒸发和微生物侵害	生活细胞	石斛等的表皮细胞	1.加苏丹Ⅲ呈红色或橘红色 2.遇碱液能较持久地保持
黏液化	细胞壁的果胶、纤维素变成黏液	在细胞表面呈固体状态或吸水膨胀成黏滞状态	生活细胞	车前子、亚麻子、莱菔子等的表皮细胞	1.加玫红酸钠酒精溶液染成玫瑰红色 2.加钌红试液染成红色
矿质化	细胞壁含有硅质、钙质等	使茎叶变硬,增强支持力	生活细胞	禾本科茎叶的表皮细胞	加硫酸或醋酸无变化

五、绘图方法与要求

绘图是实验报告的重要内容之一,正确地绘出生药的外观图及组织、粉末的显微结构图,不仅可以加深对植物形态和结构特征的认识,还可以帮助学生养成认真的观察习惯,是学习生药性状和显微结构特征必须掌握的基本技能。由于学生实验时间较短,在实验课上将组织中大量的细胞全面地绘出是不可能的,因而可仔细地画出1/4～1/2,剩余部分画出轮廓,细致部分略去。

1. 注意事项

(1)首先要注意准确性和代表性。认真观察要画的标本或切片,选择正常的、典型的、有代表性的材料或部分,正确理解各部分的特征,才能保证所给的图像是准确的、有代表意义的。

(2)实验题目写在绘图纸的上方。图题和所用材料的名称标在图的下方,并注明放大倍数。图注用平行线引出在图的右侧,并用铅笔正楷书写。

(3)画图前先构图。应按实验指导要求的绘图的数量和内容,在绘图纸上先安排好各图的位置和相关部分的比例,并留出书写图题和注释的部分。

(4)绘图时,首先画轮廓。即用HB铅笔轻轻在绘图纸上勾画出图形的轮廓,然后用2H铅笔描出细致部位,线条要粗细均匀,光滑清晰,接头处无分叉,切忌重复描画(铅笔尖要细,切忌变粗时使用)。

(5)植物图常用圆点的疏密表示明暗和颜色的深浅。圆点应圆而整齐,大小均匀,切忌用涂抹阴影的方法代替圆点;对晶体类等需要显示立体结构的,应运用立体几何知识绘图,被遮盖的部分或下层,引用虚线表示,表示深颜色时用加点方法。

2. 生药绘图的方法

(1)外观图的描画法

外观图的描画法有三种:写生实物法、放大照片描绘法及格子玻璃板放大法。其中格子玻璃板放大法,是指将画有格子的适当大小的玻璃板(每个格子为5 mm×5 mm)放在生药上,一边观察每个格子中生药的形态,一边用铅笔在有格子的绘图纸(每3个格为10 mm×10 mm)上轻轻勾画出生药的轮廓及特征图,最后描画细致部分。制版时还必须将半透明的硫酸纸置在已给好的底图上,用绘图铅笔描成墨线图。

(2)组织、粉末镜检图描画法

生药的组织特征图可分为组织简图和组织详图。绘制植物的显微结构简图时,常用一些通用的划线方式和符号来表示各种不同的组织,如附图3-1和附图3-2所示。粉末图一律绘制详图。

组织详图(包括解离组织图和生药粉末特征图)是表明药材组织中各种细胞及后含物的形态及排列情况,以此说明组织的详细构造特点来鉴别生药。有横切面、纵切面、表面观三种图。在此类图中,不必画出所有的观察到的细胞,一般只画十几个到二十个有代表性的、能说明问题的细胞即可。但每个细胞的形状、壁厚、纹孔、层纹等,都要画准确。

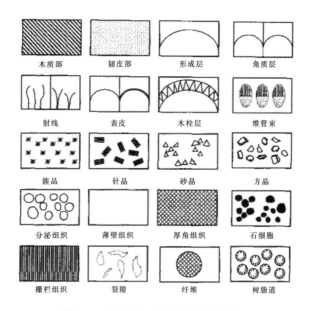

附图 3-1　植物组织、后含物简图常用符号 *

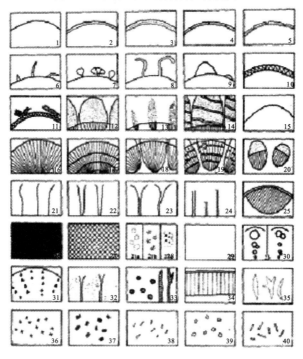

1、2—表皮；3—复表皮；4、5—气孔；6—非腺毛；7—腺毛；8—根毛；9—乳突；10—木栓层；11—落皮层；12、13—韧皮部；14—韧皮部颓废组织；15—形成层；16—木质部(a、b 木本双子叶植物或松柏类裸子植物；c 草本双子叶植物；d 藤本双子叶植物；e 单子叶植物)；17—射线(a 狭窄射线；b 宽阔射线；c 初生射线；d 次生射线)；18—厚角组织；19—石细胞；20—纤维；21—分泌组织(a 分泌腔或油室；b、c 乳汁器)；22—薄壁组织；23—导管；24—管胞；25—筛管或筛胞；26—根迹或叶迹维管束；27—栅栏组织；28—裂隙；29—结晶(a 簇晶；b 针晶或针晶束；c 砂晶；d 方晶；e 柱晶)

附图 3-2　生药组织简图表示法

（1）徒手绘图法

将绘图纸放在显微镜右侧，左眼观察显微镜内物像。选择好具有特征性的组织或后含物，用2H铅笔将物像轻轻画在绘图纸上，再仔细观察物像，反复对照修改直至满意，最后用HB铅笔稍重地勾画一遍。如果要制作发表论文或出版书籍用的墨线图时，可将半透明的硫酸纸置于绘好的铅笔图上，用特制的绘图笔照底图描绘即可。方法简便易行，但绘图易在形状、各部分的比例方面失真。

（2）显微绘图器绘图法

常用的显微绘图器包括：阿贝氏描绘器、描绘棱镜、目镜及投影式描绘器。

阿贝氏描绘器是一个由两个棱镜构成的棱镜筒和一个平面反射镜构成的装置，将棱镜接在显微镜的目镜后，通过调节反射镜的位置。使视野中组织构造和笔尖、绘图纸同时清晰可见，即可用铅笔依样描绘，再用墨线笔重描。

描绘棱镜是将棱镜接在显微镜目镜上，而描绘目镜是用带有目镜的棱镜替换掉显微镜的目镜。

在使用显微描绘器描绘生药的组织构造或粉末的显微特征时需注意以下问题。

①绘图板面要调节到与描绘器的反射棱镜外侧镜面平行，才可保证物像图各部位的放大倍数都相同，避免图形失真。

②物像超过一个视野时，画完一个视野，要移动这个视野前，需记忆2～3个明显的标志，以便移动后物像与图像能准确地衔接。

③为了消除物镜的球面效应使物像失真的现象，描绘时应将目的物移到视野的中央，且每次移动的最大范围不超过2/3个视野。

以小茴香为例说明，如附图3-3、附图3-4和附图3-5所示。

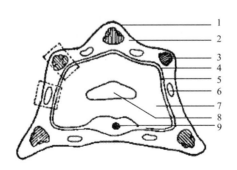

1—外果皮；2—中果皮；3—维管束柱；4—内果皮；5—种皮；6—油管；7—胚乳；
8—胚；9—种脊维管束
附图3-3　小茴香分果横切面简图

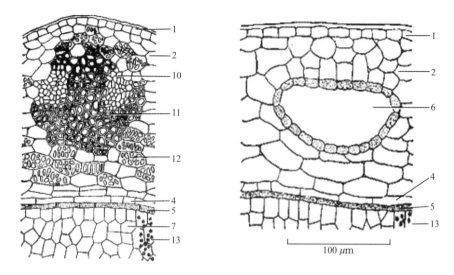

1—外果皮;2—中果皮;4—内果皮;5—种皮;6—油管;7—胚乳;10—韧皮部;11—木质部;
12—木化网纹细胞;13—小簇晶

附图 3-4　小茴香分果横切面详图

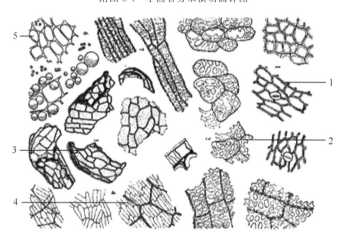

1—表皮(示气孔);2—网纹细胞(类长方形,木化,具卵圆形网状壁孔);3—油管碎片(黄棕色至深红棕色,分泌细胞扁平多角形);4—内果皮镶嵌细胞(狭长形,5～8 个为 1 组,各组以长轴嵌列);5—胚乳细胞(多角形,内含糊粉粒及脂肪油,糊粉粒内有小簇晶)

(图片来源:生药学实验指导,汤俊、罗毅、刘一品,编,武汉大学药学院。)

附图 3-5　小茴香粉末鉴别详图

六、《中华人民共和国药典》2020 年版第一部附录药材和饮片检验通则

药材的检定包括"性状""鉴别""检查""浸出物测定""含量测定"等项目。检定时应注意下列有关的各项规定。

(一)检验样品的取样应按药材和饮片取样法(通则 0211)的规定进行。

(二)为了正确检验,必要时可用符合《中华人民共和国药典》规定的相应标本做对照。

(三)供试品如已破碎或粉碎,除"性状""显微鉴别"项可不完全相同外,其他各项应符

合规定。

（四）"性状"系指药材和饮片的形状、大小、表面（色泽与特征）、质地、断面（折断面或切断面）及气味等特征。性状的观察方法主要用感官来进行，如眼看（较细小的可借助放大镜或体视显微镜）、手摸、鼻闻、口尝等方法。

1.形状是指药材和饮片的外形。观察时一般无须预处理，如观察很皱缩的全草、叶或花类时，可先浸湿使软化后，展平，观察。观察某些果实、种子类时，如有必要可浸软后，取下果皮或种皮，以观察内部特征。

2.大小是指药材和饮片的长短、粗细（直径）和厚薄。一般应测量较多的供试品，可允许有少量高于或低于规定的数值。测量时应用毫米刻度尺。对细小的种子或果实类，可将每10粒种子紧密排成一行，测量后求其平均值。测量时应用毫米刻度尺。

3.表面是指在日光下观察药材和饮片的表面色泽（颜色及光泽度）；如用两种色调复合描述颜色时，以后一种色调为主，例如黄棕色，即以棕色为主；以及观察药材和饮片表面的光滑、粗糙、皮孔、皱纹、附属物等外观特征。观察时，供试品一般不做预处理。

4.质地是指用手折断药材和饮片时的感官感觉。

断面是指在日光下观察药材和饮片的断面色泽（颜色及光泽度），以及断面特征。如折断面不易观察到纹理，可削平后进行观察。

5.气味是指药材和饮片的嗅感与味感。嗅感可直接嗅闻，或在折断、破碎或搓揉时进行。必要时可用热水湿润后检查。味感可取少量直接口尝，或加热水浸泡后尝浸出液。有毒药材和饮片如需尝味时，应注意防止中毒。

6.药材和饮片不得有虫蛀、发霉及其他物质污染等异常现象。

（五）"鉴别"系指检验药材和饮片真实性的方法，包括经验鉴别、显微鉴别、理化鉴别、聚合酶链式反应鉴别等。

1.经验鉴别系指用简便易行的传统方法观察药材和饮片的颜色变化、浮沉情况以及爆鸣、色焰等特征。

2.显微鉴别系指用显微镜对药材和饮片的切片、粉末、解离组织或表面以及含有饮片粉末的制剂进行观察，并根据组织、细胞或内含物等特征进行相应鉴别的方法。按照显微鉴别法（通则2001）项下的方法制片观察。

3.理化鉴别系指用化学或物理的方法，对药材和饮片中所含某些化学成分进行的鉴别实验。包括一般鉴别、光谱和色谱鉴别等方法。

（1）如用荧光法鉴别，将供试品（包括断面、浸出物等）或经酸、碱处理后，置紫外光灯下约10 cm处观察所产生的荧光。除另有规定外，紫外光灯的波长为365 nm。

（2）如用微量升华法鉴别，取金属片或载玻片，置石棉网上，金属片或载玻片上放一高约8 mm的金属圈，圈内放置适量供试品粉末，圈上覆盖载玻片，在石棉网下用酒精灯缓缓加热，至粉末开始变焦，去火待冷，载玻片上有升华物凝集。将载玻片反转后，置显微镜下观察结晶形状、色泽，或取升华物加试液观察反应。

（3）如用光谱和色谱鉴别，常用的有紫外-可见分光光度法、红外分光光度法、薄层色谱法、高效液相色谱法、气相色谱法等。

4.聚合酶链式反应鉴别是指通过比较药材、饮片的DNA差异来鉴别药材、饮片的方法。

(六)"检查"系指对药材和饮片的纯净程度、可溶性物质、有害或有毒物质进行的限量检查,包括水分、灰分、杂质、毒性成分、重金属及有害元素、二氧化硫残留、农药残留、黄曲霉毒素等。

除另有规定外,饮片水分通常不得超过 13%;药屑及杂质通常不得超过 3%;药材及饮片(矿物类除外)的二氧化硫残留量不得超过 150 mg/kg;药材及饮片(植物类)禁用农药不得检出(不得过定量限)。

(七)注意事项

1.进行测定时,需要粉碎的药材和饮片,应按正文标准项下规定的要求粉碎过筛,并注意混合均匀。

2.检查和测定的方法按正文标准项下规定的方法或指定的有关附录的方法进行。

3.药材炮制项下仅规定除去杂质的炮制品,除另外规定外,应按药材标准检验。